Annette Rehwald

Pflege im Schweinsgalopp

Die unerhörten Erlebnisse der Schwester Annette

2. Auflage

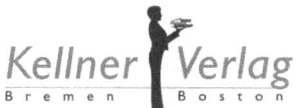

Kellner Verlag
Bremen Boston

Dieses Buch ist bei der Deutschen Nationalbibliothek registriert:
Die bibliografischen Daten können online angesehen werden:
http://dnb.d-nb.de

Sie kennen den KellnerVerlag wahrscheinlich noch nicht, aber er bringt seit fast 25 Jahren »Bücher für eine gerechtere Arbeitswelt« heraus.

IMPRESSUM

© 2014 KellnerVerlag, Bremen • Boston
   2. Auflage

St.-Pauli-Deich 3 • 28199 Bremen
Tel. 0421-77866 • Fax 0421-704058
sachbuch@kellnerverlag.de • www.kellnerverlag.de

Lektorat: Manuel Dotzauer
Satz: Sandra Mahnke
Umschlag: Designbüro Möhlenkamp, Bremen
Coverzeichnung: Atelier Bettina Bexte, Bremen
ISBN 978-3-939928-74-4

Inhaltsverzeichnis

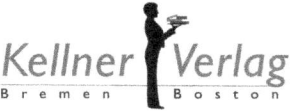

Kellner Verlag
B r e m e n   B o s t o n

Vorwort

Dieses Buch basiert auf wahren Ereignissen, die ich ganz persönlich in den Jahren 2000 bis 2010 erlebte. Alles, aber auch alles musste ich rauslassen, was sich während meiner Berufsjahre als Altenpflegerin zutrug. Zu lange trage ich die Erinnerungen mit mir herum. Wenn ich es nicht höchstpersönlich erlebt hätte, könnte ich mir kaum vorstellen, dass es solche Schicksale gibt.

Gerade in der heutigen Zeit ist das Thema Pflegenotstand in aller Munde. Kaum ein Tag vergeht, an dem nicht über den drohenden Pflegekollaps aus Mangel an Fachkräften und über die katastrophalen Arbeitsbedingungen der Pflegekräfte berichtet wird.

Dies war auch vor zehn Jahren schon so und hat sich bis heute kaum verändert. Im Gegenteil: Es ist noch schlimmer geworden, weil immer mehr Menschen pflegebedürftig geworden sind. Ganz sicher werden wir alle einmal alt und vielleicht sogar pflegebedürftig sein, wenn wir dieses Alter erleben sollten. Und dann ist es durchaus möglich, dass eine Schwester Annette zu Ihnen kommt, um Sie zu pflegen.

Dieses Buch handelt aber nicht nur von alten pflegebedürftigen Menschen, sondern auch von jüngeren, die schwer erkrankt und hilflos auf andere Menschen angewiesen sind. Vor allem einem jüngeren Menschen habe ich in dem Kapitel »Engel der Finsternis« besondere Aufmerksamkeit gewidmet.

»Meine Einmaligen« sollten Sie auch unbedingt kennen lernen. Es lohnt sich in jedem Fall!

Vielleicht erkennt der eine oder andere Pflegebedürftige oder Angehörige sich wieder, denn ich kann nicht umhin, der Gesellschaft auch ab und zu einen Spiegel vors Gesicht zu halten!

Sämtliche Namen von Personen sind frei erfunden, eine Ähnlichkeit mit lebenden oder verstorbenen Personen wäre daher rein zufällig. Außerdem sind die Namen von Institutionen, Firmen, Orten und Straßen frei erfunden.

Als ich mit dem Schreiben begann, wollte ich mir nur alles von der Seele schreiben, sozusagen als meine eigene Psychotherapie. Denn wenn ich schreibe, wird meine Seele ganz frei und leicht. Nachdem ich das Schreiben beendet hatte, beschloss ich, auch andere Menschen am Erlebten teilhaben zu lassen.

Sollte ich mit diesem Buch ein wenig dazu beitragen, dass sich noch mehr Menschen mit dem hochbrisanten Thema beschäftigen und sich die Arbeitsbedingungen in der Pflege verbessern, wäre dies mein größter Wunsch.

Annette Rehwald

Gruseln ohne Geisterbahn

»Keiner von uns fährt gern in der Dunkelheit zu Frau Kaublig, selbst Christoph nicht! Vergiss nicht, eine Taschenlampe mitzunehmen, wenn du im Spätdienst dorthin musst!«

Allzu deutlich klingen mir Brittas Worte im Ohr, als ich auf den Tourenplan blicke. Viele Namen stehen darauf, zu viele, alle mit Anfahrtszeiten versehen. Es sind alles Menschen, die ich während meines Spätdienstes anfahren und versorgen muss. Verdammter Mist! – am Ende dieser Liste, um 21.00 Uhr, ist auch Frau Kaublig eingetragen.

Dabei hatte man mir doch noch gestern gesagt, dass ich diese Tour nicht fahren müsse. Aber wieder einmal haben wir heute zwei Krankmeldungen bekommen. Somit ist mein Tourenplan noch voller als sonst und ich habe eben auch die »Kaublig-Tour« auf der Liste. Meine Taschenlampe liegt zu Hause, die habe ich schlichtweg vergessen.

Jetzt habe ich aber keine Zeit mehr, mir noch weitere Gedanken über die Anfahrt Kaublig zu machen, denn alles muss flott gehen und höchste Konzentration ist angesagt.

Habe ich auch wirklich alle Schlüssel mitgenommen und in die Schlüsseltasche gesteckt? Es wäre fatal, wenn ich einen vergessen hätte, denn viele Patienten in unserem Pflegedienst sind bettlägerig oder so dement, dass sie die Tür nicht mehr öffnen können, wenn man dort klingelt.

Augentropfen für Frau Rommelke muss ich unbedingt in den Pflegekoffer legen und noch diverse andere Medikamente, die heute geliefert wurden.

Jetzt noch die Stammakten von der Wandhalterung ziehen und schön in der richtigen Anfahrtsreihe in den Pflegekoffer packen, RR- (Abk. für Riva Rocci; Erfinder der einfachen, indirekten Blutdruckmessung) und BZ-Gerät ist drin, Blutzuckerteststreifen habe ich auch genügend eingepackt ... ach ja, lieber noch ein paar Lanzetten mitnehmen – und los geht's. Das Wichtigste muss ich natürlich noch in meine Hosentasche stecken: den Autoschlüssel!

Es ist bitterkalt in diesem Januar 2000, und es hat gefroren. Ich laufe zu meinem kleinen Pflegeflitzer und muss erst die Scheiben vom Eis freikratzen sowie den aktuellen Kilometerstand fürs Fahrtenbuch notieren.

Dann geht es Schlag auf Schlag, es gibt keine Minute zu vertrödeln: 15.30 Uhr. So langsam beginnt in der Stadt schon der Feierabend-Verkehr. Viele Ampeln stehen auch noch auf Rot. Verkehr hin oder her, ich kenne niemanden im ambulanten Pflegedienst, der Zeit und Geduld aufbringt, hinter »Sonntagsfahrern« oder solchen hinterherzufahren, die sich nur die Landschaft angucken wollen. Solche Vordermänner oder Vorderfrauen werden konsequent bei nächstbester Gelegenheit überholt.

Auch auf gelbe Ampeln nehme ich keine Rücksicht. Aber Vorsicht! Verkehrsübertretungen (Geschwindigkeitsüberschreitungen oder »Tickets« fürs Falschparken) müssen aus eigener Tasche bezahlt werden.

Dafür, dass ich nur als Praktikantin in dem Pflegedienst bin, traut man mir schon eine ganze Menge zu und lässt mich Früh- und Spätdienste allein fahren, nachdem ich erst zweimal eine Kollegin begleitet habe. Gott sei Dank ist mein »Laufzettel« nicht so erbarmungslos mit Namen und Anfahrten zugepflastert wie beim examinierten Krankenpfleger Christoph, auf den ich später noch ausführlich zu sprechen komme. Von 15.30 bis 21.45 Uhr stehen »nur« zwölf Namen auf meiner Liste.

Christoph hat im Spätdienst meistens 22 Anfahrten! Fast alles nur Behandlungspflege: Kathetersorgung hier, Anus-Praeter-Versorgung (künstlicher Darmgang) da, Verbandswechsel, Wundspülungen, RR- und BZ-Kontrollen, Insulin-Injektionen, Augentropfen geben usw. Um 15.30 muss er beim ersten Patienten sein und sollte theoretisch gegen 20.45 den letzten Patienten verlassen.

Natürlich kommt es oft vor, dass er dann schon morgens um 6.15 Uhr zum Frühdienst erschienen ist und den »kurzen« Frühdienst geleistet hat, also bis ca. 10.30 Uhr. Solche sogenannten Teildienste sind das Härteste, zumal es üblich ist, in der »Pflege« auch schon mal zwölf Tage ohne Frei durchzuarbeiten.

Wer dann tatsächlich nach zwölf Tagen zwei Tage frei hat, was auch nicht immer eine Selbstverständlichkeit ist, ist einfach nur fix und fertig und hat oft auch keine Lust und Kraft mehr, an privaten Feiern oder anderen gesellschaftlichen Events teilzunehmen.

Die absolute Krönung war, dass der Pflegedienst Ingeborg Heuer, in dem ich nun mein letztes Praktikum vor den staatlichen Prüfungen absolviere, tatsächlich einmal neun (!) Anfahrten in einer Stunde auf Christophs »Laufzettel« geschrieben hatte. Papier ist geduldig …

»Wie hast du das geschafft?«, fragte ich ihn, als wir zusammen unterwegs waren.

»Ich habe gezaubert!«, war seine Antwort. Er sollte es noch teuer mit seiner Gesundheit bezahlen, dieses Hetzen und Jagen von einem zum andern.

Diesen unmenschlichen Mega-Stress habe ich auf meiner Tour nicht. Dennoch bleibt keine Minute Pause, obwohl ich schon bei zehn Patienten/-innen war und sie versorgt habe. Da müssen Schutzhosen gewechselt und die Patienten gesäubert werden, das Abendbrot zubereitet und oft in mundgerechte Stücke geschnitten sowie Getränke gereicht werden, Medikamente werden verabreicht, nicht bettlägerige Patienten müssen zum Toilettengang aufgefordert und zur Toilette begleitet werden, weil sie oft diese nicht mehr selbstständig aufsuchen können. Meistens wird zur Sicherheit noch eine Pant (Schutzhose ohne Klebeband) angelegt.

Zweimal musste ich nur Augentropfen geben und Verbände wechseln, allerdings habe ich auch Frau Meyer am frühen Abend gebadet und Frau Schmittke geduscht, weil das nun einmal so ist. Einige Patienten wünschen, nicht am Morgen gebadet oder geduscht zu werden.

Jetzt noch zu Frau Daniels, da erwartet mich, wie andere Kolleginnen auch, wie so oft mein »blaues Wunder«, oder soll ich sagen: »braunes Wunder«?

Die alte Dame ist 92 Jahre alt, ihre Demenz ist bereits weit fortgeschritten. Sie lebt allein in ihrer kleinen Zweizimmerwohnung, nicht weit entfernt von Frau Kaublig, in der Nähe des Hauptbahnhofs. Die Tochter besucht sie alle zehn- bis vierzehn Tage. Wir vom Pflegedienst fahren viermal am Tag dorthin, morgens, mittags, nachmittags und abends. Außerdem wird hier einmal in der Woche eine hauswirtschaftliche Versorgung durchgeführt und eingekauft.

Als ich dort ankomme, rieche ich schon, was mich erwartet ... Frau Daniels hat ihre Schutzhose so stark eingekotet, dass leider auch ihre Beine und Kleidung mit Kot beschmutzt sind. Nach liebevoller Begrüßung und Ansprache führe ich sie ins Badezimmer. Ich sehe, dass es für mich leichter ist, sie zu duschen, als alles abzuwaschen.

Nachdem Frau Daniels noch auf der Toilette war, wo ich sie mit sanftem Druck hingeführt habe, wird sie für die Nacht fertig gemacht, also Schutzhose, Nachthemd und noch ein paar warme Socken angezogen. Ich reiche ihr ein großes Glas Saft und stelle für die Nacht noch ein Getränk hin. Die Abendmedikamente verabreiche ich ihr auch.

»Und jetzt noch eben die Zahnprothesen oben und unten herausnehmen, Frau Daniels, damit Sie sich nicht in der Nacht daran verschlucken. Die kommen jetzt in die Dose, wo sie über Nacht richtig gereinigt werden.«

Vorher spüle ich die Zahnprothesen unter fließendem Wasser ab und Frau Daniels wird lieb aufgefordert, sich noch einmal den Mund auszuspülen. Danach begleite ich die Patientin ins Bett.

»Ich bleibe noch etwas bei Ihnen, Frau Daniels, habe noch das Badezimmer aufzuräumen und muss auch noch eine Waschmaschine anstellen (die packt dann der Frühdienst aus!). Schön, dass Sie ihr Abendbrot aufgegessen haben, was Schwester Karin Ihnen bereitgestellt hat. Ich sage Ihnen, bevor ich gehe, noch gute Nacht!«

Gesagt, getan ... »Nun schlafen Sie gut, Frau Daniels, und träumen Sie etwas Schönes! Morgen früh kommt Schwester Karin wieder zu Ihnen. Den Müll nehme ich noch mit nach unten und werfe ihn in die Tonne.«

Ich persönlich finde es in höchstem Masse unverantwortlich, schwer demenziell erkrankte Menschen allein in ihrer Wohnung zu lassen. Aber das sehen viele Angehörige anders, denn die Unterbringung in einem Pflegeheim würde viel mehr Geld kosten, dann wäre die Rente ruck, zuck aufgebraucht und es müsste ans Eingemachte, also an die Ersparnisse gehen, bevor der Staat einspringt und die eventuell fehlende Differenz übernimmt ... *Da bliebe für die Erben nichts mehr übrig, außer dem Freibetrage für die Bestattung.* Auch die Pflegedienste würden auf solche Patienten/-innen verzichten müssen, die alle Pflegestufe II oder III haben …

Gerade Demenzkranke sind sehr oft stark bewegungsaktiv und es bestehen sogenannte »Weglauftendenzen«, wie auch bei Frau Daniels. Erst vor einer Woche hat meine Kollegin Sabrina eine völlig hilflose und halb erfrorene Frau Daniels barfuß und nur mit Unterhemd und Schutzhose bekleidet vor der Haustür aufgefunden.

Angenommen, ich sei zeitlich, räumlich und situativ desorientiert, wie das so schön heißt, und den ganzen Tag in meiner kleinen Wohnung allein – mit Ausnahme der Besuche des Pflegedienstes, der aber ja auch höchstens zwanzig bis dreißig Minuten Zeit für mich hat … –, wenn ich dann noch gut laufen könnte, würde ich auch versuchen, mich auf den Weg zu machen. Wohin? Wer weiß das schon, wenn man geistig in einer anderen Welt lebt und auch sehr oft der Tag-/Nachtrhythmus gestört ist.

Jedenfalls kann ich den verwirrten alten Menschen sehr viel Verständnis und Empathie entgegenbringen. Bei den vollorientierten und berechnenden Angehörigen fällt mir das schon schwerer … beziehungsweise ist mir ganz unmöglich!

Ich blicke auf die Uhr in meinem Armaturenbrett, als ich in die Eisenbahnstraße einbiege: 21.07 Uhr, okay, um 21.00 Uhr hätte ich bei Frau Kaublig sein sollen … Die sieben Minuten Verspätung sind mir jetzt einerlei und noch bin ich ja auch nicht da!

Hier müsste es sein, super, da vorne ist sogar eine kleine Parklücke für mich. »Ja, hier ist es«, sage ich zu mir selbst, als ich die Stelle wiedererkenne. Vor ein paar Tagen bin ich einmal mit Britta zur Mittagsversorgung bei Frau Kaublig gewesen.

Aus meiner Schlüsseltasche ziehe ich die Schlüssel »Nr. 13« heraus, drei hängen an dem Bund. An der vielbefahrenen Eisenbahnstraße stehe ich vor dem großen Haus aus der Gründerzeit. Hier wohnen zwölf Mietparteien. Mit dem ersten Schlüssel schließe ich die Haustür auf und laufe im Erdgeschoss durch das Treppenhaus in Richtung Hoftür. Der Haustürschlüssel passt auch dort wieder. Jetzt muss ich über den dunklen Hof an den Garagen vorbeilaufen und komme an eine massive Gartenpforte. Hier passt der zweite Schlüssel. Es ist so duster, dass ich das Schlüsselloch ertasten muss, was mir aber schnell gelingt.

Geschafft, jetzt über den Kieselweg zu dem Haus, was mindestens vierzig Meter entfernt, von großen Bäumen umgeben, im Garten liegt. In der ersten Etage sehe ich eine schwache Beleuchtung brennen, das ist das Wohnzimmer von Frau Kaublig. Mein Herz klopft mir fast zum Halse heraus, aber je mehr mich die Angst packt, desto forscher ist mein Schritt.

An der Haustür ist kein Bewegungsmelder installiert – zappenduster ist alles. Abermals ertaste ich das Schlüsselloch und schließe dieses auf. Ich betrete den Flur. Meine rechte Hand gleitet an der Innenwand entlang. Ich suche den Lichtschalter, als ich etwas Weiches an meiner rechten Wade spüre.

Na endlich, ein fahles, gelbliches Licht erleuchtet den Flur und die Treppe, die nach oben führt. Das Weiche bewegt sich an meinen Beinen hin und her.

»Na, Miezekatze, willst du mich begrüßen? Wo ist denn dein Frauchen?«, frage ich mit sanfter Stimme. Ich bin sehr tierlieb und streichle der Katze über den Rücken. Die vier angelehnten Türen und die Zimmer, die sich dahinter im Erdgeschoss verbergen mögen, interessieren mich nicht. Ich weiß auch nicht, was sich dahinter befindet, will es auch nicht wissen.

Hallooo, Frau Kaublig, ich bin's, Schwester Annette vom Pflegedienst!«, rufe ich, als ich die knarrende Treppe hinaufgehe.

Aus dem Wohnzimmer kommt mir eine kleine, hagere Gestalt mit vollem grauem Haar entgegen und reicht mir freundlich ihre Hand.

»Guten Abend, Frau Kaublig. Na, kennen Sie mich noch? Ich bin Annette und war vor ein paar Tagen in der Mittagszeit mit meiner Kollegin Britta bei Ihnen. Ich freue mich sehr, wieder bei Ihnen sein zu dürfen, um Ihnen etwas zu helfen.«

Die Augen der alten Dame blicken mich gütig an und ich darf mir mein Entsetzen nicht anmerken lassen: *Frau Kaublig hat nur ein halbes Gesicht!*

»Ich will mal eben in der Küche nachschauen, ob Sie Ihr Abendessen auch aufgegessen haben. Kommen Sie bitte, begleiten Sie mich in die Küche. Ach, hier steht ja noch Ihr halber Schokoladenpudding mit der Vanillesauce. Setzen Sie sich, vielleicht haben Sie ja noch etwas Appetit auf ein paar Löffelchen.«

Ich reiche Frau Kaublig den Löffel und lege ihr eine Serviette um den Hals. Frau K. hat massive Kau- und Schluckbeschwerden, kann sich nur noch mit flüssiger oder passierter Kost ernähren. Während sie zu essen versucht, rinnt zähflüssiger Schleim aus ihrem Mund. Nach den schweren Operationen kann sie auch kein Wort mehr sprechen, jedenfalls keins, das man verstehen könnte!

Es dauert, bis sie nach und nach einen Löffel Schokopudding hinunterwürgen kann. Ich stelle noch ein großes Glas Himbeerschorle neben den Teller und reiche Frau Kaublig ihre Schlaf- und Vitamintablette.

»Da haben Sie ja noch gut gegessen und getrunken! Prima. Haben Sie Lust, mal eben mit mir ins Badezimmer zu gehen?«

Ich nehme sie an die Hand und wir gehen ins Bad. Dort wird sie entkleidet und auch die völlig durchnässte Schutzhose heruntergezogen. Frau Kaublig wird auf die Toilette gesetzt, wo sie auch noch gut uriniert. Danach leite ich sie an, sich die Hände und das Gesicht zu waschen. Alles, ja aber auch alles, was ein pflegebedürftiger Mensch noch allein verrichten kann, sollte er auch tun. Falls dies nicht von allein gemacht wird, sollte eine Anleitung und – wenn nötig – eine Unterstützung erfolgen, um die Ressourcen zu erhalten. Leider wird es aus Zeitmangel oft vom Pflegepersonal unterlassen, richtige Anleitungen zu geben, weil vieles dann schneller geht, wozu kranke, alte oder demente Menschen viel mehr Zeit brauchen.

Ich lasse mir hier Zeit, denn einen pünktlichen Feierabend habe ich eh nicht mehr und bezahlt wird mir die Arbeitszeit auch nicht, denn ich bin hier Praktikantin. Schon um 21.45 Uhr sollte ich laut Plan wieder im Büro des Pflegedienstes im Norden der Stadt sein.

Alles ist gemacht, der Rücken gewaschen und mit Franzbranntwein abgeklopft, Genitalwäsche, Hautpflege, die obere Zahnprothese herausgenommen und ins Reinigungsbad gelegt.

»Sie sind jetzt bestimmt müde, nicht wahr? Gab es denn heute ein gutes Fernsehprogramm für Sie?« Frau Kaublig nickt und legt sich ins Bett. Ich decke sie zärtlich zu. »Die kleine Nachttischlampe lasse ich an, dann finden Sie sich besser zurecht, falls Sie in der Nacht noch mal auf Toilette müssen. Schlafen Sie gut. Morgen früh um sieben Uhr kommt meine Kollegin Birgit. Gute Nacht!«

Ich gehe noch ins Wohnzimmer, um den Fernseher auszuschalten. Auf dem Wohnzimmerschrank und an den Wänden sehe ich viele Bilder aus längst vergangenen, glücklicheren Zeiten: das Hochzeitsfoto der Eheleute Kaublig, Fotos vom damals prächtigen Garten, der heute total verwildert ist, Aufnahmen mit den beiden Söhnen, als diese Kleinkinder, jugendlich und auch schon erwachsen waren. Ich schalte das Licht aus und muss in der Küche meine Dokumentationen machen, Leistungskomplexe, die ich verrichtet habe, mit meinem Handzeichen abhaken. In den Pflegebericht schreibe ich 21.15–21.45 Uhr. Versorgung zur Nacht verlief ohne besondere Vorkommnisse. Ankunftszeit und Abfahrtszeit muss ich wie bei jedem Patienten in meinen Tourenplan/Einsatzplan eintragen. Bei den ganzen Einsätzen, sei es im kurzen oder langen Frühdienst oder im Spätdienst, wird nie eine Pause berechnet! Es wird keine Pause bezahlt und es ist auch gar keine Zeit für eine Pause!

Die Pflegekräfte müssen immer am Limit arbeiten, so effektiv wie möglich, bis die »Zitronen keinen Saft mehr geben«! Dies fällt mir sofort auf, als ich im ambulanten Pflegedienst zu arbeiten beginne.

Und dies ist erst der Anfang meines Berufslebens in der Altenpflege!

Als ich wieder im Pflegeauto sitze, muss ich mir erst einmal eine Zigarette anstecken. Ich inhaliere den Rauch tief, zu stark war die Anspannung. Damals durften wir im Pflegeauto noch rauchen, wenn wir danach immer die Aschenbecher leerten. Das waren noch Zeiten ... Alles vorbei.

Auf meinem Weg zurück ins Büro Heuer denke ich noch über Frau Kaublig nach. Welches Schicksal hatte sie erlitten? Den Stammdaten, der Biografie und den Diagnosen habe ich Folgendes entnommen:

Die Frau ist 81 Jahre alt, seit fast zehn Jahren verwitwet. Der Ehemann war selbstständiger Tischlermeister, hatte in den besten

Zeiten vier Gesellen und zwei Lehrlinge, heute sagt man ja Azubis, beschäftigt. Die Ehefrau – Frau Kaublig – erledigte die Büroarbeiten. Das Ehepaar bekam zwei Söhne: Helmut und Günther. Beiden Söhnen wurde nach dem Abitur ein Studium ermöglicht. Helmut ist heute freischaffender Architekt und Günther Geschäftsführer einer größeren Im- und Exportfirma. Es soll auch zwei Enkelkinder geben. Als Kontaktadresse im Falle eines Falles ist in der Akte aber nur Günthers Adresse und Telefonnummer eingetragen. Er wohnt fast sechzig Kilometer entfernt und besucht seine Mutter sporadisch.

Apropos Söhne: Meine Kollegin Britta erzählte mir, dass sie felsenfest davon überzeugt sei, dass im Hause Kaublig »Wanzen« versteckt seien, weil der jüngere Sohn Günther stets bestens über alle Vorgänge bei seiner Mutter informiert ist. Sei es, dass dem Pflegepersonal beim Öffnen der Tür die Katze in den Garten entwischt ist, oder aber, dass Frau Kaublig keinen Grießbrei essen wollte usw.

»Und wann hat er das alles berichtet, Britta?«

»In Telefonaten mit der Chefin hat er sich schon öfter ›verquatscht‹, Annette.«

»Also, meinetwegen könnte der auch noch diverse Kameras installiert haben, dann würde er wenigstens sehen, wie liebevoll seine Mutter von uns gepflegt wird! Wenn er dann noch ein Fünkchen Gewissen und Anstand besitzt, müsste er sich schämen, seine hilflose und schwer gezeichnete Mutter sooo mutterseelenallein im Hinterhaus wohnen zu lassen, total isoliert, sozial und auch räumlich gesehen. Stell dir mal vor, da würde eingebrochen, niemand könnte die Frau hören, zumal sie ja gar nicht mehr sprechen kann, und selbst wenn, das Haus ist absolut uneinsehbar im verwilderten Garten!«

Britta fing an, sich zu schütteln. »Ich glaube, bei Frau Kaublig würden sich selbst die abgebrühtesten Einbrecher erschrecken und die Flucht ergreifen!«

Den Diagnosen habe ich entnommen, dass vor zweieinhalb Jahren ein Unterkiefer- und Mundbodenkarzinom festgestellt wurde. Es handelte sich um einen besonders bösartigen, weil schnell wachsenden Krebs: Plattenepithel-Karzinom. Komplette Resektion des Unterkiefers war die Folge. Es konnte eine plastische Rekonstruktion erfolgen. Der Mundboden wurde großflächig ausgeräumt, der rechte Zungenrand reseziert (chirurgisch entfernt) und im Rahmen einer Neck-dissection die Halslymphknoten entfernt. Der Krebs hatte aber schon »gestreut«, Metastasen gebildet. Deshalb musste vor einem Eindreivierteljahr eine erneute OP erfolgen, bei der Zweidrittel des Kinns und die rechte Wange reseziert wurden. Hier erfolgte ein großer Wundverschluss; eine plastische oder knöcherne Rekonstruktion war in diesem Fall nicht möglich, nicht zuletzt wegen des schlechten Allgemeinzustandes der Patientin. »Zustand nach radikal chirurgischer Gesichtstumor-Operation«, steht in der Akte. Und als weitere Diagnose: HOPS (Hirnorganisches Psychosyndrom).

22.00 Uhr. Zurück im Büro. Schlüsseltasche auspacken und Schlüssel nach Nummern einordnen, Autoschlüssel an die Wand hängen, Stammakten in die Wandhalterung nach Namen zurücklegen, Einsatzzettel für die Chefin auf den Schreibtisch legen.

Gott sei Dank habe ich morgen keinen Frühdienst und kann ausschlafen. Dieses Privileg hat längst nicht jeder. Wenn ich da an Christoph (ist außer dem Ehemann der Chefin der einzige Mann im Pflegedienst!) und die anderen Kolleginnen denke, sind kurze Wechsel schon mal an der Tagesordnung, besonders, wenn Krankmeldungen vorliegen.

Mit viel Fleiß, ebenso viel Ehrgeiz und kaufmännischem Geschick hat sich das Ehepaar Heuer schon Mitte der 1980er-Jahre selbstständig gemacht und einen florierenden Krankenpflegedienst aufgebaut, lange bevor die gesetzliche Pflegeversicherung nach SGB XI 1995 in Kraft trat. Frau Heuer ist examinierte Krankenschwester, ihr Ehemann examinierter Krankenpfleger mit der Zusatzausbildung »Fachkrankenpfleger für Anästhesie und Intensivmedizin«.

Der Pflegedienst genießt in der Stadt und der Umgebung einen sehr guten Ruf, weil es sich herumgesprochen hat, dass freundliches und gut ausgebildetes Personal dort beschäftigt ist. Für Werbung muss kaum Geld investiert werden, denn über zu wenig Kunden kann sich der Pflegedienst nicht beklagen.

Alle zwei Wochen findet im Betrieb eine Supervision statt, für die extra ein Diplom-Psychologe aus Hamburg anreist. Das ist eine ganz prima Sache, denn bei der Supervision können belastende Erfahrungen aus dem Pflegealltag reflektiert und mit dem Psychologen besprochen werden. Fortbildungen und Schulungen werden den Angestellten auch oft angeboten und wir können uns Videos zu den unterschiedlichsten Themen ausleihen. Fortbildungen, Supervision und große Dienstbesprechungen sind bezahlte Arbeitszeit.

Ich muss heute an meinem freien Tag mal dringend mit der Chefin sprechen, weil ich nach zweitägiger Einarbeitungszeit von Schwester Birgit zehn Frühdienste und zwei Spätdienste allein als Praktikantin gefahren bin. Vorher hat mich die Chefin gefragt, ob ich es mir zutraue, allein auf Tour zu gehen, und ich könne, falls es Probleme geben sollte, jederzeit Rückfrage im Betrieb halten. »Wenn es Ihnen zu viel wird, dann sagen Sie bitte Bescheid!«

Ich bin der Meinung, dass der Betrieb nun genug von mir profitiert hat, denn all meine Pflegeleistungen rechnet der Betrieb voll ab und ich selbst arbeite unentgeltlich, denn schließlich bin ich hier, um etwas zu lernen und fit für die Praxis zu werden.

»Hallo, Frau Heuer. Ich würde jetzt sehr gern noch andere Patienten und Krankheitsbilder kennen lernen, denn ich weiß, dass ich noch viel lernen muss! Die graue Theorie in der Fachschule kann die Praxis nicht ersetzen!«

»Ja, Frau Rehwald, bislang haben Sie uns auch sehr gut geholfen und sollen nun auch von uns profitieren. Sie können morgen Nachmittag Christoph im Spätdienst begleiten. Der hat eine interessante Tour mit vielen neuen Fallbeispielen. Seien Sie morgen bitte pünktlich um 15.00 Uhr im Büro!«

Unterwegs mit Christoph – Teil 1

Am nächsten Nachmittag bin ich schon um 14.45 Uhr im Büro.

»Hey, Christoph, bist du auch schon hier?«

»Na, klar, ich habe schon unseren Pflegekoffer gepackt und alle Schlüssel zusammengesucht. Guck dir mal unseren Tourenplan an, da stehen schon wieder 22 Namen drauf, um 20.45 Uhr ist die letzte Anfahrt eingetragen. Um 15.30 Uhr sollen wir bei der ersten Patientin sein, im Atlantik-Haus. Lass uns mal losfahren, wir schaffen das alles sonst nicht!«

Christoph ist 35 Jahre alt und fast 1,90 Meter groß. Er hat eine sportliche, athletische Figur und ist mir sehr sympathisch.

Auf dem Weg ins Atlantik-Haus müssen wir uns durch dichten Verkehr quälen und haben Zeit, ein wenig zu quatschen.

»Willst du auch eine Zigarette? Ich rauche viel zu viel, aber bei dem ganzen Stress hier kann ich darauf nicht verzichten.«

»Wie lange bist du denn schon hier?«

Christoph lacht. »Ich bin erst drei Monate hier bei Heuers und habe noch Probezeit.«

»Wo warst du denn vorher?«

»Ich habe in mehreren Bundeswehr-Krankenhäusern auf der Urologie gearbeitet und sehr viele junge Männer mit Hodenkrebs gepflegt.«

»Und? Was hat dich hier an die Küste getrieben?«

»Die Liebe! Aber wenn ich weiterhin sooo wenig Zeit für meine Freundin habe, bin ich die bald wieder los – sie hat sich schon mehrfach beklagt, dass ich kaum etwas mit ihr unternehmen kann! Im letzten Monat habe ich sage und schreibe 218 (!) Stunden gearbeitet, meist immer zwölf Tage durch an einem Stück, bevor ich dann mal zwei Tage frei hatte.«

»Was verdienst du denn hier?«

»24 Mark in der Stunde!«

»Da kommen doch bestimmt Zuschläge für Wochenend- und Feiertage sowie Urlaubs- und Weihnachtsgeld dazu, oder?«

Jetzt lacht Christoph noch mehr. »Also, es werden keine Zuschläge bezahlt! In meinem Arbeitsvertrag steht, dass kein gesetzlicher Anspruch auf Urlaubs- oder Weihnachtsgeld besteht. Es kann auf freiwilliger Basis gezahlt werden. Wenn der Stress hier so weitergeht, werde ich nicht alt in diesem Betrieb!«

Neugierig, wie ich bin, frage ich weiter:»Und weißt du, was die Hauspflegerinnen hier verdienen, die Grundpflege ohne Ende machen und die Wohnungen und Häuser der Patienten wie am Fließband putzen?«

»Du willst aber auch alles wissen!« Christoph kann sich ein Schmunzeln nicht verkneifen.

»Nur wer fragt, wird klug! Das war schon immer meine Devise, Christoph.«

»Also, die müssten an die 14 Mark in der Stunde verdienen. Pass auf, wir sind jetzt am Atlantik-Haus und müssen in die zwölfte Etage hoch zu Frau Altermann. Sie hat vor zwei Monaten einen künstlichen Darm-Ausgang bekommen. Hier machen wir ›nur‹ eine AP-[Anus-Praeter]-Versorgung. Sie kommt allein mit der AP-Versorgung überhaupt nicht zurecht, trotz intensiver Schulung. Dreimal täglich wird sie angelaufen. Aber schau selbst, was dich erwartet!«

Herr Altermann begrüßt uns freundlich. »Moin, Christoph, heute mit Verstärkung? Meine Frau wartet schon sehnsüchtig auf Sie. Vor einer halben Stunde ist wieder alles abgerissen und jetzt hat sie sich aufs Bett gelegt.«

»Da bist du ja endlich, mein Süßer. Hast du heute deine Freundin mitgebracht, hahaha?«

»Nee, Frau Altermann, das ist Frau Rehwald. Sie macht ein Praktikum bei uns.«

Ich begrüße die Patientin freundlich und stelle mich vor.

»Ich sag dann mal einfach Annette zu Ihnen, nicht wahr? Guckt euch das mal an, eine schöne Bescherung! Vor einer halben Stunde sind wieder meine ›Platte‹ und der Beutel abgerissen ... Holland in Not! Holland in Not!«

»Mann, Mann, Frau Altermann, bei Ihrem Temperament und Ihrer ›zierlichen‹ Figur hält aber auch kein Material.«

Die Patientin bringt bei einer Körpergröße von knapp 1,60 Metern stattliche 130 Kilo auf die Waage. Während wir sprechen, muss konzentriert gearbeitet werden. Vor der eigentlichen Arbeit gilt es, alle Materialien, auch eine Waschschüssel mit warmem Wasser, Waschlotion, Zellstoff zum Abwischen, Handschuhe, Müllbeutel, Handtuch etc. zusammenzusuchen.

»Wunderbar habt ihr das gemacht, meine beiden Hübschen. Jetzt fühle ich mich wieder wohl. Und nun müsst ihr schon wieder weiter, was? Ihr ward ja kaum zehn Minuten hier. Mach keinen Quatsch mit Christoph, Annette, denn er ist mein ›Spätverlobter‹ ...«

Ich muss schallend lachen. »Selbst wenn wir was vorhätten, leider haben wir für solche ›Dummheiten‹ keine Zeit. Eine Super-Wohnung mit Wahnsinns-Aussicht haben Sie hier.«

»Annette, komm, wir haben keine Zeit für eine Wohnungsbe-sichtigung.«

»Die ist ja ganz nett und witzig, Christoph«, sage ich im Fahr-stuhl.

»Ja, ja, nett und witzig ist das eine, die viele Arbeit, die sie mit ihrem ungestümen Temperament verursacht, das andere. Vor zwei Nächten hatte ich mal wieder die Arschkarte und RB.«

»RB?«

»Ja, Rufbereitschaft! Da hat mich Frau Altermann nachts um zwei Uhr aus dem Bett geklingelt, weil sie wieder mal alles abge-rissen hatte, und morgens um sechs Uhr musste ich den Früh-dienst antreten.«

Weiter geht's zu Herrn Hahne, Zustand nach Kehlkopf-Ca (Abk. f. Krebs, Carcinom) und OP. Hier müssen eine Tracheosto-ma-Versorgung (eine op. angelegte Öffnung der Luftröhre nach außen, i. d. R. zur Einlage einer Trachealkanüle) gemacht und neue Sondennahrung an die PEG-Sonde (perkutane endoskopi-sche Gastrostomie) angehängt werden.

»Das war sehr interessant für mich, Christoph. Das Ehepaar fand ich auch sehr nett und alle Materialien lagen gut geordnet auf dem Wohnzimmertisch.«

Um 18.00 Uhr haben wir bereits zehn Patienten besucht. Einmal mussten wir vier Etagen hochrennen, nur um einer alten Dame Augentropfen und eine Augensalbe zu verabrei-chen. Dazu kamen vier BZ-Kontrollen und Insulin-Injektionen bei anderen Patienten, zwei Wundverbände wurden erneuert,

Katheter-Versorgungen und RR-Kontrollen gemacht, diverse Medikamente gestellt usw.

»Jetzt geht's zu Herrn Orthmann in die Berliner Straße, Annette! Der arme Kerl tut mir leid ... Er ist Anfang 50 und hat wohl nicht mehr lange zu leben.«

Der Name kommt mir irgendwie bekannt vor. »Was hat er denn, Christoph?«

»Darm-Karzinom im Finalstadium. AP-Versorgung wird von der Ehefrau bestens durchgeführt. Er hat auch noch einen Apoplex mit Hemiparese, also einen Schlaganfall mit einseitiger Lähmung, erlitten. Hinzu kommt eine tiefe Wunde, die nicht richtig ausheilt, Zustand nach Nierenfistel-OP. Hier muss jeden Tag die Wunde mit Wasserstoffperoxid gespült und danach tamponiert sowie ein Verbandswechsel durchgeführt werden. Du kannst gleich bei ihm den Blutdruck und Puls kontrollieren sowie Heparin injizieren, okay?«

Der Sohn öffnet uns. »Kommen Sie herein, mein Vater guckt sich gerade seine geliebte Sportschau an. Er wartet schon auf Sie.«

»Moin, Herr Orthmann, na, haben Sie schon die Spielergebnisse gehört?«

»Hallo, Christoph, die Tabelle wird gleich kommen. Wen haben Sie denn da mitgebracht? Das kann ja wohl nicht wahr sein, Frau Rehwald, was machen Sie denn hier?«

»Ich mache auf meine alten Tage noch eine Umschulung und beim Pflegedienst Heuer mein letztes Praktikum ...«

Christoph hat sich bereits an die Arbeit gemacht. Obwohl die Behandlung der fast acht Zentimeter tiefen Wunde für Herrn Orthmann äußerst unangenehm und schmerzhaft ist, redet er ruhig und gelassen weiter.

»Sie arbeiten wie immer, sehr vorsichtig und mit viel Gefühl, Christoph. Ich halte auch ganz still und bewege mich nicht. Wie geht es meinem lieben Kollegen Manni, Frau Rehwald? Wo treibt der sich denn gerade wieder rum? Ich habe mit ihm so manche schöne und unvergessliche Reise gemacht!«

»Der schippert mal wieder über den Nordatlantik, Sie wissen schon Halifax, New York, Boston ... Vor drei Tagen haben wir zuletzt über Satellit telefoniert. Da lagen sie mit dem Schiff vor der ›Georges Bank‹.«

Herr Orthmann nickt vielsagend. »Bitte grüßen Sie Ihren Mann ganz herzlich von seinem alten Chef. Wenn er das nächste Mal bei Ihnen an Land ist, soll er mich unbedingt besuchen kommen. Ich habe Ihren Mann schon lange nicht mehr gesehen, bestimmt schon zwei Jahre nicht mehr ... Wie gern möchte ich noch einmal auf große Fahrt gehen, aber da wird wohl nichts mehr draus. Sie sehen ja selbst, wie es mir geht!«

»Morgen Abend werde ich wieder mit meinem Mann telefonieren. Ich richte ganz bestimmt alles aus. Versprochen!«

»Alles Roger, bis morgen früh bin ich wieder mal gut versorgt«, sagt Herr Orthmann. »Kommt ihr beide morgen Abend wieder?«

»Aye, aye, Captain ...«, antworte ich augenzwinkernd, als wir gehen.

»So, dein Mann fährt also auch zur See«, stellt Christoph richtig fest, als wir wieder im Auto sitzen und uns bereits auf den Weg zu Herrn Teichbauer gemacht haben.

»Messerscharf kombiniert, Dr. Watson! Ja, Herr Orthmann und mein Mann fahren schon lange für die gleiche Hamburger Reederei. Herr Orthmann als Kapitän und mein Mann als Erster nautischer Offizier.«

»Dann bist du also eine Seemannsbraut und müsstest dich eigentlich gar nicht in der Alten- und Krankenpflege für die paar Kröten abrackern ...«

»Es ist schon richtig, dass wir keine finanziellen Sorgen haben. Das nehme ich nicht als Selbstverständlichkeit hin, sondern bin dafür dankbar, dass es uns so gut geht. Die Hamburger Reederei zahlt sehr gut und die Sozialleistungen sind auch nicht zu verachten: 13. Monatsgehalt, Urlaubs- und Weihnachtsgeld, Zulagen ... Aber die heutige Seefahrt hat nichts mehr mit Romantik zu tun, Christoph. Kurze Liegezeiten, da geht es knallhart ums Geschäft und die Konkurrenz ist groß. Mein Mann fährt auf riesigen Containerschiffen und ist auch schon auf Tankern gefahren, die so gigantisch sind, dass die Männer bei ruhiger See nicht über Deck laufen, sondern mit Fahrrädern fahren.«

Es ist schon ein hartes Brot, was sich die Männer da verdienen. Da freut man sich umso mehr, wenn sie nach ein paar Monaten mal wieder zu Hause sind. Dennoch ist mein Mann sehr glücklich in seinem Beruf und möchte nichts anderes machen. Er übernimmt gern hohe Verantwortung, genau wie wir hier in der Alten- und Krankenpflege.

Um 18.50 Uhr kommen wir bei dem 71-jährigen Herrn Teichbauer an. Wir klingeln und schließen gleich die Tür auf, denn Herr Teichbauer ist bettlägerig. Auch hier ein Darm-Karzinom im Endstadium ... Die Beleuchtung ist miserabel, das Gleiche gilt für die hygienischen Verhältnisse: Im Haus ist es schmuddelig. Von der angeblichen Lebensgefährtin ist keine Spur zu sehen. Kaum zu glauben, dass er hier mit einer Frau wohnt ... Wir hören schon ein lautes Stöhnen, als wir auf dem Flur sind.

»Herr Teichbauer? Hallo, der Pflegedienst ist hier«, sage ich beim Eintreten in das Schlafzimmer.

»Schwester, Schwester, Hilfe, Hilfe, ich halte diese Schmerzen nicht mehr aus ... Sie sind unerträglich – absolut unerträglich. HILFE! HILFE! Bitte erlösen Sie mich. Im Keller liegt eine Axt, eine Pistole habe ich nicht, holen Sie die Axt und schlagen Sie mich tot ...«

»Ganz ruhig, Herr Teichbauer«, antwortet Christoph, »gleich wird es besser. Wir sind hier, um Ihre Schmerzen zu lindern. Ich gebe Ihnen jetzt eine Morphin-Spritze, es wird Ihnen gleich besser gehen.«

Nach der Injektion wird noch der Stoma-Beutel (griech. Stoma = Öffnung) vom künstlichen Darmausgang erneuert sowie Blutdruck und Puls kontrolliert. Der Verband des Bauchkatheters wird von mir erneuert. Das Tumorgewebe unter der Bauchdecke sticht deutlich sichtbar hervor.

Herr Teichbauer ist ruhiger geworden, er stöhnt nur noch ganz leise.

»Wann kommt denn Ihre Lebensgefährtin?«

Herr Teichbauer schüttelt den Kopf.

»Annette, hier müssen wir eine ganz ausführliche Dokumentation machen. Die Sache muss beobachtet und die Chefin muss informiert werden ...«

Ich bin ein wenig schockiert, als wir wieder im Auto sitzen und uns eine Zigarette anstecken. »Hast du immer so viel Action? Das ist ja kaum zu glauben!«

»Heute ist es besonders dramatisch. Jetzt haben wir noch eine Anfahrt in die Zeppelinstraße zu einem Herrn Pfefferkorn. Der soll heute Mittag aus dem Krankenhaus entlassen worden sein und ich habe noch keine Infos, was da zu tun ist. Sonst legt die Chefin immer eine Akte an, ausnahmsweise ist dies noch nicht geschehen. Wir gucken einfach mal, was wir tun können. Weißt du, wo die Zeppelinstraße ist, Annette?«

»Ja, du hast Glück, ich lotse dich auf dem kürzesten Weg dorthin.«

Nach einiger Zeit sind wir da. »Stopp! Nicht so schnell, hier müsste die Hausnummer 74 sein …« Die Straße ist dunkel und die Zaunpforte halb von einem Busch überwuchert, das Gleiche gilt wohl auch für die Hausnummer.

»Ich sehe gar kein Haus«, sagt Christoph.

»Doch, die hohen Tannen im Vorgarten verdecken es fast komplett!«

Als wir klingeln, öffnet eine völlig verstörte kleine, zierliche Frau die Tür. Ihre dünnen, grauen Haare hängen lang und strähnig herunter. Die Zähne sind teilweise stark verfault und weisen große Lücken auf.

»Gott sei Dank, dass Sie kommen! Gott sei Dank, dass Sie kommen! Mein Mann wollte mich gerade erschlagen«, sagt sie mit leiser, sanfter Stimme.

»WAS, bitteschön, wollte Ihr Mann?«

»Mich erschlagen!«

»Ganz in Ruhe, bleiben Sie bitte ruhig. Erzählen Sie bitte der Reihe nach, was passiert ist!«, sage ich zu der Frau.

Die alte Frau fängt bitterlich zu weinen und zu schluchzen an. Ich nehme sie fest in den Arm und drücke sie an mich, um sie zu beruhigen.

»So, jetzt geht es mir besser«, sagt die kleine Frau und fängt zu erzählen an: »Also, mein Mann wurde heute Mittag aus dem Krankenhaus entlassen. Sie müssen wissen, dass er Speiseröhren-Krebs hat. Kaum war er zu Hause, bekam er wieder schreckliche

Schmerzen, als hätte er Salzsäure getrunken, so schlimm ... Ich konnte nichts mit ihm anfangen, essen und trinken konnte er auch nicht. Eben wollte er auf die Toilette gehen und hat alles daneben gemacht, verstehen Sie, alles ... Als ich ihn säubern und das Bad aufwischen wollte, stieß er mich beiseite und wollte mich hiermit erschlagen.« Die Frau bückt sich und zeigt uns einen Saug-Gummistopfer, den man früher benutzte, wenn die Toilette verstopft war.

»Wo ist Ihr Mann, Frau Pfefferkorn? Bitte zeigen Sie uns, wo Ihr Mann ist!«

Die Frau geht voraus und wir sehen im Esszimmer eine dünne Gestalt. Herr Pfefferkorn sitzt am Esszimmertisch. Sein Kopf liegt nur noch von einer Hand gestützt fast auf dem Tisch.

»Herr Pfefferkorn, Hallo, Herr Pfefferkorn ... Wir sind vom Pflegedienst, können Sie uns hören?«, frage ich laut und deutlich.

Er hebt den Kopf etwas und fuchtelt mit beiden Armen um sich. Was er uns mitteilen will, können wir nicht verstehen, zu undeutlich ist die Aussprache ...

»Sofort Blutdruck und Herzfrequenz kontrollieren, Annette. Ich versuche, ihn etwas festzuhalten, damit er nicht um sich schlägt.«

Es wird bei uns grundsätzlich der Blutdruck mit Stethoskop gemessen und nicht elektronisch.

»Okay, Christoph!«

»Jetzt bitte einmal nicht sprechen und ganz still sitzen bleiben, Herr Pfefferkorn. Ich bin gleich fertig und es tut nicht weh!«

»Christoph, bitte miss du noch mal nach, ich kann gar nichts hören, habe schon zweimal nachgepumpt und den Druck abgelassen. Es ist nichts zu hören!«

»Du hast Recht, Annette, ich höre auch nichts, der Puls ist auch kaum noch zu ertasten ... Der Blutdruck ist so niedrig, dass er hier nicht gemessen werden kann. Wir rufen sofort einen Notarzt und den Rettungswagen!«

Frau Pfefferkorn scheint erleichtert zu sein, dass ihr Mann gleich wieder ins Krankenhaus kommt. Wir bleiben noch so lange, bis der Rettungswagen Herrn Pfefferkorn abgeholt hat. Mit Blaulicht wird er weggefahren. Auch danach bleiben wir noch zehn Minuten bei der Frau und bitten sie, den Pflegedienst zu informieren, wie es mit ihrem Mann weitergeht.

»So, Christoph, mir reicht das für heute, aber total.« Um 21.50 Uhr haben wir im Büro alles ausgepackt, Schlüssel, Akten zurückgelegt und noch eine ausführliche Dokumentation über den Fall Pfefferkorn auf dem Tisch der Chefin hinterlegt. »Ist ja schon 21.50 Uhr. Du bekommst die Zeit doch bezahlt, nicht wahr?«

»Offiziell sollen Überstunden abgebummelt werden, aber das ist mit unserer personellen Unterbesetzung und dem Arbeitsaufkommen unrealistisch ... Ich will mit der Chefin sprechen und mir die Überstunden jetzt allmählich mal auszahlen lassen.«

»Bis morgen, 14.45 Uhr, Christoph. Ich bin jetzt fix und fertig und freue mich auf ein kühles Blondes! Schlaf gut!«

»Gute Nacht, Annette, bis morgen ...«

Unterwegs mit Christoph – Teil 2

Ich bin weitere vier Spätdienste und fünf lange Frühdienste mit Christoph unterwegs. So manche komische oder auch bizarre Situation haben wir während unserer Pflegeeinsätze erlebt. Über einige menschliche Begegnungen möchte ich noch berichten, weil ich diese Schicksale und Erlebnisse nicht vergessen kann ...

Das uralte, fast blinde Ehepaar Schreckenstein, 95 und 98 Jahre alt, wird von uns im Spätdienst versorgt. Die beiden alten Menschen sind seit über 75 Jahren verheiratet, haben im letzten Jahr ihre Kronjuwelen-Hochzeit gefeiert, was die wenigsten Paare erleben. Hier müssen wir die Abendmedikamente verabreichen, den Blutdruck kontrollieren und Augentropfen geben. Die bescheidene Zwei-Zimmer-Wohnung ist behaglich warm und gemütlich. Unsere Arbeit dauert keine fünf Minuten, länger haben wir auch keine Zeit bei unserem Einsatzplan. Frau Schreckenstein hat den Wunsch, dass Christoph und ich uns ein paar Minuten ausruhen. Sie hat sogar ein paar Schnittchen für uns vorbereitet und Tee gekocht.

»Bitte, bleibt doch noch einen Augenblick, ihr beide seid ja ziemlich außer Atem vom vielen Hetzen und Jagen von einem Patienten zum nächsten. Ruht euch doch wenigstens fünf Minuten aus. Die Pflegekräfte, die uns zweimal täglich besuchen, sind unsere einzige Abwechslung«, fleht die Frau.

Leider können wir der alten Dame diesen Wunsch nicht erfüllen, so gern wir das auch gemacht hätten, denn für eine sogenannte »Patienten-nahe Zeit«, also für Gespräche oder auch psychosoziale Betreuung, bekommt der Pflegedienst Heuer kein Geld, wenn hier nur die Medikamente gestellt und der Blutdruck kontrolliert werden müssen.

»Christoph, wir sind perfekt programmierte Roboter, die ohne eine Sekunde Pause funktionieren. Ich fühle mich wie der Hamster im Rad«, sage ich, nachdem wir die Wohnung des Ehepaars verlassen haben. »Es macht mir ein schlechtes Gewissen, die Menschen wie am Fließband ›im Schweinsgalopp‹ zu versorgen.

In einem normalen Tempo können wir doch gar nicht arbeiten. Dein Einsatzplan mit den 22 Anfahrten in gut sechs Stunden ist eine unmenschliche Ausbeutung deiner Arbeitskraft. Wie lange wirst du diesen Stress noch aushalten?«

»Die Chefin testet, wie viel sie uns zumuten kann, denn der Pflegedienst arbeitet äußerst erfolgreich, ich meine hiermit: rationell und effizient. Nichtsdestotrotz ist die Grenze meiner Belastbarkeit erreicht; ich spüre, dass mein menschlicher Akku fast leer ist. Wenn ich die Gelegenheit habe, in Ruhe mit der Chefin zu sprechen, werde ich sie bitten, ein paar Anfahrten aus meinem Plan herauszunehmen. Sobald ich wieder eine Stelle in einem Krankenhaus finde, bin ich sowieso weg aus der mobilen Pflege! – So, Annette, aber jetzt müssen wir uns auf unsere nächste Patientin konzentrieren. Es wird Zeit, dass sie palliativ versorgt wird. Die junge Frau Böhm ist Ende dreißig, in unserem Alter. Sie ist zum Sterben zu ihren Eltern zurückgekehrt. Die Ärzte hatten gehofft, den Brustkrebs der jungen Frau durch Mamma-Amputation, Strahlen- und Chemotherapie besiegt zu haben. Doch leider hat der Krebs metastasiert und verbreitet sich über das Lymphsystem der jungen Frau im ganzen Körper. Sei stark und lass dir keine Traurigkeit anmerken, wenn wir gleich bei den Eltern klingeln. Der vierzehnjährige Sohn lebt jetzt auch in der Drei-Zimmer-Wohnung seiner Großeltern mit der sterbenskranken Mutter. So lange, bis der verdammte Krebs sein grauenhaftes Werk vollendet hat, soll die Tochter im Kreise der Familie sein, sagten mir die Eltern der jungen Frau. Ich muss gleich eine Infusion anlegen, das Reservoir der Morphin-Pumpe der jungen Frau wechseln und eine Katheter-Pflege vornehmen. Du kannst und darfst mir hierbei nicht helfen, dafür sind das dreijährige Examen und eine Weiterbildung in der Palliativ-Pflege erforderlich. Die Tumorschmerzen wären unerträglich für Frau Böhm, wenn sie keine PCA-Pumpe [patientenkontrollierte Analgesie, Aufhebung der Schmerzempfindlichkeit] hätte. Gut, dass der medizinische Fortschritt diese Schmerzen weitestgehend lindern oder ausschalten kann.«

Nachdem Christoph die junge Frau Böhm gepflegt hat und wir wieder an der frischen Luft sind, spüre ich, wie ich meine Tränen nicht zurückhalten kann. Christoph reicht mir ein Taschentuch.

Ich atme kräftig durch und beherrsche mich wieder, oder wie es so schön heißt: Ich bin professionell distanziert!

Keine fünf Minuten später stehe ich bereits mit unserem Pflegeauto vor dem Haus unseres nächsten Patienten: Herrn Maaß. Ich fahre seit heute selbst zu den Patienten, denn als Beifahrerin an Christophs Seite wurde mir gestern ein paar Mal schwindelig; ich konnte seinen rasanten Fahrstil nicht vertragen. Wenn ich selbst hinter dem Lenkrad sitze, fahre ich auch im Turbogang, aber das macht mir dann nichts aus. Außerdem ist Christoph froh, dass ich ihm das Fahren abnehme, dann kann er ein paar Minuten als Beifahrer entspannen.

Als wir bei Herrn Maaß an der Haustür klingeln, wird uns sogleich geöffnet. Im Haus ist ein Stimmengewirr zu hören und dort halten sich mindestens zwölf Personen auf. Unser Patient ist der Patriarch einer Großfamilie. Vor drei Monaten hat Herr Maaß einen künstlichen Darmausgang gelegt bekommen; mehrmals täglich kommt hier der Pflegedienst, auch mitten in der Nacht, wenn es erforderlich ist. Mit der Pflege des AP wollen weder Herr Maaß noch die Großfamilie etwas zu tun haben. Dafür gibt es ja schließlich Pflegedienste, die diese Arbeit übernehmen. So sieht es jedenfalls diese Familie.

Herr Maaß liegt bereits auf seinem Bett, als wir ihn begrüßen. Auf seinem Nachttisch liegen ein Handtuch und eine Flasche herben Eau de Toilettes. Noch bevor wir mit der Arbeit beginnen, versprüht Herr Maaß reichlich Eau de Toilette, nimmt das Handtuch, legt es über sein Gesicht und faltet seine Hände über der Brust. Nichts, rein gar nichts will er sehen und schon gar nicht riechen. Dieser Patient ekelt sich vor seiner Krankheit und ist absolut nicht bereit, sich damit auseinanderzusetzen. Keine Akzeptanz der Gegebenheiten! Somit wird er wohl Dauerkunde des Pflegedienstes Heuer bleiben.

Zurück im Pflegeflitzer: »Den nächsten Kunden wirst du leider nicht kennen lernen, Annette! Der ist noch eigenartiger als Herr Maaß. Er lässt sich von keiner Frau pflegen! Nur Herr Heuer und ich dürfen bei ihm die Grundpflege und die Behandlungspflege durchführen.«

»Nun ja, Christoph, des Menschen Wille ist sein Himmelreich. Mir soll es recht sein. Jedoch würde ich als Chefin eines Pflegedienstes einen solchen ›Knaben‹ glatt ablehnen. Der könnte sich dann einen anderen Pflegedienst suchen, der seine Macho-Marotten akzeptiert.«

»Annette, nun schmeiß endlich den Motor an, auch dieser Kunde wartet schon!«

»Der kann jetzt auch noch fünf Minuten länger warten, Christoph! Ich muss mich etwas stärken, sonst falle ich gleich um. Bitte reich mir mal den Stoffbeutel vom Rücksitz! Schau mal, was ich hier alles für uns eingepackt habe: Brötchen und Schwarzbrote, lecker belegt mit Salami, Käse, Kochschinken. Such dir aus, was du essen möchtest. Das Brotpapier habe ich beschriftet. Bedien dich und nimm gern noch Obst oder aus der Thermoskanne frisch gebrühten Kaffee.«

»Danke, Annette, du denkst einfach an alles!«

»Du ahnst gar nicht, wie ich dir danke, Christoph! Von dir habe ich auf unseren Touren mächtig viel gelernt. Unsere Fachlehrerin im Gesundheitswesen konnte uns noch nicht einmal einen Kornährenverband zeigen, weil sie vergessen hatte, wie es geht. Früher arbeitete sie jahrelang im Krankenhaus auf der Psychiatrie, da war so etwas nicht gefragt. ›Schauen Sie in Ihre Bücher und üben Sie an Ihrem Nachbarn‹, sagte sie tatsächlich vor der Klasse! Weil sie so unsicher war, lachte sie dabei und hampelte wie ein Kasper herum. Diese Umschulung ist für mich eine einzige Tortur, eine nicht enden wollende Geduldsprobe! Ich langweile mich dort noch zu Tode, weil so viel wertvolle Zeit sinnlos und mit Albernheiten verquatscht wird. Das ganze »verkauft« sich als Fachschule und wir schreiben Klausuren, aber in Wirklichkeit kann diese zweijährige Vollzeit-Umschulung das dreijährige Examen niemals auch nur ansatzweise ersetzen. Mittlerweile glaube ich sogar, dass das einjährige Examen höher anzusiedeln ist als diese Umschulung. Viele Behandlungspflegen darf ich gar nicht machen, weil diese nicht Elemente der Ausbildung sind, Christoph. Die Wunde von Herrn Orthmann dürfte ich nicht versorgen, keine i.m.- [intramuskuläre] Injektionen verabreichen und vieles andere auch nicht! Heute kann ich mich schwarz ärgern, dass ich vor vielen Jahren nicht meine Ausbildung in der Schwesternschule eines großen Krankenhauses gemacht habe.«

»Ärger dich doch jetzt nicht mehr darüber, Annette. Du bist doch auch ohne großes Examen sehr gut durchs Leben gekommen, oder?«

»Nicht immer, Christoph, nicht immer! In der großen Waschmaschine des Lebens wurde ich schon oft richtig lange durchgekocht und hart durchgeschleudert, ohne Weichspülgang! – So, ich fühle mich nach der Stärkung und dieser Unterhaltung gleich viel besser, jetzt fahre ich zu dem ›Knacker‹, der sich von Frauen nicht pflegen lassen will. Wo wohnt der Heini?«

Traurig und wütend bin ich, als ich mit Christoph bei Frau Rosen bin. Die alte Dame Ende achtzig hat die Pflegestufe II und lebt bei ihrem Sohn und der Schwiegertochter in einer kleinen, abgelegenen Seitenstraße eines Neubaugebietes. Frau Rosen ist sehr gebrechlich und dement. Der Hausarzt hat als Diagnose »Allgemeine Hinfälligkeit und HOPS« gestellt.

»Allgemeine Hinfälligkeit klingt doch ziemlich drastisch«, sage ich zu Christoph, als ich vor der Fahrt zu Frau Rosen einen Blick in ihre Akte werfe.

»Noch drastischer ist das, was du gleich sehen wirst, Annette! Frau Rosen ist am ganzen Körper grün und blau, manche Hämatome sind auch ultraviolett. Angeblich stürzt Frau Rosen sehr oft, oder sie stößt sich an irgendwelchen Möbelstücken, was der Sohn und die Schwiegertochter nicht verhindern können. Selbstverständlich dokumentieren wir die Auffälligkeiten stets präzise im Pflege-Tagesbericht der Frau. Aber was hilft es? Als Schlusssatz stehen im Tagesbericht Sätze wie: ›Frau R. reagierte nicht auf mehrfache freundliche Ansprache. Sie konnte oder wollte sich nicht äußern! Laut Aussage der Schwiegertochter ist Frau R. in der Nacht gegen 2.00 Uhr aus ihrem Bett gefallen. Die Schwiegertochter und ihr Mann wurden durch ein lautes Poltergeräusch geweckt und entdeckten Frau R. hilflos liegend auf dem Fußboden vor ihrem Bett.‹ Es steht auch geschrieben, dass laut Aussage des Sohnes Frau R. an einem anderen Tag mit dem Kopf auf die Tischkante gestürzt sei ... Die alte Dame wirkt total eingeschüchtert, spricht kein Wort, schaut uns Pflegekräfte nur mit ängstlichen, weit aufgerissenen Augen an, so, als wolle sie um Hilfe schreien!

Die Schwiegertochter und der Sohn benehmen sich ›aalglatt‹ und ihre Freundlichkeit wirkt aufgesetzt und gespielt. Keine Minute lassen diese reizenden Angehörigen uns mit der pflegebedürftigen Frau allein ... Selbst wenn wir mit unserer Patientin allein im Zimmer sind, ist die Tür offen oder nur angelehnt. Garantiert ist der Sohn oder die Schwiegertochter mit einem Ohr in der Nähe! Wir vermuten, dass die arme Frau schwer misshandelt wird, aber leider können wir keine Beweise hierfür vorlegen! Der Sohn ist auch der gesetzliche Betreuer seiner Mutter, der den Aufenthaltsort und die Gesundheitsfürsorge bestimmen kann. Außerdem verwaltet er die Finanzen seiner Mutter.«

Ich bin schockiert, als ich die alte Dame kennen lerne. Genauso wie Christoph es mir schilderte, ist es auch! Die arme Frau hat ein faustgroßes ultraviolettes »Veilchen« auf dem rechten Auge und noch diverse andere Blutergüsse am ganzen Körper!

Frau Rosen geht mir nicht mehr aus dem Kopf und ich weiß nicht, wie ich der alten Frau helfen kann, sie aus diesem schrecklichen Zuhause zu befreien. Was soll ich auch als kleine Praktikantin des Pflegedienstes unternehmen, wenn die Zustände im Hause Rosen allen anderen bekannt sind?

»Wir haben Vermutungen, einen Verdacht, aber keine Beweise«, höre ich von Christoph und von meinen anderen Kolleginnen. Gibt es in diesem Fall wirklich keine Möglichkeit zu helfen? Ich bin ratlos und traurig. In der kommenden Nacht finde ich kaum Schlaf, zu intensiv denke ich an Frau Rosen und kann meine Gedanken an diese Patientin nicht abschalten. Natürlich müsste man einen »Stein ins Rollen« bringen, um der Frau zu helfen, Beweise hin oder her! Als verantwortliche Führungskraft eines Pflegedienstes hätte ich aufgrund der offensichtlichen Einschüchterung und des schlechten körperlichen Zustandes meiner Patientin längst reagiert und etwas unternommen, auch auf die Gefahr hin, dass der Sohn den Pflegedienst wechselt. Vielleicht wäre ich zur Polizei gegangen mit den Dokumentationen und hätte den Verdacht auf Misshandlung Schutzbefohlener geäußert. Ganz gewiss aber hätte der Diplom-Psychologe, der auch die Supervision leitet, mich zu der Schwiegertochter und zu dem Sohn zu einem ausführlichen Gespräch begleitet! Das ist überhaupt die richtige Idee! Bei der nächsten Supervision werde ich mich zu Wort melden! Als Praktikantin kann ich dort auch für mich belastende Situationen vortragen. Den Fall »Pfefferkorn« will ich sowieso ansprechen, dann kann ich auch über den »Fall Rosen« reden. Bestimmt hat unser Diplom-Psychologe einen guten Rat.

Ab und zu gibt es auch Situationen, über die ich mich herzhaft amüsieren kann, wie im Fall der Frau Heinen. Ich habe ihren richtigen Namen längst aus meinem Gedächtnis gestrichen, wie so viele andere Namen auch. Vormittags um elf klingeln wir an der Haustür der Frau Heinen und warten auf Einlass. Unsere Patientin wohnt im Hochparterre einer Plattenbau-Beton-Siedlung. Hier soll nur ein Wund-Verbandswechsel wie jeden Tag gemacht werden, denn unsere Patientin hat ein »offenes Bein«, ein Geschwür am Unterschenkel (Ulcus cruris venosum). Außerdem hat die Hautärztin unserer Patientin zusätzlich ein medizinisches Fußbad verordnet, was wir durchführen sollen, weil die Patientin es angeblich nicht allein machen kann. Nachdem wir schon fünfmal lange genug geklingelt und mindestens drei Minuten auf Einlass gewartet haben, reißt Christoph der Geduldsfaden:
»Jetzt habe ich aber die Faxen dicke. Es ist wieder mal so, dass sie nichts hört. Bestimmt hat sie die Hörgeräte nicht richtig eingesetzt oder verstellt. Unsere Patientin weiß genau, dass wir gegen elf Uhr kommen. Oft genug haben wir auch um einen Haustürschlüssel gebeten, diesen will die Alte uns aber nicht rausrücken. Vielleicht habe ich auch dieses Mal Glück, wenn ich einen unkonventionellen Weg gehe, um in ihre Wohnung zu kommen ... Komm mit um den Wohnblock, Annette. Schau, die Balkontür steht wieder ein gutes Stück offen. Weil sie qualmt wie ein Schlot, lüftet Frau Heinen fast den ganzen Tag ihr Wohnzimmer.«
Aus dem Stand springt der athletische Christoph hoch zur Balkonbrüstung. Mit einem Klimmzug zieht er sich hoch, schwingt seine langen Beine über die Balkonmauer, steht auf dem Balkon und öffnet nun die halb angelehnte Balkontür!
»Christoph, Frau Heinen wird sich fürchterlich erschrecken«, rufe ich ihm noch zu, als dieser bereits das Wohnzimmer unserer Patientin betritt. Ich laufe ums Haus, stehe vor der Haustür, als

ich schon den Summer des Türöffners höre. Christoph hat ihn bereits betätigt und erwartet mich vor der Wohnungstür. »Du weißt dir ja gut zu helfen, aber hat sich Frau Heinen nicht fürchterlich erschreckt?«

»Nein, Annette, das kennt sie bereits. Es ist nicht das erste Mal, dass ich über den Balkon zu ihr komme!«

Nach diesen Begegnungen auf der Frühtour mit Christoph putze ich als Hauspflegerin eine ganze Woche für Heuer die Wohnungen und Häuser der Patienten oder mache die Grundpflege im Frühdienst, durchschnittlich sechs bis sieben Einsätze in einer Frühschicht.

Bei der nächsten anstehenden Supervision muss ich unbedingt den Fall »Pfefferkorn« vortragen. Zu stark belastet mich, was ich dort erlebt habe.

Allerdings bekomme von dem Diplom-Psychologen, den ich sonst so sehr verehrt habe, einen Riesen-Anschiss! Vor versammelter Mannschaft »faltet« er mich zusammen:

»Sie haben da einen eklatanten Fehler begangen, indem Sie Frau Pfefferkorn in den Arm nahmen ... Wussten Sie denn, was sich vorher im Hause Pfefferkorn abgespielt hat? Wo war der Ehemann, als sie versuchten, die Frau zu trösten? Ich kenne Pflegekräfte, denen mehrere Zähne ausgeschlagen wurden, wenn sie Patienten in den Arm nehmen wollten. **So wie Sie es getan haben, verhält sich eine professionelle Pflegekraft nicht!**«

In diesem Falle teile ich die Ansicht des Psychologen überhaupt nicht! »Ach, Herr Doktor, wenn ich gewusst hätte, dass Sie solch ein Gummiband aus der Sache machen und es mir so negativ auslegen, hätte ich hier nie darüber gesprochen. Ich hatte keineswegs den Eindruck, dass von der verzweifelten Ehefrau eine Gefahr ausgeht! Ich bin eigentlich ziemlich ›cool‹, es liegt mir fern, den Patienten ›Küsschen‹ zu geben oder sie kumpelhaft in den Arm zu nehmen, da halte ich bei aller Menschlichkeit die notwendige professionelle Distanz. Im Fall Pfefferkorn konnte ich die Frau beruhigen und sie somit zum Reden bringen, indem ich sie in den Arm nahm. Das war sinnvoll, ist mir aber sehr an die Nieren gegangen ...«

Ich denke nur daran, wie unsinnig es ist, mich fertigzumachen, anstatt mein Trauma aufzuarbeiten! Danach melde ich mich in der

Supervision nie wieder zu Wort. Auch den Fall »Rosen« spreche ich nicht mehr an; zu sehr habe ich das Vertrauen zu dem Psychologen verloren.

Wie man es auch macht, es wird immer Kritiker geben ... Das Thema »professionelle Distanz« ist wohl auch manchmal ein persönlicher Eiertanz. Ich hätte mir ein wenig Zustimmung von den zwanzig anwesenden Kollegen/-innen gewünscht, aber es sagt niemand ein Wort.

»Wer möchte noch etwas vortragen?«, fragt der Psychologe.

Mein Praktikum ist jetzt nach sechs unvergesslichen Wochen zu Ende und ich werde von Frau Heuer mit einem großen Blumenstrauß sowie Briefumschlag mit allen guten Wünschen für die Zukunft verabschiedet. Darin liegen 50 Mark.

»Bevor Sie gehen, Frau Rehwald, möchte mein Mann noch ein paar Sätze mit Ihnen unter vier Augen reden«, sagt Frau Heuer.

»Ja, Herr Heuer? Hier bin ich.«

»Nehmen Sie bitte einen Augenblick Platz, Frau Rehwald. Also, den einzigen Vorwurf, den ich Ihnen machen kann, ist, dass Sie nicht Ihr großes Examen machen, das würden Sie doch mit Leichtigkeit schaffen!«

»Leider! Da erzählen Sie mir nichts Neues, Herr Heuer! Mein Leben ist recht turbulent verlaufen, schon 1975 sollte ich eine Lehrstelle als Schwesternschülerin antreten, stattdessen zog ich blutjung zu meinem späteren Dauerverlobten und verkaufte mit ihm erfolgreich Versicherungen. Es ist alles lange her und ich musste mich im Leben immer hart durchbeißen, besonders später als alleinerziehende Mutter ... Ich schlitterte in die zweijährige Vollzeit-Umschulung hinein, weil mein jetziger Mann darüber in der Zeitung gelesen hatte. Er wünschte, dass ich endlich einen ›anständigen‹ Beruf erlerne und eine abgeschlossene Berufsausbildung habe. Das Berufsbild dieser zweijährigen Umschulung ist allerdings äußerst ›schwammig‹. Es dauerte nicht lange, bis ich dies kapiert hatte, Herr Heuer. Es ist ein ›Mischmasch‹ aus Gesundheitslehre, Häuslicher Krankenpflege, Rechtslehre, Ernährungslehre, Gestaltung und Beschäftigung, Pädagogik und Psychologie, Religion und Ethik ... Deutsch und Hauswirtschaft, ob Sie es glauben oder nicht, diese Fächer werden als Wirtschaftslehre des Haushalts und Haushaltsführung bezeichnet! Ich bin von der Umschulung, die sich seit zwei Jahren zäh wie Kaugummi dahinzieht, total abgenervt. Wir müssen doch tatsächlich minutiöse Zeitpläne schreiben, aufgeteilt in Vor-, Haupt- und Nacharbeit – zu den Themen: wie putze ich Schuhe, wie putze ich Silberbestecke und so weiter und so weiter. So manches Mal ist mir schon der Kragen geplatzt und ich habe der Dozentin die Meinung gegeigt. Wissen, Sie, staatlich geprüfte Putzfrau wollte ich nicht werden ...«

Herr Heuer nickt zustimmend. »Ja, diese Umschulung wurde von der Bildungsbehörde genehmigt und wird auch noch mit Mitteln aus dem Europäischen Sozialfond unterstützt. Der Bildungsträger bekommt sein Geld, das ist immer die Hauptsache, da gehen mit mir so einige Mitarbeiter und Mitarbeiterinnen des Arbeitsamtes konform.«

»Ja, ich bekomme auch aus dem ESF monatlich über 1.000 Mark und deshalb bring ich zu Ende, was ich angefangen habe. Wer immer sich dieses schwachsinnige Berufsbild am Schreibtisch ausgedacht hat, diese Person müsste man an den Pranger stellen und mit faulen Eiern und Tomaten bewerfen ...«

»Jetzt mal nicht so hitzig, Frau Rehwald! Bald haben Sie die staatlichen Prüfungen hinter sich und müssen sich nicht mehr ärgern! Ich bin fest davon überzeugt, dass Sie aus allem das Beste machen!«

»Herr Heuer, noch eine letzte Frage: Wie geht es Christoph? Ich hätte mich so gern von ihm verabschiedet, habe ihn in den letzten Tagen aber leider nicht mehr gesehen. Der hatte wohl wieder Spätdienst, bitte grüßen Sie ihn recht herzlich von mir.«

Das Gesicht des Herrn Heuer bekommt einen sehr ernsten und nachdenklichen Ausdruck. »Christophs Freundin rief heute Morgen im Betrieb an. Letzte Nacht um ein Uhr musste sie einen Notarzt für ihn rufen. Er kam mit akutem Kreislaufversagen ins Krankenhaus und liegt jetzt auf der Intensivstation, neben unserm Patienten, Herrn Teichbauer ...«

Ich habe Christoph leider nie wiedergesehen und seinen Nachnamen vergessen, hoffe aber stark, dass es ihm gutgeht. Falls er per Zufall dieses Buch liest, wird er wissen, dass ich über ihn geschrieben habe, und sich bestimmt an mich erinnern ...

Herr Pfefferkorn wurde kein Kunde des Pflegedienstes mehr. Ich las seinen Namen zehn Tage nach unserem Einsatz in der Lokalzeitung: Seine Frau Hildegard hatte eine schöne Todesannonce aufsetzen lassen.

Hildegard wurde eine mütterliche Freundin für mich, nachdem ich sie ein paar Monate später zufällig beim Einkaufen wiedergesehen hatte. Wir besuchten uns noch oft gegenseitig und telefonierten miteinander.

Außerdem sorgte ich – auf ihre Bitten um Unterstützung hin – dafür, dass das kleine Häuschen mit dem riesigen Grundstück zu einem guten, fairen Preis verkauft werden konnte. Das Häuschen wurde abgerissen. Auf dem Grundstück wurden dreizehn Reihenhäuser errichtet!

Die letzten Jahre ihres Lebens lebte sie glücklich und zufrieden in einer Zwei-Zimmer-Neubauwohnung. Sie erlag einem Leberleiden im September 2008 und wurde vom Pflegedienst Heuer in ihren letzten Lebensmonaten gepflegt. Die einzige Angehörige, eine Nichte, erbte alles aus dem Nachlass. Sie hatte Hildegard in den letzten zehn Jahren vielleicht zweimal besucht und immer zum Geburtstag und zu Weihnachten angerufen, ansonsten hatte sie keine Zeit, weil sie sich um ihre Reitpferde kümmern musste!

Mein Mann konnte seinen lieben Kollegen Rudi Orthmann nicht mehr besuchen – er starb Anfang März 2000, zwei Tage, bevor mein Mann von See kam. Wir nahmen an der Trauerfeier teil.

Den Pflegedienst Heuer gibt es noch heute. Die ehemals bescheidenen Räumlichkeiten wurden aufgegeben. Heute hat die »Unternehmensgruppe Heuer« ihren Sitz in einem Zentrum für ambulante Operationen und berät pflegende Angehörige, bildet Pflegefachkräfte fort, hat einen Nachtpflegedienst und ein kleines Hotel für frisch Operierte, die dort fachmännisch umsorgt werden.

Nachdem ich ein gutes halbes Jahr nach Abschluss meiner Umschulung einen gepfefferten Brief an den obersten Chef der Bildungsbehörde geschrieben hatte, wurde die Nachfolgeklasse noch zum Abschluss geführt, danach gab es dieses Bildungsangebot nicht mehr.

Landeier

Nach erfolgreichem Abschluss meiner Umschulung bewerbe ich mich Mitte April 2000 bei einem Spitzenverband der Freien Wohlfahrtspflege. Bei einem privaten Pflegedienst will ich nicht mehr arbeiten, nachdem ich Einblick in die Arbeitsbedingungen des Pflegedienstes Heuer gewonnen habe. Beim »Rosa-Kreis« werde ich zum Vorstellungsgespräch beim Geschäftsführer eingeladen, welches nett und locker verläuft.

In meinem Wohnort gibt es auch eine Pflegestation des Rosa-Kreises, welche auch die Versorgung pflege- und hilfsbedürftiger Menschen in den umliegenden Dörfern wahrnimmt. Dann bin ich hier richtig und kann in der Haus- und Familienpflege arbeiten, denke ich mir. Und die fünfundzwanzig Stunden in der Woche kommen mir entgegen, weil ich aus steuerlichen Gründen nicht Vollzeit arbeiten will. Mit Beginn der Tätigkeit erhält der Arbeitnehmer eine Vergütung in Höhe von 2.153,12 Mark. Arbeit an Sonn- und Feiertagen wird mit einem Stundenzuschlag von 25 Prozent vergütet, so steht es in meinem Arbeitsvertrag.

»Hallo, einen schönen guten Tag, ich bin die Neue! Annette Rehwald.«

»Hallo, herzlich willkommen! Ich bin Paula Wilkens, die PDL [Pflegedienstleitung] unserer Station.«

Paula und ich sind uns auf Anhieb sympathisch und sie bietet mir gleich das Du an. Sie ist auch erst seit kurzer Zeit beim Rosa-Kreis und es ist ihre erste Stellung als Pflegedienstleiterin.

Gleich am nächsten Tag werde ich von einer Kollegin in ihrem privaten PKW abgeholt. Morgens um 6.30 Uhr stelle ich mich an die Hauptstraße, wo ich mit ihr verabredet bin. Ich soll eingearbeitet werden und eine »Pflegetour« kennen lernen: die Patienten und ihre Krankheitsbilder, räumliche Gegebenheiten, Leistungskomplexe – das Übliche halt, wenn man irgendwo neu ist und noch keine Ahnung von den Arbeitsabläufen hat.

Miriam ist eine zierliche dunkelhaarige, sehr gepflegte Frau in meinem Alter und schon seit über zwölf Jahren Mitarbeiterin des Rosa-Kreises in der Haus- und Familienpflege. Während der Fahrten zu den einzelnen Patienten haben wir Gelegenheit, uns zu unterhalten.

»Wir haben auf unserer Tour fast ausschließlich Schwerstpflegen, Annette. Gleich fahren wir zu Frau Schinderloh mit Pflegestufe III. Leider dürfen wir nur morgens und abends die Frau versorgen, weil es die Tochter so will. Es tut mir in der Seele leid, dass nur morgens und abends die Schutzhose der Frau gewechselt werden darf. Die Grundpflege muss im Bett durchgeführt werden. Danach bereiten wir das Frühstück vor und reichen es der Klientin. Sie kann nicht mehr sprechen, ist völlig gelähmt und stark untergewichtig. Ein lebendes Skelett! Unmenschlich finde ich auch, dass wir die schwerstkranke, halbtote Frau nach dem Essenreichen ins Wohnzimmer auf einen Sessel setzen müssen. Ich lagere sie so gut es geht, mit vielen Kissen, damit sie sich nicht wund liegt. Wir müssen dann den Fernseher anstellen und die Frau sitzt manchmal bis zum Abend im Sessel, weil die Tochter dies so bestimmt hat. Aber ich bin nur eine kleine Hauspflegerin, was soll ich machen?«

»Miriam, so wie ich es beurteile, arbeitest du wunderbar, jeder Handgriff sitzt bei dir und alles machst du mit viel Gefühl und gibst den Menschen nette Ansprache. Besonders, wie du eben Frau Behrbaum gepflegt hast, war schon gekonnt. Die Frau ist ja kaum noch pflegefähig mit den Muskelversteifungen in den Beinen. Die Beine haben sich so stark kontrahiert, dass das Wechseln der Schutzhose und die Pflege fast unmöglich ist. Die arme Frau liegt seit über drei Jahren im Bett und muss regelmäßig gelagert werden. Seit über drei Jahren starrt die Frau nun die weißen Wände an und bis auf die Musik aus dem Kofferradio und unsere Besuche gibt es keine Abwechslung in ihrem Leben. Glaube mir, Miriam, wenn das meine Mutter wäre, die so schwer pflegebedürftig ist, würde ich mir schon mehr einfallen lassen. Ein Fernseher im Zimmer und schöne Bilder an der Wand wären wohl das Mindeste, um der Frau ein wenig Abwechslung zu bereiten. Und außerdem, warum kann die Tochter ihre Mutter nicht bei schönem Wetter in den Rollstuhl setzen und auf die Terrasse schieben? Die ist doch selbst Arzthelferin, so schwer kann das doch wohl nicht für sie sein!«

»Ach, Annette, über die Angehörigen könnten wir ganze Bücher schreiben. Wir fahren heute noch zu Frau Dierks. Sie lebt bei ihrem Sohn und der Schwiegertochter in einem schönen Haus. Der Sohn möchte aber so wenig wie möglich von der Existenz seiner Mutter und der Pflege mitbekommen. Stell dir vor, die Tür zu seiner Mutter hat er mit einem schweren Vorhang bedeckt, so als gäbe es die Frau gar nicht. Die Grundpflege findet im Zimmer statt, dort steht auch ein Toilettenstuhl. Das Essen nimmt die Frau auch auf ihrem Zimmer ein und einmal in der Woche wird sie zum Duschen ins Badezimmer gefahren. Davon bekommt der Sohn auch nichts mit, weil er dann auf der Arbeit ist. Frau Dierks wohnt seit ihrer Pflegebedürftigkeit bei ihrem Sohn und der Schwiegertochter, die sich für das Verhalten ihres Mannes schämt, den Eindruck haben wir jedenfalls. Sie legt uns jedes Mal am Duschtag der Schwiegermutter fünf Mark auf das Duschhandtuch. Beim Einzug in das Haus hat Frau Dierks ihrem Sohn Kontovollmacht erteilt, von der guten Witwenrente seiner Mutter kann er locker die hohe Hypothek für das Haus zahlen.«

»Woher weißt du das?«

»Trotz ihrer Demenz ist Frau Dierks in manchen Augenblicken vollorientiert, Annette, und gesprächig ist sie ohnehin!«

»Bist du dreijährig examiniert, Miriam?«

»Nein, ich habe keine Berufsausbildung in der Alten- und Krankenpflege. Hatte halt viele Jahre Zeit zum Üben, weißt du?« Miriam lacht herzlich. »Aber ich verdiene als Pflegehilfskraft mehr als unsere dreijährig Examinierten, weil ich noch einen ganz alten Arbeitsvertrag habe, den darf man mir nicht aufkündigen, wenn ich mir nichts zu schulden kommen lasse. Außerdem bekomme ich auch noch Urlaubs- und Weihnachtsgeld. Ich werde noch nach dem alten Tarif bezahlt, der dem öffentlichen Dienst angegliedert war. Seitdem unsere Pflegestation in eine gemeinnützige GmbH umgewandelt wurde, ist es viel schlechter geworden mit der Bezahlung. Sozialleistungen wie Urlaubs- und Weihnachtsgeld bekommen die neuen Mitarbeiterinnen auch nicht mehr.«

»Davon steht in meinem Arbeitsvertrag auch nichts, Miriam! Müssen wir eigentlich immer mit unserem privaten PKW fahren, auch über die ganzen Dörfer?«

»Leider ja, meistens. Wir brauchten dringend mehr Dienstwagen. Die wenigen Dienst-PKW werden aber oft von den dreijährig Examinierten benutzt. Wir bekommen 0,38 Pfennig pro gefahrenen Kilometer und müssen ein Fahrtenbuch führen. Pass auf, Annette, wir sind nach Frau Schinderloh beim Bauern Oesing. Seine Frau Hannelore leidet seit vielen Jahren unter Multipler Sklerose. Die Krankheit ist bei ihr weit fortgeschritten. Die Pflege ist schwer, weil die Frau total bewegungsunfähig und schwer wie ein Mehlsack ist. Der Bauer Oesing duzt uns alle und ist auf den ersten Blick ganz freundlich. Aber trotzdem würde er nie auf den Gedanken kommen, uns mal ein Glas Wasser oder eine Tasse Kaffee anzubieten. Das fällt dem gar nicht ein! Noch etwas, Annette: Vorsicht! Lass dich nicht von ihm ausnutzen, was die viele Arbeit angeht. Er versucht es bei jeder von uns aufs Neue. Am besten, du achtest dort auch nicht auf den Dreck. Alles ist ungepflegt. Der lässt dich arbeiten, bis du tot umfällst. Lass dir von ihm helfen, wenn die Frau in den Rollstuhl oder einmal in der Woche auf den Badewannenlifter gesetzt werden muss. Wir fahren zu ihm, seitdem es die Pflegeversicherung gibt, seit 1995. Vorher hat er seine Frau noch selbst gepflegt und musste wegen der Krankheit seiner Frau mit dem Saufen aufhören. Jetzt ist er trocken und sogar Vorsitzender eines Vereines zur Bekämpfung der Alkoholsucht. Er selbst hat es mir erzählt.«

Miriam arbeitet mich ganz prima ein. Schon am zweiten Tag fahre ich die Tour allein. Nach einer Woche werde ich dann von einer anderen Kollegin in eine Spätdienst-Tour eingewiesen. Die Fahrten über die vielen Dörfer machen mir Freude und nach kurzer Zeit kenne ich auch den noch so entlegensten Winkel. Ich lernte viele sehr nette Patienten/-innen kennen und besuche Bauernhöfe, die tiptop sauber und modern sind, mit Wohnhäusern, von denen so mancher Städter nur träumen kann. Der speckige Bauer Oesing mit seinem Hof ist eine seltene Ausnahme.

Gut, dass ich für meine Dienstfahrten meinen klapprigen Kleinwagen benutze und nicht den großen Dodge Ram meines Mannes, denn sonst wäre das Kilometergeld von 0.38 Pfennig doch zu mickrig gewesen. Alles, was ich an Pflegematerial und Utensilien benötige, kann ich aus der Pflegestation meines Ortes abholen, und einmal im Monat findet dort auch eine große Dienstbesprechung statt. Die Teilnahme ist Pflicht und bezahlte Arbeitszeit. Mit Paula komme ich nach wie vor sehr gut klar, wenn ich auch bemerke, dass sie angespannt ist und immer öfter dieses nervöse Zucken im Gesicht hat.

Auf einer Dienstbesprechung lerne ich vier nette ältere Damen kennen, die ich bei meinen vorherigen Aufenthalten in der Station noch nie gesehen habe. In meinen Augen sind es gemütliche Muttis. Ich stelle mich ihnen vor und eine beginnt zu erzählen:

»Ja, Annette, uns triffst du auch nur in der großen Dienstbesprechung. Wir gehören hier schon zum Inventar und pflegen seit vielen Jahren nur ganz wenige Patienten in unserer Nachbarschaft. Wir fahren mit dem Fahrrad dorthin. Ich pflege jeden Morgen nur zwei Patientinnen, die ich schon jahrzehntelang kenne. Bin mit ihnen aufgewachsen. Wir wollen und können nicht mehr so viel arbeiten und verdienen uns so unser Taschengeld. Außerdem sind wir unkündbar!«

»Unkündbar? Wie darf ich das verstehen?«

»Weil wir schon unter das ›Mumienschutzgesetz‹ fallen, hahaha ...«

Ich lache Tränen und die anwesenden Kolleginnen auch.

Männer muss ich hier gar nicht erwähnen, weil in unserer Station keine arbeiten ... Der Anteil an männlichen Pflegekräften ist in der Altenpflege verschwindend gering. Ich kann dies gut nachvollziehen. Wie sollte ein alleinverdienender Mann mit dem schlecht bezahlten Beruf eine Familie ernähren?

»Paula, darf ich gleich noch ein paar Sätze mit dir unter vier Augen sprechen?«

»Ja, Annette, schieß los, die offizielle Dienstbesprechung ist sowieso beendet.«

»Bitte trage mir nicht so viele Dienste in den Plan ein, Paula, in den letzten elf Tagen habe ich durchgearbeitet und da waren auch zwei Doppelschichten drin! Du weißt, dass ich nicht faul bin und gerne arbeite, nur in meinem Arbeitsvertrag steht eine wöchentliche Arbeitszeit von fünfundzwanzig Stunden. Je mehr ich arbeite, desto mehr zieht mir Vater Staat an Lohnsteuer und

Sozialabgaben ab, mit meiner beschissenen Lohnsteuerklasse fünf. Die vielen Überstunden lohnen sich für mich nicht, da kann ich gleich umsonst arbeiten!«

»Ich verstehe dich ja, Annette, aber was soll ich tun? Wir haben so viele Patienten und so wenig Personal! Es wird immer schlimmer, ich bin schon ganz nervös, wenn ich die Dienstpläne gestalten muss. Schau mal in deinen Arbeitsvertrag genau rein. Dort steht auch, dass der Arbeitnehmer bei betrieblicher Notwendigkeit Mehrarbeit leisten muss, auch an Wochenenden und Feiertagen!«

»Paula, auf Dauer möchte ich das nicht. Ich werde für die Mehrarbeit steuerlich bestraft, da besteht für mich wenig Arbeitsanreiz, so gern ich unseren Patienten auch helfe. – Ich muss noch mal was anderes mit dir beschnacken. Was seid ihr hier überhaupt für ein altmodischer, wenn auch netter ›Verein‹? Ihr seid ja richtige LANDEIER. Es kann doch wohl nicht wahr sein, dass ich Miriam die Haustürschlüssel unserer Patienten vorbeibringen muss, wenn sie meine Schicht am nächsten Tag übernimmt. Umgekehrt bringt mir dann Sabine die Haustürschlüssel ihrer Patienten, wenn ich die Tour am nächsten Tag übernehme. Das Ganze ginge doch auch etwas fortschrittlicher und sogar einfacher. Dann würden die Fahrten für die Schlüsselübergabe entfallen, wenn...

»Wenn was, Annette?«

»Etwas Einfacheres gibt es doch wohl nicht! Hier in unserer Station wird ein großer abgeschlossener, sicherer Schlüsselschrank an die Wand gehängt und jede Mitarbeiterin bekommt hierfür einen Schlüssel, basta! Wie oft lagen in den letzten zwei Monaten die Schlüssel von unseren Patienten in meinem Briefkasten, weil ich gerade nicht zu Hause war, wenn sie abgegeben wurden. Unmöglich! Am besten, ich rufe unseren Geschäftsführer mal an und sage bei der Gelegenheit auch, dass beim Bauern Oesing so die Pflege mit seiner Frau nicht weitergeht! Was müssen wir da nicht alles machen ... Der versucht uns total auszunutzen. Nachdem wir die Haare seiner Frau gewaschen haben, drehen wir diese auf Lockenwickler, bei der wenigen Zeit, die wir hier haben. Wir sind doch keine Frisöre! Dann möchte er alle paar Tage die fetten, durchgeschwitzten Federbetten frisch bezogen haben. Das

Schärfste aber war, dass ich den schmutzigen Fußboden und die Fliesen im Bad säubern sollte. ›Das können Sie haben, Herr Oesing‹, habe ich geantwortet, nachdem ich bereits das verdreckte Waschbecken gereinigt hatte. ›Dann wird eine hauswirtschaftliche Versorgung in den Pflegevertrag Ihrer Frau aufgenommen und die Sache wird erledigt.‹ Außerdem habe ich das Bettbeziehen als Leistungskomplex abgehakt. Dann bekommen wir wenigstens etwas mehr Arbeitszeit und es wird in Rechnung gestellt. Dieser verfluchte Hund, ich habe dort so geschwitzt, dass mir das Wasser den Rücken heruntergelaufen ist ... ›Ich habe großen Durst, Herr Oesing, bitte geben Sie mir ein sauberes Glas mit frischem Leitungswasser!‹ Da gab er mir widerwillig ein Glas Wasser. Also, Paula, wir arbeiten bei vielen Patienten zu viel, ohne dass es in den Leistungskomplexen auftaucht, so kann das nicht weitergehen! Ich rede mal mit Herrn Schneider.«

Paula wird noch nervöser. »Bring bloß keine Unruhe in unseren ›Verein‹, Annette!«

»Unruhe? Was ist das denn für ein Quatsch? Ich will, dass unsere Leistung in der Arbeitszeit berücksichtigt wird. Was soll man in der kurzen Zeit denn alles schaffen? Wir sind doch keine Roboter! Und überhaupt? Weshalb habt ihr alle so lange den Mund gehalten? Es müsste doch schon mal aufgefallen sein, dass wir zu viel bei einigen unserer Patienten leisten, oder?«

Zwei Tage später rufe ich den Geschäftsführer, Herrn Schneider, an. Dieser trifft sich auch sogleich mit mir zu einem Dienstgespräch in privater, ungezwungener Atmosphäre. Wir setzen uns in die gemütliche Kneipe, in der ich später noch so oft mit dem »Engel der Finsternis« sein werde ... Herr Schneider ist sehr interessiert an dem, was ich zu sagen habe.

»Frau Rehwald, die Sache mit dem sicheren Schlüsselkasten in unserer Station ist längst überfällig. Ich werde morgen eine Firma damit beauftragen, dann entfallen die Transfers mit den Schlüsselübergaben. Ich hege auch lange schon den Verdacht, dass wir bei vielen Patienten zu viele Leistungen erbringen, die gar nicht abgerechnet werden. So kann das nicht weitergehen. Sie bringen mich auf gute Ideen ... Ich möchte gern eine Taskforce gründen und Sie wären die Richtige, diese Taskforce zu leiten. Was halten Sie davon?«

»Taskforce, Herr Schneider? Was stellen Sie sich konkret darunter vor?«

»Nun ja, Sie schauen den Mitarbeiterinnen während ihrer Pflege bei unseren Patientinnen und Patienten genau auf die Finger und vergleichen die Leistungskomplexe, da könnte bestimmt der eine oder andere Toilettengang und die eine oder andere hauswirtschaftliche Versorgung oder Zubereitung einer Mahlzeit noch hineingenommen werden. Wären Sie daran interessiert? Natürlich müssten Sie auch noch bei Bedarf ihre gewohnten Touren fahren.«

»Das würde mir gefallen, denn ich möchte für meine Kolleginnen und für mich nur das Beste erreichen. Wir hätten dann auch etwas mehr Zeit für Pflegen bei den Menschen und müssten nicht mehr so hetzen. Bekomme ich dann auch einen Dienstwagen? Bis jetzt fahre ich mit meinem privaten PKW, ich hatte nur an den Wochenenden zweimal einen Dienstwagen zur Verfügung. Wissen Sie, Herr Schneider, der Wagen kostet ja auch KFZ-Steuer und Versicherung. Ich habe meiner Versicherung bei Vertragsabschluss mitgeteilt, dass der Wagen ausschließlich von mir privat genutzt wird. Dies ist aber nicht mehr der Fall. Während eines Dienstes über die Dörfer kommen schon mal vierzig Kilometer und mehr zusammen. Der Wagen wird dadurch nicht neuer und was ist, wenn er mal repariert werden muss?«

»Ich fürchte, dies wird nicht möglich sein, Frau Rehwald, so leid es mir auch tut. Wir bekommen zurzeit keine zusätzlichen Dienstwagen genehmigt.«

»Bei der riesigen Organisation wie der unseren hätte ich es nicht für möglich gehalten, dass keine weiteren Dienstwagen mehr genehmigt werden. Aber gut. – Ich hätte da noch so einige Verbesserungsvorschläge, was die Taskforce angeht. Sie sollten auch unbedingt mit der Tochter von Frau Schinderloh reden, wir dürfen die schwerkranke Mutter nur zweimal am Tag versorgen. Das ist menschenunwürdig, nur weil die tyrannische Tochter es so will, damit noch was vom Pflegegeld für sie übrig bleibt ... Mir fällt noch viel mehr ein, wenn ich nachdenke. Wie sieht es denn mit der Bezahlung für die neue Taskforce-Aufgabe aus? Da müssten doch ein paar Mark mehr Stundenlohn für mich drinliegen, oder?

Denn unsere Organisation würde doch sehr von meiner Arbeit profitieren!«

»Frau Rehwald, ich weiß nicht, wie ich eine Mehrausgabe verbuchen sollte, wirklich nicht. Sie würden weiter Ihren Stundenlohn bekommen, es würde sich nichts daran ändern.«

»Jetzt enttäuschen Sie mich aber total, Herr Schneider, zumal unsere Unterhaltung so vielversprechend begann. Es tut mir leid, aber unter diesen Konditionen zeige ich wenig Interesse an einer Taskforce-Aufgabe. Vielen Dank für den Kaffee und noch einen schönen Nachmittag, Herr Schneider!«

Das Gespräch mit Herrn Schneider ist jetzt drei Wochen her.

Paula ist in den letzten Wochen noch nervöser geworden. Ab und zu haben wir den einen oder anderen Scherz gemacht und sie konnte auch herzhaft über meine forsche und direkte Art kichern, zum Beispiel, als ich von dem Gespräch mit unserem Geschäftsführer erzählt habe. »Was du dich alles traust zu sagen, Annette! Ich fasse es nicht!«

»Ich habe nichts zu verlieren, sondern kann nur gewinnen. Wer nicht fragt, hat schon verloren, Paula!«, habe ich geantwortet.

»Annette, ich muss dir etwas beichten! Ich habe zum nächstmöglichen Termin gekündigt und schon ein anderes, viel attraktiveres Arbeitsangebot vorliegen. Ich verdiene dort mehr Geld, kann als stellvertretende PDL arbeiten und ...«

»Was, Paula, was und ...?«

»Ich wollte dich fragen, ob wir zusammen zum Pflegedienst Andreas Schlüter gehen wollen. Der kann eine gute Kraft wie dich noch gut gebrauchen und wir bleiben zusammen im Team. Überleg es dir, ob du mitkommen möchtest. Übermorgen unterschreibe ich dort meinen neuen Arbeitsvertrag, dann könntest du mich zu Andreas begleiten. Der Pflegedienst ist doch auch hier im Ort, gleich ein paar hundert Meter von deiner Haustür entfernt. Also, kommst du mit, Annette? BITTE!«

Vom Regen in die Traufe

So sehr ich Paula auch mochte, ihr wäre es nicht gelungen, mich in den Pflegedienst Andreas Schlüter »mitzuschnacken«, wenn da nicht mein Dienstgespräch mit Herrn Schneider gewesen wäre ... Was so aussichtsreich begann, endete enttäuschend und – noch schlimmer – demotivierend für mich! Pflegedienste sprießen Ende des Jahres 2000 bereits wie Pilze aus dem feuchten Waldboden und überhaupt, was habe ich eigentlich zu verlieren? Gar nichts! Ich kann ja mal schauen, was mich anderswo erwartet.

Mein Wohnort bietet mir die besten Gelegenheiten dazu. Böse Zungen, oder Zyniker, behaupten, unsere Ortschaft mit kaum fünfzehntausend Einwohnern sei halb »überdacht« – damit sind die Dächer von fünf großen und zwei kleinen Altenpflegeheimen gemeint. Ja, die privaten ambulanten Pflegedienste gibt es natürlich noch zusätzlich.

Am übernächsten Tag um 14.45 Uhr bin ich mit Paula vor dem Pflegedienst Andreas Schlüter verabredet.

»Hallo, Annette, wie schön, dass du gekommen bist! Ich habe dich schon bei Andreas angekündigt und ein gutes Wort für dich eingelegt. Komm, lass uns ruhig schon hineingehen.«

Der Pflegedienst liegt direkt an der Hauptstraße und ich muss von meiner Haustür nur knapp fünf Minuten dorthin laufen. So gut hat es Paula nicht, weil sie im südlichen Landkreis wohnt. Für den Hinweg musste sie heute bereits gute zwanzig Kilometer zurücklegen.

Kaum habe ich mit Paula den Eingangsbereich des Pflegedienstes betreten, da kommt er schon auf uns zu und begrüßt uns freundlich: Andreas! Eine gepflegte Erscheinung, Anfang dreißig. Gut gestylt ist er, wie er vor uns steht. An die zwei Meter groß, schlank, mit hellblonden, modern geschnittenen Haaren. Der scheint einen guten Geschmack zu haben. Es gefällt mir, wie er gekleidet ist: Zur perfekt sitzenden schwarzen Hose trägt er einen Armani-Gürtel und ein offenes, weißes Oberhemd. Die Füße stecken in feinen italienischen Schuhen.

»Hallo, Paula! Und Sie sind bestimmt Frau Rehwald, nicht wahr?«

Ich stelle mich Andreas Schlüter kurz und freundlich vor.

»Dann kommt mit nach hinten, in mein Büro. Ich habe deinen Arbeitsvertrag soeben vorbereitet. Du musst dir nur noch alles durchlesen und unterschreiben, Paula. Allein schaffe ich die viele Arbeit als Geschäftsführer und PDL nicht mehr. Fast jeden Tag kommen neue Pflegeverträge hinzu und ich benötige dringend fleißige, gut ausgebildete Pflegekräfte. Paula hat schon von Ihnen erzählt, Annette! Wir sind hier ein junges Team und sagen alle Du zueinander.« Andreas reicht mir seine Hand. »Also, ich bin Andreas, herzlich willkommen bei uns. Da du noch Probezeit beim Rosa-Kreis hast und dort unzufrieden bist, weil du fast immer mit deinem privaten PKW zu den Patienten fahren musst, wäre eine Kündigung während der Probezeit kein Problem. Wenn du willst, kannst du hier zum nächsten Ersten anfangen. Die Bürokratie mit einem Bewerbungsanschreiben und einem Vorstellungsgespräch können wir uns sparen ... Ich erzähl dir etwas über die Konditionen hier. Wir sind ein moderner, stark expandierender Pflegedienst! Die Benutzung eines Dienstwagens ist selbstverständlich und ich führe alle vierzehn Tage für meine Mitarbeiter und Mitarbeiterinnen regelmäßige Fortbildungen durch, natürlich ist dies bezahlte Arbeitszeit. Erst im letzten Monat habe ich neun nagelneue Dienstwagen geleast. Ich zahle dir einen Stundenlohn von 22 Mark, Annette, obwohl du keine dreijährig Examinierte bist! Es ist logisch, dass ich für den guten Stundenlohn auch etwas verlange, aber du scheinst gut, schnell und gewissenhaft zu arbeiten. Dies hat jedenfalls Paula über dich erzählt. Na, wie wär's?«

»Andreas, vielen Dank für das Arbeitsangebot. Ich möchte gern noch ein, zwei Nächte darüber schlafen, bevor ich dir Bescheid gebe und beim Rosa-Kreis kündige.«

»Annette, das ist doch klar. Hier gebe ich dir einen Arbeitsvertrag zum Durchlesen, den Stundenlohn trage ich schon ein und eine wöchentliche Arbeitszeit von dreißig Stunden, unter dem geht bei mir nichts. Wir haben zu viel Arbeit! Eine Woche halte ich mein Angebot aufrecht, ich unterschreibe bereits den Vertrag. Du musst nur noch deine Daten einsetzen und auch unterschreiben. Von acht bis 15.30 Uhr bin ich jeden Tag von montags bis donnerstags im Büro. Am Freitag erreichst du mich von acht bis 13 Uhr, wenn ich keine Außentermine habe. Komm einfach vorbei und bring den Vertrag unterschrieben rein, ansonsten zerreiße ihn! Die Lohnsteuerkarte und der Sozialversicherungsnachweis werden dann eingereicht, wenn du bei mir arbeitest.«

Ich habe von Andreas den Eindruck, dass der junge Mann ganz genau weiß, was er kann, und noch viel besser, was er will: nach oben!

Beim Rosa-Kreis habe ich fristgerecht gekündigt und den Arbeitsvertrag beim Pflegedienst Schlüter unterschrieben ... Drei Wochen später ist dort mein erster Arbeitstag und auch der erste Tag für Paula auf der neuen Arbeit.

Am Montag, dem 02. Oktober 2000, werde ich von der dreijährig examinierten Angelika in den Frühdienst eingearbeitet. Um 5.45 Uhr erscheine ich im Pflegedienst, Paula ist bereits da. Angelika kommt um 5.55 Uhr und es gilt, den Pflegekoffer, die Akten, Schlüssel und Medikamente für die Patienten/-innen einzusortieren. Zwei Pakete Krankenunterlagen und Schutzhosen müssen wir auch für eine Patientin mitnehmen. Angelika zeigt mir, wo ich alles finde.

»Das ist Büro- und Organisationszeit, es wird in den täglichen Tagesbericht über die Dienstzeiten eingetragen, Annette. Dazu erzähle ich dir später noch mehr. Du begleitest mich heute Morgen und bis zum Mittag auf meiner ›Männertour‹!«

Angelika wirkt müde und hat auch keine große Lust, mehr als das Nötigste mit mir zu reden, das merke ich sofort.

»›Männertour‹? Was bedeutet das, Angelika«, frage ich, als ich um 6.10 Uhr mit ihr im Pflegewagen sitze und wir auf dem Weg zu den ersten Patienten sind.

»Die Männertour wird eigentlich nur von Michael gefahren. Der hat sich aber gestern Abend krankgemeldet, nachdem er diese Tour schon elf Tage gefahren ist und auch noch zwei weitere Tage fahren sollte, weil wir so wenig Personal haben. In dieser Tour sind viele Schwerstpflegen, fast ausschließlich Männer zu versorgen, nur hammerharte Fälle. Das ist selbst für den kräftigen

Michael zu viel. Lange wird er wohl nicht mehr für Andreas arbeiten, zumal er sich jetzt schon wieder krankgemeldet hat. Andreas guckt sich das bestimmt nicht mehr lange an.«

Im Pflegedienst Andreas Schlüter geht die Post so richtig ab! Andreas ist ein Perfektionist, der nichts dem Zufall überlässt, schon gar nicht, was die Arbeitskontrolle seiner vierzehn Mitarbeiterinnen und des Mitarbeiters Michael angeht. Über jede Arbeitsminute hat er die totale Kontrolle, vor allem anhand des Tagesberichtes, der für jede Schicht geführt werden muss.

In den Tagesbericht wird das Datum, das Kennzeichen des Dienst-PKW und der Name des Mitarbeiters eingetragen, außerdem der Name des Patienten und die Tätigkeit, zum Beispiel Büro- und Organisationszeit, Fahrt- bzw. Wegezeit, Beginn der Tätigkeit, Ende der Tätigkeit, Gesamtdauer der Tätigkeit. Damit nicht genug: Bei jedem einzelnen Patienten wird die Gesamtdauer der Tätigkeit in Minuten genau eingetragen und »aufgebröselt«, Krankheitsvermeidung nach SGB V, SGB V Behandlungspflege, Haushaltshilfe, Grundpflege nach SGB XI: Pflegestufe I, II, III, Menüservice, private Pflege, sonstige patientennahe Zeit, Koordinationszeit ... Somit hat Andreas den totalen Überblick, wie lange die einzelnen Mitarbeiter für jede Tätigkeit brauchen, und kann Vergleiche anstellen. Eine Spalte für Pausen ist im Tagesbericht nicht vorhanden ...

Selbstverständlich hat der Tagesbericht nichts mit den eigentlichen Dokumentationen zu tun, die für die Patienten/-innen geführt werden. Nein, das ist ganz allein die Übersicht für Andreas!

»Du liebe Zeit, Angelika, wenn ich morgen unterwegs bin, muss ich ein Klemmbrett für den Tagesbericht dabei haben, für die vielen Eintragungen über die Minuten brauche ich eine harte Unterlage!«

»Wenn du besser damit klarkommst, mach das so. Ich lasse den Tagesbericht immer im Auto und trage sofort bei Ankunft und Abfahrt alles ein. Gleich sind wir beim alten Ehepaar Meisenhofer. Er liegt im Bett und ist ziemlich aggressiv. Das wirst du mitbekommen. Die Grundpflege wird im Bett durchgeführt, einmal in der Woche wird er mit dem Rollstuhl ins Bad gefahren und geduscht. Jeden Morgen müssen der BZ [Blutzucker] gemessen und Insulin nach Schema gespritzt werden. Letzte Woche hat Herr Meisenhofer um sich geschlagen, als Michael das Insulin injizieren wollte, und die Nadel landete bei Michael in seiner linken Hand. Der Herr Meisenhofer und seine Frau sind stark dement. Er kann das Bett nicht aus eigener Kraft verlassen und muss mobilisiert werden. Die Ehefrau ist noch sehr mobil, will sich aber nie von uns waschen lassen. Das ist jeden Tag das gleiche Theater ... Bei dem Ehemann wechseln wir viermal täglich die Schutzhose. Die Ehefrau versucht, die Toilette noch selbstständig aufzusuchen, was ihr aber nicht immer gelingt. Oft macht sie auch daneben und wir müssen alles saubermachen. Ach ja, hier wird das Frühstück zubereitet und Herrn Meisenhofer gereicht. Heute Mittag sind wir auch wieder da, mit den Mittagsmenüs. Die beiden werden viermal täglich von uns angelaufen. Sie hat die Pflegestufe II, er die III. Andreas freut sich über solche Patienten, die bringen richtig was in die Kasse. Normalerweise müsste man solche Pflegen zu zweit durchführen, dann wäre alles erträglicher.«

»Aber wir sind ja heute zu zweit, Angelika. Ich werde dir helfen, so gut ich kann!«

»Nett von dir gemeint, Annette. Aber ich will deine Hilfe nicht! Schon morgen wirst du höchstwahrscheinlich diese Tour allein fahren müssen, wenn Michael noch krank ist. Schau dir alles nur ganz genau an, es ist keiner da, der dir helfen kann, wenn du allein auf Tour bist. Es sei denn, du musst einen Notarzt oder Rettungswagen rufen! Pass bei Herrn Meisenhofer auf, dass er dich nicht trifft, wenn er um sich schlägt, und achte besonders auf deine Brille!«

Was Angelika bei den »Meisenhofers« zu tun hat, ist heftig! Es ist 7.27 Uhr, als wir beide wieder im Pflegeauto sitzen.

»Wir fahren jetzt zu Herrn Dressler. Er wohnt direkt an der Küste, gleich hinterm Deich. Mist! Um 7.30 Uhr hätte ich dort sein sollen ... Besonders im Winter ist die Landstraße oft verschneit und vereist. Fahr vorsichtig, auch wenn du noch so in Zeitnot bist. Es sind gute fünfzehn Kilometer dorthin und ich kann mir denken, dass ich zu spät bei ihm ankomme. Herr Dressler wird auch viermal von uns am Tag versorgt. Er wiegt 175 kg und hatte vor zwei Jahren einen Schlaganfall mit halbseitiger Lähmung. Bestimmt hat er schon die Schutzhose voll, wenn wir ankommen ...«

So ist es dann auch. Geschickt wechselt Angelika Herrn Dressler die Schutzhose. Im Genitalbereich wird er im Bett liegend gesäubert und eine Hautschutzcreme aufgetragen. Vorher muss meine Kollegin die Pflegeutensilien aus dem Bad zusammensuchen.

»Ich werde Herrn Dressler jetzt mobilisieren, dann wird der Rest der Grundpflege im Badezimmer gemacht. Schau dir genau an, wie der Transfer vom Pflegebett in den Rollstuhl von mir durchgeführt wird! Morgen bist du alleine hier und musst es dann auch schaffen ... Mit Kraft allein kommt man nicht weiter, im Gegenteil: Es wäre dumm und fatal, nur mit Krafteinsatz zu arbeiten. Dann machst du dir schneller den Rücken kaputt, als du denkst. Hier ist Technik und Köpfchen gefragt. Annette, hast du schon mal was von ›Bobath-Hebetechniken‹ gehört? Guck genau zu, wie ich das Pflegebett einstelle, und achte auf meine Körperhaltung und auf meine Hebegriffe.«

Behende gelingt es Angelika, Herrn Dressler auf die Bettkante zu setzen.

»Das wäre geschafft. Halte den Hebeweg so kurz wie möglich und vergiss nicht, vorher die Bremsen des Rollstuhls festzustellen. – So, Herr Dressler, die Füße fest auf den Boden stellen. Unser Zusammenspiel klappt gut. Wir schaukeln beide hin und her und nutzen den Schwung. Eins, zwei, drei ... und jetzt hebe ich Sie in den Rollstuhl. Sie haben wieder prima mitgeholfen. Wir beide haben das ja auch schon öfter geübt. Nun schiebe ich Sie ins Badezimmer.«

Es dauert eine ganze Zeit, bis wir mit Herrn Dressler fertig und wieder zurück im Auto sind.

»Du liebe Güte, Angelika! Was habt ihr denn für Touren?« Ich ahne schon, worauf ich mich eingelassen habe ... »Wie lange bist du denn schon bei Andreas und warum tust du dir das an?«

»Meine Probezeit habe ich bei Andreas überstanden, ist keine Selbstverständlichkeit. Ich bin jetzt neun Monate hier und habe viele Gesichter kommen und gehen sehen. Gezählt habe ich die Mitarbeiterinnen nicht, die ich kennen gelernt habe. Wo ich vorher war, war es noch viel schlimmer. Ich war beim Pflegedienst Timmerling. Der Chef war ein absolutes Schwein und ein Alkoholiker dazu. Unter seinem Schreibtisch stand immer eine

Flasche Cognac. Meine elfjährige Tochter wurde fast ausschließlich von meiner Mutter betreut. Ich sah meine Tochter nur mittags für zwei Stunden, wenn sie aus der Schule kam, denn bei Timmerling hatten wir nur Teildienste: bis mittags arbeiten und dann am Nachmittag wieder zur Arbeit bis in die späten Abendstunden. Am nächsten Morgen um sechs Uhr mussten wir wieder zum Frühdienst und konnten die vielen Pflegen einfach von der Zeit und auch körperlich von der Anstrengung nicht schaffen. Die Dienste gingen zwölf Tage durch, ohne einen freien Tag! Nachdem Timmerling zu mir und einer anderen Kollegin sagte: ›Wenn ihr verfluchten Weiber eure Arbeit nicht schafft, dann müsst ihr eure Ärsche halt ein bisschen besser und schneller bewegen, haha...‹, war für mich die Schmerzgrenze überschritten ...«

»Das gibt es doch wohl nicht, Angelika ... Ich glaube, dem hätte ich aus Reflex voll eins in seine dämliche Schnauze gehauen! Wie hast du darauf reagiert?«

»Ich habe mich umgedreht, bin wortlos gegangen und habe mir erst einmal für zwei Wochen einen ›gelben Schein‹ vom Arzt geben lassen. Nie wieder bin ich in den Pflegedienst Timmerling gegangen. Die Kündigung ließ nicht lange auf sich warten!«

»Ist euch gar nicht in den Sinn gekommen, die Gewerkschaft und einen Fachanwalt für Arbeitsrecht einzuschalten?«

»Ach, Annette, ich bin nicht in der Gewerkschaft und war einfach nur froh, von dem Schwein weg zu sein.«

Um 11.15 Uhr bin ich mit Angelika wieder im Büro, nachdem sie sieben große Grundpflegen und diverse Behandlungspflegen bei unseren Kunden durchgeführt hat. Gott sei Dank habe ich während der Fahrt zu einem Patienten zwei mitgebrachte Käsebrote und einen Apfel gegessen. Auch eine große Flasche Mineralwasser habe ich dabei. Angelika hat nur eine Flasche Cola getrunken und nichts gegessen, seitdem wir im Dienst sind.

Die bestellten Mittagsmenüs für die Patienten sind gerade eben ins Büro geliefert worden und Paula sortiert die einzelnen Menüs in den Styropor-Boxen für die Auslieferung.

»Hallo, Paula! Na, gefällt dir der erste Arbeitstag?« Mehr sage ich nicht, der Ton war schon ironisch genug von mir. Ansonsten werfe ich ihr einen bitterbösen Blick zu.

Paula antwortet nicht. Sie lässt sich nichts anmerken und sortiert gerade die Desserts, als drei weitere Mitarbeiterinnen im Büro von der Frühdienst-Tour eintrudeln. Andreas registriert nicht, dass seine fleißigen Mitarbeiterinnen eintreffen. Er sitzt hinten in seinem Büro vor dem PC. Angelika gönnt sich keine Minute Pause.

»Annette, wir müssen um 11.50 Uhr die Mittagsmenüs ausliefern und jetzt ist Zeit für die ausführlichen Dokumentationen und zum Einordnen, was wir nicht mehr im Pflegekoffer benötigen. Häng doch bitte die drei Schlüssel zurück in den Schlüsselkasten, die brauchen wir heute nicht mehr.«

»Angelika, hier steht eine moderne Kaffeemaschine. Also, ich meinerseits koche mir erst einmal einen großen Pott Kaffee, möchtest du auch einen?«

»Ja, gerne Annette. Kaffee muss aber jede von uns abwechselnd mitbringen, das gilt auch für Milch und Zucker!«

»Ich frage jetzt Andreas, ob der auch einen Kaffee möchte, und dann gehe ich in Ruhe dorthin, wo auch der Kaiser zu Fuß hingeht. Verstehst du? Ich halte alles schon viel zu lange zurück, weil wir keine Zeit hatten ... – Hallo, Andreas, ich bin mit Angelika von der Frühdienst-Tour zurück. Ich habe Kaffee gekocht. Möchtest du auch einen trinken?«

»Nicht jetzt, Annette. Du störst mich gerade ... Verdammt, so kann ich meine letzten Moorhühner nicht abballern ... BUMM, BUMM, BUMM ... Geschafft, die letzten sind abgeknallt. Wie war eure Tour? Gab es irgendwelche besonderen Vorkommnisse?«

»Herr Meisenhofer hat Angelika am linken Unterarm blutig gekratzt, als sie den BZ an seinem Ohrläppchen gemessen hat, und Herr Dressler war heute um 7.40 Uhr total eingekotet.«

»Ob es irgendwelche besonderen Vorkommnisse gegeben hat, habe ich gefragt ... Ist ein Patient verstorben? Gab es Stürze oder Verdacht auf Frakturen? Hat jemand erbrochen? Gab es Schmerzäußerungen? Oder hat jemand angedeutet, den Pflegedienst wechseln zu wollen?«

»Nein, Andreas, solche Vorkommnisse gab es nicht!«

Um 11.45 Uhr tragen wir acht Styropor-Boxen mit Mittagessen, Salaten und Desserts in den Kofferraum des Pflegewagens. Um 12.15

Uhr haben wir vier Mittagessen an der Haus- oder Wohnungstür unserer Kunden abgegeben und zwei Mittagessen auf Tellern bei den Kunden angerichtet. Jetzt sind wir um 12.25 Uhr wieder bei dem Ehepaar Meisenhofer. Ein Toilettengang mit Frau Meisenhofer wird von mir durchgeführt, während Angelika die Schutzhose bei dem Ehemann kontrolliert. Sie muss noch nicht gewechselt werden. Hände waschen und dann wird dem Ehemann das Mittagessen gereicht. Es dauert bis 12.50 Uhr, bis wir die Wohnung des alten Ehepaars verlassen können.

»Annette, um spätestens 13.00 Uhr sollten wir wieder bei Herrn Dressler hinterm Deich sein. Das wird knapp. Er hat eine ›innere Uhr‹ und immer vor dem Mittagessen meldet sich seine Darm-Peristaltik wieder ...«

Diesmal kommen wir noch rechtzeitig. Herr Dressler sitzt bestimmt eine Viertelstunde auf der Toilette. In der Zwischenzeit nehmen wir im Keller die trockene Wäsche von der Wäscheleine, packen eine Ladung Wäsche aus der Waschmaschine aus, die wir am Morgen angestellt haben, hängen die nasse Wäsche an die Leine und legen die trockene Bettwäsche zusammen. Nachdem Herr Dressler am Tisch vor seinem Fenster sitzt, wird das Mittagessen serviert und der Fernseher angestellt.

»Tschüs, Herr Dressler. Meine Kollegin Annette besucht Sie Morgen früh wieder. Heute Nachmittag und heute Abend müsste Camilla zu Ihnen kommen!«

Um 13.50 Uhr sind wir zurück im Büro, dokumentieren den Rest, ordnen die Akten und Schlüssel ein und haben um 14.00 Uhr Feierabend. Der erste Tag im Pflegedienst Schlüter liegt hinter mir und ich fand alles ganz »entzückend«.

Von Dienstag bis einschließlich Sonntag fahre ich die »Männertour« mit den langen Frühdiensten allein. Von Montag bis Sonntag kommen ganz locker 56 Arbeitsstunden zusammen Laut Tagesbericht – immer genau für jede Tätigkeit aufgebröselt – für den Dienst-Tag: 480 Minuten!

Laut Dienstplan habe ich erst das nächste Wochenende zwei freie Tage. Am nächsten Montag um 5.50 Uhr erscheint Michael wieder zum Dienst.

»Hallo, Michael! Wieder gesund? Ich bin Paula, die stellvertretende PDL, und dies ist Annette, auch eine neue Kollegin!«

Ich übernehme eine andere Frühdienst-Tour, die es aber auch in sich hat.

Michael ist am Vormittag im Büro vor Auslieferung der Mittagessen total abgenervt, obwohl er sich eine gute Woche ausruhen konnte. »Ich lass mich doch hier nicht verheizen? Jetzt habe ich auch noch drei Rufbereitschaften laut Plan für die nächsten Tage. Morgen Abend muss ich auch zusätzlich noch Spätdienst machen! Ich bin hier bald weg!«

Andreas kommt ihm zuvor. Nachdem Michael seine Kündigung bekommen hat, lässt er sich gar nicht mehr im Pflegedienst blicken und meldet sich bis zur Wirksamkeit seiner Kündigung weiter arbeitsunfähig ...

Dafür bekommen wir wenig später einen neuen Kollegen. »Hallo, ich bin Janosch aus Polen. Der Neue.« Janosch macht einen sehr netten, gemütlichen Eindruck. Er ist etwas rundlich, hat gut und gern fünfzehn Kilo zu viel auf den Rippen. Wir begrüßen Janosch alle freundlich.

»Annette wird dich heute früh einarbeiten, Janosch, und dir deine künftige Frühdienst-Tour zeigen, nicht wahr, Annette?« Paulas Stimme klingt so freundlich wie immer.

Der arme Janosch bekommt »die Männertour«. Diese Tour fährt er – mit Ausnahme seiner wenigen freien Tage – künftig nur noch, ohne sich ein einziges Mal zu beklagen. Jedenfalls solange ich für Andreas arbeite.

Zwei Wochen später frage ich Janosch während der Dokumentationen: »Trinkst du auch einen Kaffee mit mir? Deine Tour ist verdammt hart, nicht wahr?«

»Ja, die Arbeit ist schwer, sehr schwer. Aber was soll man machen? Ich bin neu hier, komme aus Polen und bin froh, überhaupt Arbeit gefunden zu haben. Meine Frau kann zurzeit nicht arbeiten gehen, wir haben erst vor vier Monaten ein Baby bekommen und noch eine dreijährige Tochter. Wir sind froh, eine günstige Mietwohnung gleich hier um die Ecke gefunden zu haben!«

Paula lädt mich Mitte Januar 2001 zu ihrem 35. Geburtstag ein. Außer mir kommen nur noch zwei andere Kolleginnen aus dem Pflegedienst, die anderen sind entweder zu müde und kaputt, haben am nächsten Morgen Frühdienst oder sind im Spätdienst eingeteilt. Andreas und seine Ehefrau wurden nicht eingeladen.

Paulas Ehemann, die beiden Töchter und auch der Freundeskreis sind nett. In der Küche findet Paula ein paar Worte unter vier Augen für mich:

»Annette, es tut mir leid, wenn du bei Andreas unglücklich bist. Ich konnte ja nicht wissen und erahnen, was uns erwartet. Ich stehe auch unter enormem Druck. Es ist fast unmöglich, es Andreas recht zu machen. Er ist ein totaler Macho und kommandiert mich herum. Aber jetzt muss ich erst einmal die Zähne zusammenbeißen. Ich kann nicht schon wieder kündigen, sonst bekomme ich gar keine PDL-Stelle mehr. Gerade vor einem halben Jahr sind wir in diesen Neubau eingezogen und haben uns mit dem Kauf und der Einrichtung des Hauses hoch verschuldet.«

Die Zeit vergeht. Mittlerweile bin ich schon sieben Monate im Pflegedienst Andreas Schlüter. Die Inhaberin ist seine Ehefrau Isabella, die sich aber so gut wie gar nicht mehr im Betrieb blicken lässt, weil sie eine Tochter zu versorgen und es wohl auch nicht mehr nötig hat, selbst mitzuarbeiten. Schließlich kommt das Grundkapital zur Existenzgründung von ihren Eltern und Andreas hat auch ihren Namen angenommen. Soweit die Interna, die mir nicht lange verborgen geblieben sind.

»Andreas, hier ist der Tagesbericht für dich. Leider ist der Kopierer kaputt, ich mache mir sonst ja immer eine Kopie von den Arbeitsstunden. Ich notiere es auf einem Zettel.«

»Du bist die Einzige, die sich die Tagesberichte kopiert, Annette! Misstraust du mir etwa?«

»Andreas, das ist Quatsch. Ich habe genau wie du gern die Kontrolle über meine Arbeitszeiten. Bessere Belege als die Tagesberichte gibt es nicht! Sonst hätte ich dich auch nicht auf die dreiundzwanzig Stunden ansprechen können, die in der letzten Monatsabrechnung gefehlt haben. – Noch etwas anderes: Langsam bin ich es leid, bei der alten Frau Schubert morgens minutenlang vor der Tür zu stehen. Die gebrechliche alte Dame braucht sehr lange, bis sie aus dem Bett kommt. Heute Morgen schlurfte sie über den Flur, konnte aber nicht den Haustürschlüssel finden und ich hatte es wieder mit der hysterischen Frau des Enkels zu tun, die auf mein Rufen von oben kam und widerwillig die Tür der alten Frau aufschloss. Andreas, ich sage dir, diese Frau schlägt ihre kleinen Kinder. Heute Morgen stand ich im Treppenhaus und hörte erst etwas poltern und dann ein kleines Kind wimmern und weinen. Unternimm etwas dagegen und besorge dir von der Schlampe endlich einen Schlüssel, damit wir in die Wohnung der 95-jährigen Frau Schubert können. Die Frau des Enkels tyrannisiert uns alle. Sie verlangt, dass wir um Punkt acht Uhr bei der alten Dame klingeln, nicht früher und nicht später, und dann steht man vor der Tür und wartet.

»Annette, ich kenne die Problematik im Hause Schubert genau. Ich kann leider nichts dagegen unternehmen. Wir haben es auch noch nie gesehen, dass sie ihre Kinder geschlagen hat. Leider können wir es nur vermuten. Es gibt keine Beweise! Ich gebe dir Recht. Die Frau des Enkels ist wahrlich eine Schlampe. Das denken alle, nur du hast es eben ausgesprochen. Schon oft hat sie damit gedroht, den Pflegedienst für die alte Frau Schubert wechseln zu wollen, wenn wir die Gegebenheiten nicht akzeptieren!«

Frau Schubert ist eine liebenswerte, hochbetagte Dame, die von mir oft im Frühdienst versorgt wird. Das Mittagessen bringt auch der Pflegedienst vorbei. Natürlich ist eine Senilität bei ihr nicht zu verkennen, von einer diagnostizierten Demenz steht aber nichts in der Akte. Die alte Frau ist seit fast zwanzig Jahren verwitwet, der verstorbene Ehemann verdiente gut als Ingenieur. Das Haus in gut bürgerlicher Wohnlage ist absolut schuldenfrei und Frau Schubert bezieht eine stattliche Witwenrente.

Ihr einziger Sohn starb jung an Lungenkrebs. Der Enkel wuchs bei den Großeltern auf, der heute mit seiner Frau und den beiden Urenkeln im ersten Stock des gepflegten Zweifamilienhauses wohnt. Frau Schubert freut sich, wenn sie mit mir reden kann, während ich arbeite, daher bin ich auch so gut informiert!

Jeden Morgen bereite ich für unsere Kundin nach der Grundpflege das Frühstück und oft muss ich dann eine Etage höher zu der Schlampe laufen und bitten: »Guten Morgen, Frau Schubert, leider ist mal wieder kein Kaffee und keine Marmelade im Haus für die alte Frau Schubert. Es ist auch keine Auflage und Käse mehr da und nur noch zwei Scheiben Brot im Schrank!« Das muss ich, obwohl ich innerlich am Brodeln bin, auch noch im freundlichen Ton sagen.

Trotzdem spürt die Schlampe meine Verachtung für sie. Denn meine Augen können nicht lügen! Es ist zum Kotzen, wenn man sich dann auch noch anschreien lassen muss, weil ich erst um 8.05 Uhr da bin. In diesen Momenten hasse ich meinen Beruf!

»Wem gehört denn das große Luxus-Wohnmobil, das vor Ihrem Haus steht, Frau Schubert? Es ist ein ganz neues Modell und war bestimmt sehr teuer!«

»Mein Haus ist das nicht mehr, Schwester! Vor sechs Jahren habe ich alles meinem Enkel überschrieben! Das Reisemobil hat sich mein Enkel zum Geburtstag geschenkt. Er musste das Geld nur von meinem Konto abheben. Eine Kontovollmacht von mir hat er, seitdem er mit seiner Familie bei mir lebt. Ich gebe nichts mehr aus und verlasse meine Wohnung nur noch, wenn ich zum Frisör oder Doktor muss. Mein Enkel ist ja ein so guter Junge. Leider kommt der nur am Wochenende, weil er auf Montage arbeitet. Stellen Sie sich mal vor: Er bringt mir dann, wenn er hier ist, immer ein Brötchen vom Bäcker mit!«

Ach, wie nett! Ein Brötchen für die Oma! Ich denke mir meinen Teil!

Die alte Frau Schubert fährt fort: »Die Frau meines Enkels ist sehr nervös und überfordert mit den beiden temperamentvollen Kindern. Sie kommt auch ganz selten in meine Wohnung, nur, wenn sie etwas für mich eingekauft hat. Und alle vierzehn Tage bezieht sie mein Bett und macht meine Wohnung sauber!«

Oft genug kommt es vor, dass ich auf meinem Tourenplan Namen lese, die ich nur von Erzählungen meiner Kolleginnen kenne. Von Janosch brauche ich keine Info, denn seine »Männertour« ist mir bestens bekannt. Ich kenne längst nicht alle Menschen und deren häusliche Gegebenheiten, die im Pflegedienst Schlüter zu versorgen sind. Da ist es schon wichtig, vor der Anfahrt möglichst viele Informationen über den Pflegeablauf und die Eigenarten der zu pflegenden Menschen zu wissen. Ein Blick in die Akte sagt mir auch anhand der abgehakten Leistungskomplexe, was bei den einzelnen Patienten/-innen zu tun ist. Trotzdem gilt: Reden ist Gold, Schweigen ist Blech, zumindest, was die Infos über die Arbeitsabläufe angeht.

Als ich eines Morgens um 5.30 Uhr das Büro des Pflegedienstes betrete, sehe ich drei neue Anfahrten auf meinem Einsatzplan: Herrn Herzog, Frau Heinrich, Frau Müller.

»Guten Morgen, Paula! Was ist denn jetzt los? Ich habe drei neue Anfahrten laut Plan. Kannst du mir Infos hierüber geben?«

»Guten Morgen, Annette. Das ist alles halb so schlimm. Ich konnte deinen Plan nicht anders gestalten. Wir haben wieder zwei Krankmeldungen. Obwohl ich im Büro alle Hände voll zu tun habe, fahre ich heute auch eine lange Frühdiensttour. Falls du irgendwelche Fragen hast, ruf mich auf meinem Handy an. Kurzinfo zu Herrn Herzog: 79 Jahre, Pflegestufe II, hat meist miese Laune, bewohnt eine ganz passable Drei-Zimmer-Eigentumswohnung, wird jeden Abend von seiner Tochter besucht. Hier wird die große Morgentoilette, Hilfestellung bei der Blasen-Darm-Entleerung, Medizingabe und die Zubereitung des Frühstücks übernommen. Herr Herzog scheut die Körperpflege wie der Teufel das Weihwasser. Er hat laut eigener Aussage noch nie geduscht oder gebadet. Es kostet dich schon etwas Überredungskunst, dass er sich waschen lässt. Kurzinfo zu Frau Heinrich: wohnt im Lotsenweg in einem kleinen Häuschen, die Tochter lebt bei ihr, ist aber schon auf der Arbeit, wenn wir um 6.30 Uhr zur Grundpflege der Mutter erscheinen. Frau Heinrich ist sehr kooperativ, lässt sich problemlos versorgen. Hier kochen wir auch Kaffee und bereiten das Frühstück. Frau Müller ist 100 Jahre alt, seit einer Oberschenkelhalsfraktur vor zwei Jahren bettlägerig, wohnt bei der 75-jährigen Tochter. Vorsicht: die Tochter ist alkoholkrank und distanzlos! Die Grundpflege von Frau Müller wird im Pflegebett durchgeführt. Vergiss nicht, die Morgenmedikamente zu verabreichen, die sind schon gestellt und in der Küche auf der Fensterbank. Alles klar? Viel Spaß und bis heute Nachmittag. Um 15.00 Uhr ist große Dienstbesprechung!«

Die Fortbildungen und Dienstbesprechungen sind immer ganz interessant, zudem bezahlte Arbeitszeit. An dieser Stelle muss ich

Andreas Schlüter, wie ich ihn in meinem Buch nenne, auch einmal loben. Die Fortbildungen und Dienstbesprechungen leitet er immer sehr souverän und in lockerer, netter Atmosphäre, so dass auch mal ein Scherz gemacht werden darf. Er ist ein brillanter Rhetoriker, der pflegerelevante Themen anschaulich vermittelt und ausarbeitet. An diesem Nachmittag ist die Dienstbesprechung fast beendet, als Paula mich mit einem spitzbübischen Grinsen fragt: »Na, Annette, wie ist es denn heute Morgen bei dir mit deinen drei neuen Pflegen gelaufen?«

»Super, alles bestens, Paula«, antworte ich.

»Nun komm schon, zier dich nicht so, Annette. Erzähl mal etwas hierüber! Du bist sonst auch recht gesprächig und nicht so einsilbig. Lass dir nicht jeden Wurm einzeln aus der Nase ziehen!«

Andreas, Janosch und die Kolleginnen schauen mich ganz neugierig und etwas amüsiert an. Ich spüre, wie ich langsam, aber sicher erröte, was mich maßlos ärgert! Aus dem Alter, in dem ich leicht schamrot wurde, bin ich längst heraus und eigentlich auch zu abgeklärt. »Also gut, wenn ihr unbedingt hören wollt, wie es gelaufen ist, erzähle ich es euch: Ich fange bei Herrn Herzog an. Nachdem ich bei Herrn Herzog geklingelt und die Tür aufgeschlossen hatte, lief ich über den Flur ins Wohnzimmer. Da ging das laute Gekrächze los, ein Mordslärm, und dann hat eine hohe Stimme gerufen: ›Hilfe, Hilfe, Einbrecher, Einbrecher!‹ Es dauerte ein paar Sekunden, bis ich realisierte, dass diese Stimme vom Plastik-Papagei kam, der nun auch wild mit den Flügeln flatterte. Vielen ›Dank‹ an alle – keiner von euch hat mir etwas über diesen dämlichen Bewegungsmelder erzählt, der im Wohnzimmer auf seinem Tisch steht. Ich habe mich fast zu Tode erschreckt! Im Schlafzimmer saß Herr Herzog auf seiner Bettkante. Ich begrüßte ihn nett und stellte mich vor. Bereitwillig ließ er sich von mir ins Badezimmer führen. Nach dem Toilettengang bat ich Herrn Herzog, sich die Hände, das Gesicht sowie den Oberkörper zu waschen. Den Rücken hatte ich ihm bereits gewaschen. ›Nein, das machen Sie mal alles, ich halte mich am Waschbecken fest‹, sagte er. Ich habe Herrn Herzog dann auch gewaschen, sehr gründlich sogar. Selbstverständlich auch im Genitalbereich! Wann er dort zuletzt gewaschen wurde, möchte ich gar nicht wissen. Jedenfalls hat es unserem Patienten sehr gut gefallen.«

Als ich dies erzähle, können sich Andreas, Janosch, Paula und alle anderen Kolleginnen kaum noch einkriegen vor Lachen. »Erzähl weiter, Annette«, fordert Andreas, »was ist dann passiert? Wir wollen es alles ganz genau wissen.«

»Herr Herzog bekam eine gewaltige Erektion! Jetzt möchte er gern, dass ich jeden Morgen zu ihm komme, um ihn zu waschen!«

Paula hat Tränen in den Augen vor Lachen. »Herrn Herzog kann ich dir jeden Morgen auf den Plan setzen, wenn du es möchtest, Annette.«

»Jeden Morgen brauche ich das nicht. Lass die anderen auch mal ein wenig Freude haben. – Jetzt aber zum Pflegeablauf bei Frau Heinrich: Sie ist eine sehr nette, ausgeglichene Frau. Die Versorgung verlief absolut problemlos. Nun, da ich die häuslichen Gegebenheiten kenne, fahre ich gern wieder hin. Heute Morgen stand ich eine Weile vor der Haustür, alles war stockfinster. Es dauerte, bis ich das Schlüsselloch ertastete. Auf dem Flur machte ich Licht und wollte gerade in der Küche die Lampe einschalten, als ich eine Hand auf meiner spürte, ganz sanft, beinahe zärtlich. Es war Frau Heinrich, die durch die dunkle Küche gelaufen war, um auch Licht einzuschalten. Als ich in der Küche nach der Grundpflege Kaffee gekocht und das Frühstück vorbereitet hatte, schaute ich aus dem Küchenfenster hinaus in den dunklen Garten. Auch hier bekam ich einen Schreck: Im Garten steht ein riesiger indianischer Totempfahl, handgeschnitzt, von ihrem Sohn! Aber jetzt weiß ich ja Bescheid! Mit der 100-jährigen Frau Müller habe ich mich während der Pflege sehr nett und angeregt unterhalten. Die Frau hat es richtig genossen. Nur die nervige Tochter wich nicht von meiner Seite. Als ich aus der Küche die Medikamente geholt hatte, kam sie gleich mit und genehmigte sich einen doppelten Weinbrand. Am Pflegebett der Frau Müller konnte ich mich kaum bewegen, so nah stand sie neben mir. ›Wie lange dauert das denn noch?‹, fragte sie, während ich ihre Mutter bequem lagerte. ›Wenn Sie etwas aus dem Wege gehen, geht es bestimmt schneller‹, antwortete ich. ›Das meine ich nicht, Sie haben mich nicht richtig verstanden! Wie lange dauert das denn noch, bis es endlich zu Ende ist?‹ Ich habe mich unglaublich geschämt vor Frau Müller, obwohl ich nichts dafür konnte. Die Frage der Tochter überhörte ich einfach und unterhielt mich noch eine ganze Weile nett mit der 100-jährigen Mutter.«

Andreas sieht mich lachend an: »Danke, Annette, für deine ausführlichen Beschreibungen, jetzt wissen wir alle, was du heute Morgen mit deinen neuen Patienten erlebt hast. Mittlerweile ist es auch 16 Uhr und es wird Zeit, dass sich der Spätdienst auf seine Touren vorbereitet. Ich erkläre die Dienstbesprechung hiermit für beendet.«

Über sechzig Patienten/-innen des Pflegedienstes habe ich in den letzten Monaten kennen gelernt, viele problematische Familienkonstellationen und recht eigenartige Charaktere sind auch unter den Kunden dieses Pflegedienstes anzutreffen. Während meiner Früh- und Spätdienste versorge ich einen festen Kundenstamm von etwa dreißig Personen.

Was habe ich nicht schon alles im Pflegedienst Andreas Schlüter erlebt! Mittlerweile bin ich körperlich und psychisch erschöpft von den anstrengenden Früh- und Spätdiensten. Rufbereitschaften blieben mir Gott sei Dank erspart. Dieses fragwürdige Privileg haben nur die wenigen dreijährig Examinierten Pflegekräfte.

Ich habe, trotz aller Hebetechniken, gewaltige Rückenschmerzen und in meinem Haus und Garten wird nur noch das Nötigste an Arbeit verrichtet. Meine sozialen Kontakte reduzieren sich auf ein Minimum! Ich bin müde und ausgebrannt!

Die viele Arbeit lohnt sich nicht für mich. Je mehr ich arbeite, auch an den Wochenenden und an Feiertagen wie Weihnachten und Neujahr, desto mehr Steuern und Sozialabgaben werden mir mit meiner Lohnsteuerklasse fünf von meinem Lohnzettel abgezogen. Zusätzlich muss ich auf der Hut sein, dass mich Andreas bei der Abrechnung nicht bescheißt! Paula hat sich immer mehr zu einer »Speichelleckerin« von Andreas entwickelt, nur so kann sie ihren Job als stellvertretende PDL halten! Dieser Preis wäre mir viel zu hoch. Was hat sie noch von ihrem Familienleben, an Freizeit, dem neuen schicken Eigenheim ...? NICHTS! Die Arbeit im Pflegedienst Schlüter hat bei Paula ihre Spuren hinterlassen: Sie ist noch ernster, dünner und faltiger geworden ...

Wie oft rief sie mich vor meinen wenigen freien Tagen an und bat mich, ihr zu helfen, weil so wenig Personal vorhanden sei. Immer bin ich bereitwillig eingesprungen und habe ihr aus der Patsche geholfen. Doch alles hat seine Grenzen bei mir. Meine Gutmütigkeit und Geduld ist nicht unerschöpflich. Die Arbeit ist absolut anstrengend und nichts für schwache Gemüter. Aber, eine professionelle Pflegekraft darf keine persönlichen Gefühle wie Widerwillen, Ekel, Abneigung, Überforderung, Wut oder Antipathie an sich herankommen lassen ... Nein, wir Pflegekräfte haben einfach nur zu funktionieren, alles andere wäre unprofessionell! Ich habe den Ausdruck »Pflegeaffen« oft von meinen wenigen männlichen Kollegen und von mehreren Kolleginnen gehört! Man denkt da an die intelligenten und konditionierten Kapuzineräffchen ... Wir sind stets hilfreich zur Stelle und gut »dressiert«, wenn wir gebraucht werden. Nur bekommen wir als Dank für unsere Hilfe keine Banane, sondern oft Mindestlohn und keine Zuschläge für Wochenend- und Feiertagsarbeit! Von Urlaubsgeld und einem 13. Monatsgehalt können die meisten nur träumen, das ist eher etwas für die vielen Bürokräfte, die jeden Freitagmittag ins Wochenende starten dürfen ... Für Pausen ist in unserer Tätigkeit meistens gar keine Zeit vorhanden. Das wäre nicht effektiv genug für die Arbeitgeber.

Deshalb bin ich auch der Gewerkschaft *ver.di* beigetreten. Man darf sich über nichts beklagen, wenn nicht der Versuch unternommen wird, Missstände ändern zu wollen. Solange es die meisten Pflegekräfte hinnehmen, dieses arbeitsrechtliche Unrecht zu schlucken, ohne »aufzumucken«, wird sich auch nichts an den Arbeitsbedingungen ändern. Ich mag Janosch menschlich sehr gern, aber die Mentalität, froh zu sein, überhaupt Arbeit zu haben, unter jedem Preis sich abzurackern, finde ich sehr bedenklich ... Nein, ich bin da anders und provoziere auch ganz gern. Ich hatte schon immer eine selbstbewusste »große Klappe«. Die Gefahr, dabei alles aufs Spiel zu setzen, nahm ich stets in Kauf.

Dieses Privileg haben nur wenige. Durch die Auszahlung meiner privaten Lebens-Kapitalversicherung bin ich persönlich von vielen finanziellen Sorgen befreit. Es fiel mir in den zwanzig Jahren meiner hohen Beitragszahlung nicht leicht, das Geld an die Versicherung zu entrichten. Vor drei Monaten war die Auszahlung fällig und ich bin zusätzlich durch den guten Verdienst meines Mannes bei der Hamburger Reederei abgesichert.

Meine harmonische Ehe bekam durch meine Pflegetätigkeit einen Kratzer. Mein Mann wollte partout keine Details aus meiner Tätigkeit hören. Der Grund dafür war, dass er sich ekelte. Ja, er ekelte sich, von vollen Schutzhosen, künstlichen Darmausgängen, Speichel, Blut und ausgespuckten Gebissen zu hören, wenngleich ich nie über Namen und Adressen sprach.

»Ich möchte in Ruhe und mit Appetit mein Essen genießen, wenn ich schon mal zu Hause bin, und nichts mehr von Pflege und Pflegebedürftigkeit hören ... Mach du deine Arbeit und ich mache meine. Wenn dir alles zu viel wird, dann bleib zu Hause. Vielleicht sieht unser Haus und der Garten dann bald wieder so gepflegt aus, wie es vor deiner Arbeit bei Andreas Schlüter einmal war!«

Irgendwann vor Beginn des Frühdienstes gegen 5.45 Uhr ereignet sich im Mai 2001 folgender Vorfall:

Paula schaut mich sorgenvoll an. Obwohl sie erst 35 Jahre alt ist, haben sich auf ihrer Stirn tiefe »Dackelfalten« eingegraben und die Mundwinkel hängen herunter. Ahnungsvoll beginnt Paula das Gespräch mit mir:

»Guten Morgen, Annette. Ich habe ein ganz schlechtes Gefühl, dich heute Morgen zu Frau Waldmann zu schicken. Leider kann ich den Anfahrtsplan nicht anders gestalten, weil Camilla eben angerufen und sich krank gemeldet hat. Frau Waldmann wohnt Ecke Zeppelin-/Hohenlohestraße. Du musst durch die alte, stillgelegte Gaststätte zur Hintertür laufen, dann kommst du in ihre Wohnung. Lass dich von Frau Waldmann nicht provozieren, sie ist total neurotisch. Reiß dich bloß zusammen und mach mir keinen Ärger. Tu einfach das, was die Waldmann will! Hier ein paar Kurzinfos: Die Patientin ist die ehemalige Gastwirtin. Die Spelunke führte sie dreißig Jahre. Zustand nach Nikotin- und Alkoholabusus! Seit ihrem Schlaganfall mit halbseitiger Lähmung vor einem Jahr ist die Kneipe geschlossen. Dich erwartet das übliche Programm: Neben der großen Morgentoilette musst du ihr heute auch die Haare waschen und aufdrehen, das Frühstück wird zubereitet und drei Tassen Kaffee trinkt sie. Die Medizingabe nicht vergessen und, bevor du gehst, den Toilettenstuhl reinigen. Alles klar?«

Um 7.10 Uhr versorge ich bereits eine andere sehr nette Patientin, Frau Klaustermeyer. Hier muss ich nur zur Thrombosepropyhlaxe Mono-Embolex s.c. injizieren und die Kompressionsstrümpfe anziehen, weil die Patientin vor zwei Wochen ein künstliches Hüftgelenk, eine sogenannte Totalendoprothese (TEP), bekam. In eine Reha-Klinik will unsere Patientin nicht. Ich muss noch über die Vorfälle bei der Waldmann schmunzeln und will gerade die Wohnung von Frau Klaustermeyer verlassen, als das Telefon klingelt. Ein Handy habe ich damals noch nicht.

»Gehen Sie doch bitte mal ans Telefon, ich kann so schnell nicht aufstehen«, sagt Frau Klaustermeyer.

»Hier bei Klaustermeyer, Annette Rehwald, guten Morgen!«

Paula ist dran und es klingt, als sei sie kurz vorm Weinen. »Um Himmels Willen, Annette, was hast du dir bloß wieder für ein Ding geleistet! Die Waldmann rief mich vor einer Viertelstunde an ... Jetzt muss ich da hinfahren, mich für dich entschuldigen und kann alles ausbaden!«

Ich muss laut lachen! »Allmählich tust du mir leid, Paula. Damit das klar ist, ich entschuldige mich für gar nichts, denn ich würde genauso wieder reagieren. Mach dich nicht zum Affen. Wir sehen uns später im Büro, dann erzähle ich dir, wie sich die Dinge zugetragen haben.«

Was hatte sich bei der Waldmann abgespielt? Nachdem ich durch den ehemaligen Schankraum getapst war, der immer noch widerlich nach abgestandenem Bier und kaltem Rauch gestunken hatte, kam ich in die Wohnung der Patientin. Verzweifelt suchte ich einen Lichtschalter, der Flur war stockdunkel. Endlich gelangte ich in das Schlafzimmer der Frau. Sie lag im Bett und war wach. Auf freundliche Ansprache bekam ich keine Antwort. Diese Dame war nicht nur unkooperativ, sondern ein Scheusal! Nach der Mobilisation und einem Toilettengang mit der Patientin wollte ich im winzigen Bad, welches kein Fenster hatte, die Grundpflege durchführen.

»Licht aus«, schrie die Waldmann! Dabei zeigte sie auf die

Deckenbeleuchtung und deutete zu der kleinen Lampe, die an der Wand über dem Spiegel vor dem Waschbecken hing.

»Tut mir leid, Frau Waldmann, die große Beleuchtung bleibt an, mit der kleinen Funzel über dem Spiegel sehe ich nicht gut genug!«

»Licht aus!« Die neurotische Frau tobte! »Schluss jetzt, das Licht bleibt an und nun beugen Sie bitte den Kopf über das Waschbecken, damit ich Ihnen die Haare waschen kann!«

Der Kaffee wurde von mir gekocht. Dreimal musste ich die Alte fragen, ob sie nun Toast oder Vollkornbrot zum Frühstück haben wolle. »Herzhaft oder süß belegt?« ... Auch hier musste ich wieder mehrmals nachfragen. Die Medikamente hatte ich dem Scheusal bereits mit einem Glas Wasser gereicht und vor der Grundpflege schon den Eimer des Toilettenstuhls entleert und gereinigt.

»Wie soll ich Ihnen die Haare eindrehen? Alles nach hinten wickeln und eine Strähne als kleinen Pony in die Stirn nach innen rollen? Wie hätten Sie es denn gern? Reden Sie bitte mal mit mir!«

Die Alte redete nicht, sondern machte eine unwirsche Handbewegung, dass ich die Haare nach hinten wickeln solle. Das machte ich dann auch flott und drehte die Haare sogar auf »Spannung« auf die altmodischen Lockenwickler. Als die Arbeit von mir gemacht war, zog sie einen Lockenwickler nach dem anderen wieder aus ihrem Haar und sagte: »Alles nach vorne wickeln!«

»Dann sehen Sie zu, dass sie sich selbst die Haare eindrehen. Meinetwegen kann das auch eine andere machen. Ich jedenfalls nicht mehr!« In hohem Bogen wirbelte ich im Affekt den Stielkamm durch die Luft und der landete im Kaffeepot der Alten. Ich hatte perfekt getroffen. Wortlos und ohne die Neurotikerin noch eines Blickes zu würdigen, drehte ich mich um und verließ die Wohnung! Darüber kann ich mich heute noch amüsieren, wenn ich daran denke ...

Die Waldmann ist inzwischen lange tot. Irgendwann las ich ihre Todesannonce, ohne dass ein Gefühl des Mitleids von mir hervorgerufen wurde.

An sich ist es eine schöne und äußerst wichtige Aufgabe und Arbeit, wenn man Menschen in der Kranken- und Altenpflege tatkräftig helfen kann. Viele sind auch sehr dankbar und nett, andere versuchen zu testen, wie weit man sich herumkommandieren lässt.

Der »große Hans Maleuske« war auch so ein Fall. Anfahrzeit ist bei ihm im Spätdienst 20.00 Uhr. Dann darf dort an dem schmiedeeisernen Tor, das zum parkähnlichen Garten mit Seezugang hinunterführt, geklingelt werden. Am ersten Abend stand ich um 19.56 Uhr an dem Tor zum Grundstück. Ich klingelte und wartete, genau vier Minuten! Um 20.00 Uhr hörte ich den Türöffner summen und ging die vielen Treppen zum Architekten-Bungalow hinunter.

»Guten Abend! Herr Maleuske? Ich bin Annette Rehwald, vom Pflegedienst Schlüter.«

Frau Maleuske stand neben ihrem Mann, erwiderte meinen Gruß freundlich, aber sehr schüchtern, und huschte in eine andere Wohnebene des traumhaften Hauses. Ich sah sie auch nie wieder, nur dieses eine Mal.

»Meine Anfahrzeit im Spätdienst ist 20.00 Uhr, genau mit Beginn der ›Tagesschau‹, so habe ich es mit Isabella und Andreas abgesprochen.«

Ohne meinen Abendgruß zu erwidern, schritt der große, kräftige Mann mit den vollen grauen Haaren und der Brille mit Goldrand durch sein Domizil. Er war laut Akte im April 1918 geboren und schien wohl etwas »Besseres« zu sein als ein Normalsterblicher, zumindest bildete er sich das ein.

»Komm mal mit in mein ›Behandlungszimmer‹. Ich bin es nicht gewohnt und mag es nicht, mich an fremde Gesichter gewöhnen zu müssen. Ich werde nur von zwei Pflegekräften versorgt: von Angelika und von Camilla. Wer bist du noch mal? Weshalb schaust du jetzt eigentlich in meine Krankenakte?«

»Damit ich dich mit deinem Vornamen anreden kann, Hans! Wenn du schon auf das Duzen nicht verzichten willst, muss ich doch auch deinen Vornamen kennen, oder? Gleiches Recht für uns beide. Sie dürfen aber auch gern Frau Rehwald oder Schwester Annette zu mir sagen. Also, wie lautet die Entscheidung?«

»Was fällt dir ein, mich zu duzen! So frech und dreist wie du dich bei mir benimmst, hat es sich vorher noch niemand getraut! Anscheinend weißt du nicht, wer ich bin! Ich bin Träger des großen Bundesverdienstkreuzes am Bande und mir haben Isabella und Andreas sehr viel zu verdanken. Ohne meine Beratung hätten die keinen so guten Pflegedienst aufgebaut! Ich werde mich über dich beschweren, du kommst kein zweites Mal zu mir ...«

Ich hatte den »großen Hans« völlig aus der Fassung gebracht, denn er schrie gewaltig. Der »große Hans« war in Wirklichkeit doch nur ein ganz erbärmlicher, kleiner, sadistischer Wicht, dem es Spaß machte, Menschen zu unterdrücken.

»Pass auf, Hans, ich muss um 20.15 Uhr beim nächsten Patienten sein, der besteht auch auf Pünktlichkeit, genau wie du. Beschwer dich ruhig über mich, das macht mir nichts aus. Ob du nun Träger des großen Bundesverdienstkreuzes am Bande bist oder nicht, interessiert mich auch nicht. Du bist ein Mensch, der Hilfe braucht, sonst könntest du deine AP-Versorgung wohl selbst durchführen. Und jetzt möchte ich gern meine Arbeit machen, ich kann hier keine Wurzeln schlagen. Also, zuerst möchte ich dir die Kompressionsstrümpfe ausziehen und danach deinen Stoma-Beutel wechseln.«

Hans Maleuske sagte gar nichts mehr. Plötzlich schaute er mich so eigenartig freundlich an. Er legte sich auf sein Bett und nestelte an seinen Kompressionsstrümpfen herum. Immer weiter zog er die bereits ausgeleierten Dinger nach oben, bis an die Hoden, und presste die Beine zusammen ...

»Nimm endlich deine Finger von den Strümpfen, Ausziehen habe ich gesagt, von Hochziehen war hier nicht Rede, und klemm deine Beine nicht so stramm zusammen. Endlich ... geht doch! Der Stomabeutel ist noch leer. Den wechsel ich dir nicht.«

»Danke, Annette, kommst du morgen wieder? Kannst auch ruhig fünf Minuten eher klingeln ...!« Maleuske schaute mich ganz respektvoll an.

»Ganz ehrlich, Hans, besonders scharf bin ich nicht darauf, dich morgen Abend wiederzusehen! Guten Abend, ich finde allein hinaus.«

Ich war noch viele Abende bei Hans Maleuske und wir hatten, während ich seine Platte und den Beutel vom AP erneuerte sowie seine ausgeleierten Kompressionsstrümpfe auszog, das eine oder andere interessante Gespräch, zum Beispiel über den Zweiten Weltkrieg. Hans Maleuske war genau wie mein Opa Wilhelm in der Armee von General Rommel im Afrika-Corps gewesen. Oft fachsimpelten wir auch über Skat. Beschwert hatte er sich gleich nach meinem ersten Besuch bei Andreas über meine Dreistigkeit. Gleichzeitig hatte er ihm mitgeteilt, dass er mein Selbstbewusstsein mochte und ich gern wiederkommen solle.

Ein weiterer interessanter Fall war der Name Düsterloh. Das Ehepaar wohnte keine drei Kilometer von den Maleuskes entfernt und stand in der Regel um 20.15 Uhr auf meinem Laufzettel. Hier musste ich den Ehemann aus dem Rollstuhl heben, eine kleine Abendtoilette durchführen, entkleiden, den Schlafanzug anziehen und ins Bett bringen. Die Ehefrau nahm sich auch furchtbar wichtig und war oberkatzenfreundlich. Ich mochte das Ehepaar nicht, weil es nur auf sich selbst fixiert war. Man merkte mir aber nicht an, dass ich sie nicht mochte, denn ich war genauso freundlich.

»Schwester Annette, da sind Sie ja endlich. Es ist schon 20.20 Uhr! Gerade wollte ich die Rufbereitschaft anrufen, weil ich dachte, Sie hätten meinen Mann vergessen! Ist alles in Ordnung?«

»Einen wunderschönen guten Abend, Frau Düsterloh! Keine Sorge, es wird niemand vergessen und Sie schon gar nicht. Wie könnte ich Sie jemals vergessen? Haben Sie bitte etwas Verständnis dafür, wenn ich mich um wenige Minuten verspäte, es sind viele andere Menschen von mir zu versorgen, bevor ich zu Ihnen komme. Bei mir ist alles in Ordnung und bei Ihnen auch?«

Manchmal kann man sich nur noch wundern über den Egoismus der Leute, die denken, um sie allein drehe sich die Welt.

Wir haben Oktober 2001. Ein Jahr bin ich nun im Pflegedienst Schlüter. Meinen Jahresurlaub habe ich im September genommen. Ich habe mit Andreas gesprochen und ihm klipp und klar gesagt, dass ich künftig nicht mehr als 120 Stunden im Monat arbeiten wolle, schon allein aus steuerlichen Gründen! Er möge dies unbedingt mit Paula absprechen und dies in meinem Dienstplan berücksichtigen.

In dem einen Jahr kündigten neun von vierzehn Mitarbeiterinnen – oder umgekehrt: sprach Andreas die Kündigung aus.

Camilla und Angelika »verabschiedeten« sich auch vor drei Monaten. Janosch ist noch da und fährt klaglos seine harten Touren. Herr Meisenhofer muss nicht mehr versorgt werden. Der starb irgendwann im August. Seine Ehefrau lebt seit dem Tod des Mannes im Altenpflegeheim.

Patienten kommen und gehen ... ganz natürliche »Abgänge« und »Zugänge«. Ein Pflegedienst ist in erster Linie ein Geschäftsbetrieb. Der eine Kunde geht, ein neuer kommt! So ist das auch mit den Mitarbeiterinnen: Die eine geht und Ersatz ist immer gleich da!

Kaum bin ich aus meinem Urlaub zurück, fängt Paula wieder damit an, mich abends vor meinen wenigen freien Tagen anzurufen: »Annette, DU MUSST MIR HELFEN! Wir sind schon wieder personell total unterbesetzt. Bitte fahr die beiden Frühdienste am Wochenende! Nur die kurzen Frühdienste, damit wäre mir schon geholfen. Mittagessen musst du nicht ausfahren.«

»Paula, damit du ein für alle Male jetzt und künftig Bescheid weißt: MEIN FREI GEHÖRT MIR! Wie oft habe ich dir geholfen und bin eingesprungen! Das zählt wohl nicht mehr, wenn ich jetzt nein sage! Irgendwann ist auch bei mir das Ende der Hilfsbereitschaft erreicht. Wenn du dich für Andreas bis ans Ende deiner Kraft abrackern willst, ist das deine Sache. Ich stehe nicht so unter Druck wie du. Wenn ich will, kann ich es mir auch zu Hause gut gehen lassen und mich ausruhen. Unser Haus ist fast bezahlt.«

»Ich fasse es nicht, Annette. Das ist eine glatte Arbeitsverweigerung! Ich fürchte, so gern ich dich auch mag, dass ich dich hier im Betrieb nicht mehr länger halten kann!«

»Tu, was immer du willst. Ich habe die Nase voll! Arbeitsverweigerung ist aus arbeitsrechtlichen Gründen was ganz anderes. Da bist du auf dem Holzweg! Ganz bestimmt werde ich mir ein schönes Wochenende ohne den Pflegedienst Schlüter machen. Tschüs!«

Am Montag bringt der Postbote das Einschreiben mit der fristgerechten Kündigung, unterschrieben von Andreas Schlüter! Mir wird danach ganz übel, ich bekomme Bauchschmerzen und Durchfall. Irgendwie ist mir alles auf den Magen und Darm geschlagen ... Fakt ist, dass ich bis zum letzten offiziellen Arbeitstag arbeitsunfähig bin. Nach der Magen-Darm-Geschichte leide ich unter psycho-vegetativer Dystonie – ja, ganz einfach unter seelischer und nervlicher Erschöpfung. So geht das auch. Mit meinem Spruch: Mein Frei gehört mir, bin ich meiner Zeit voraus. *ver.di* kämpft seit kurzem unter genau diesem Motto für bessere Arbeitsbedingungen der Pflegekräfte und für eine geregelte Freizeit!

In der Waldorf-Residenz

In den letzten zweieinhalb Monaten habe ich mich prächtig von der anstrengenden Arbeit im Pflegedienst Schlüter erholt. Zur Agentur für Arbeit bin ich nicht gegangen. Ich beziehe kein Arbeitslosengeld und habe mich auch nicht arbeitssuchend gemeldet. Denn ich habe folgenden Entschluss gefasst:

Ich werde mir in der Altenpflege für die nächste Zeit einen steuerfreien und sozialversicherungsfreien »Minijob« suchen und nur etwas Taschengeld verdienen. Eine Arbeit in einem ambulanten Pflegedienst kommt für mich vorerst nicht mehr infrage, denn mir reicht es, was ich bei Heuer und Schlüter erlebt habe. Mein Haus erstrahlt in seinem »alten Glanz«, denn ich hatte wieder die Zeit und Kraft, die viele Arbeit nachzuholen, die während meiner Tätigkeit bei Andreas Schlüter liegen bleiben musste.

Ein neues Familienmitglied haben mein Mann und ich auch bekommen, damit ich mich nicht mehr allein fühlen und nachts ängstigen muss, weil mein Mann die meiste Zeit auf See ist. Das neue Familienmitglied ist unser Bruno, eine junge, sehr kräftige Bordeaux-Dogge mit der stattlichen Größe eines älteren Kalbes. Mitte November holte ich sie aus dem Tierheim. Bruno wurde halbverhungert und misshandelt Anfang November 2001 im Wald gefunden. Sein Vorbesitzer oder seine Vorbesitzerin hatte ihn einfach mit Halsband und einer Kette an einen Baum gebunden! Mit viel Liebe, Geduld und »Hundeverstand« ließ sich unser Bruno prima erziehen. Er gehorcht mir und meinem Mann schon nach so kurzer Zeit aufs Wort und begleitet mich auf Schritt und Tritt. Viel Auslauf, Erziehung und Beschäftigung braucht das liebe, treue Tier und »Bruno« muss lernen, welche Rangordnung er in »seinem Rudel« einnimmt. Das ist auch absolut nötig, sonst könnte er mit seiner Größe und Kraft unser Haus ganz schnell in eine »Achterbahn« verwandeln. Für Bruno bin ich das »Alpha-Tier«, dann folgt mein Mann und als Dritter steht er selbst in der Rangordnung.

Es ist Mitte Januar 2002. Der Euro wurde gerade als Währung eingeführt, an den ich mich erst gewöhnen muss. Wie schon so oft brachte mich mein Mann auf eine neue Idee! »Frag doch einfach mal in der ›Waldorf-Residenz‹ nach einem Minijob«, sagte er in seinem Weihnachtsurlaub zu mir.

Ich muss nur dreimal um die Ecke laufen und da steht sie wie ein stolzes »Schlachtschiff« vor mir: die imposante Waldorf-Residenz. Ein wahrer Prachtbau mit einer gelungenen Architektur. Jedes Appartement hat einen großen Balkon und im Erdgeschoss eine kleine Terrasse. Ich habe das Haus schon besichtigt, als es 1992 eingeweiht wurde. Der Bau hat allerlei zu bieten: Im Keller gibt es ein Schwimmbad, eine Sauna, Kegelbahnen, einen Fitnessraum und die Großküche für die Zubereitungen der vielen Speisen. Selbstverständlich gibt es auch eine Tiefgarage.

Vom Haupteingang im Erdgeschoss betritt man zuerst das repräsentative Foyer, möbliert mit wuchtigen dunkelroten Samt-Sitzmöbeln, Stehlampen mit Messingfüßen und kleineren Tischen aus Mahagoni-Holz. Auch ein großer Flügel steht dort! Zwei lange Flure zweigen links und rechts vom Foyer zu den einzelnen Appartements der Bewohner/-innen ab. Der eine Flur wird künftig von mir als »kurzer Flur« bezeichnet werden, weil er bei weitem nicht so lang ist wie der andere, der auch in einem Bogen zu den etwas abgelegenen Appartements führt.

An einer Wand im Foyer gleich neben dem Eingang ins Restaurant befinden sich die vielen Schließfächer für die Post der Bewohner. Zum Studieren der Post steht neben den Schließfächern ein alter englischer Sekretär, auf dem eine legendäre. etwa 50 Zentimeter hohe »Bankers Lamp« mit grünem Opalglasschirm aus den 1930er-Jahren platziert ist. Mehrere Stühle im altenglischen Stil stehen vor dem Schreibtisch. Dahinter kann auf einem großen Chesterfield-Captains-Chair Platz genommen werden.

Rechts vom Haupteingang befindet sich die Rezeption. Im Foyer gibt es auch eine gemütliche Kaminecke. Gegenüber diesem zentralen Punkt gelangt man über die Fahrstühle in die anderen Stockwerke, falls man nicht die Treppe benutzen möchte. Im Erdgeschoss befinden sich außerdem eine Bibliothek, ein Fernsehgemeinschaftsraum und vier großzügige Clubzimmer für Veranstaltungen und Familienfeiern. Durch eine Hintertür gelangt man in den geschmackvoll angelegten Rosengarten, der auch einen schicken achteckigen Pavillon und viele Gartenbänke zum Ausruhen bietet. Ein riesiger, umzäunter Gartenteich mit japanischen Koi-Fischen und eingebautem Wasserfall beruhigt die Augen und Ohren.

Ein wunderschönes Ambiente bietet das große Restaurant auf mehreren Ebenen im Erdgeschoss! Das dreistöckige Gebäude ist eine Senioren-Residenz für betuchte Menschen, die ihren Lebensabend dort verbringen möchten. Ohne das nötige »Kleingeld« ist ein Wohnen dort nicht möglich.

Bevor ich mich in der Waldorf-Residenz als »Minijobberin« bewerbe, frage ich persönlich nach, ob überhaupt Arbeitskräfte auf 400-Euro-Basis gesucht werden. Das erscheint mir sinnvoller, als gleich »blind« eine Bewerbung zu schreiben. Außerdem bin ich neugierig und möchte gern wissen, was mich hinter der schönen Kulisse erwartet.

Ich stolziere durch das Foyer zur Rezeption und frage die Angestellte freundlich: »Guten Tag, wo geht es denn hier bitte zur Pflegedienstleitung?«

»Möchten Sie zur stationären Pflegedienstleitung ganz nach oben unterm Dach oder zu unserer ambulanten Pflegedienstleitung, die unsere Bewohner und Bewohnerinnen versorgt, die noch in ihren Appartements leben«, fragt die Rezeptionistin.

»Ich möchte gerne zur ambulanten Pflegedienstleitung«, sage ich höflich, nachdem ich erst einmal einen Augenblick nachdenken musste.

»Dann gehen Sie bitte immer geradeaus über den langen Flur, siebte Tür rechts, Appartement Nummer 007, und klingeln dort.«

Kurz nach meinem Klingeln, nachmittags um 15.00 Uhr, wird mir dort geöffnet und eine kleine, etwas pummelige Frau Anfang vierzig schaut mich mit lustigen dunklen Augen an. Sie hat schönes, glänzendes schwarzes Haar und trägt einen gekonnten Kurzhaarschnitt. Ihr Gesicht ist faltenfrei, der Teint rosig.

»Hallo, einen schönen guten Tag! Ich bin Annette Rehwald und möchte sehr gern kurz die Pflegedienstleitung sprechen. Hoffentlich störe ich nicht gerade. Es wird nicht lange dauern!«

»Kommen Sie bitte herein, ich bin Katharina Richter«, sagt die freundliche Frau mit ihrem sehr harten russischen Akzent, der sich aber ganz charmant anhört. Ich betrete das Dienst-Appartement.

Frau Richter wirft einen Blick in das andere Zimmer und ruft fröhlich hinein: »Heinerle, Besuch für dich! Eine junge, große, schlanke Dame mit hellblonden Haaren!« Dies sagt sie sehr amüsiert und lacht.

Heiner Busch, der PDL für den ambulanten Bereich in der Waldorf-Residenz, begrüßt mich freundlich. Auf den ersten Blick hat er eine lockere, umgängliche, ganz joviale Art. Nur so gepflegt wie Andreas Schlüter ist er bei weitem nicht! Heiner Busch schätze ich auch auf Anfang vierzig. Er trägt ein schlabberiges hellgraues T-Shirt, hat einen Schmierbauch und ist verschwitzt. Dass er Körpergeruch hat, nehme ich sofort wahr. Er war wohl schon lange nicht mehr beim Frisör und die letzte Rasur muss schon ein paar Tage her sein.

Nachdem ich mich ihm vorgestellt und mein Anliegen vorgetragen habe, sagt dieser: »Na klar suchen wir noch eine tüchtige Kraft auf 400-Euro-Basis. Sehr gerne sogar! Sind Sie denn eine Fachkraft oder haben Sie langjährige Erfahrung in der Altenpflege? Zum ersten Februar könnten Sie hier anfangen. Ich habe gerade vor zwei Tagen mit unserem Direktor gesprochen und ihm mitgeteilt, dass ich für besonders pflegeintensive Zeiten von sechs bis zehn Uhr und von 17 bis 21 Uhr noch zwei gute Kräfte gebrauchen kann. Dies wurde genehmigt. Kurzbewerbung, Kopie vom Fachschulzeugnis mit tabellarischem Lebenslauf und Passfoto genügt. Können Sie das morgen oder übermorgen bei mir abgeben? Würde mich freuen!«

»Das bekomme ich auf die Reihe, Herr Busch!«

»Freut mich sehr, ich bin Heiner!«

»Die Freude ist ganz meinerseits, ich bin Annette!«

Obwohl die Konditionen meines Arbeitsvertrages bei mir noch nicht einmal ein müdes Lächeln hervorrufen können, unterschreibe ich ihn. Der Anstellungsvertrag auf Geringfügigkeitsbasis besagt, dass die wöchentliche Arbeitszeit maximal 14,75 Stunden beträgt. Nach der alten Währung wurde dafür ein Entgelt von 630 Mark gezahlt. In Euro umgerechnet macht das 322,11. Gott sei Dank bin ich vor meiner Unterschrift zu dem alten Direktor gegangen und habe eine besondere Vereinbarung ausgehandelt: *Der Arbeitnehmer arbeitet monatlich maximal 40,0 Stunden*, steht jetzt in meinem Vertrag. Das sind schlappe acht Euro Stundenlohn!

Der Direktor war ganz verblüfft über mein Verhandlungsgeschick und gewährte mir diese besondere Vereinbarung. »Noch nie zuvor ist jemand zu mir gekommen und hat so verhandelt!«, sagte er sichtlich überrascht und lächelte dabei.

»Wozu habe ich denn die zweijährige Fachschule besucht mit den besten Noten im Zeugnis? Bei dem Lohn würde ich lieber putzen gehen und schwarzarbeiten. Dann hätte ich gewiss mehr als 5,46 Euro Stundenlohn, umgerechnet auf die monatlichen Arbeitsstunden!« Selbstverständlich hatte ich die Zahl für meine charmante Verhandlung mit dem Direktor zuvor mit dem Taschenrechner ausgerechnet! Wer nicht fragt, der nicht gewinnt!

Anscheinend war der vornehme und auf mich väterlich wirkende Direktor meinem Charme erlegen. »Die Vereinbarung zwischen uns beiden tritt aber nur in Kraft, wenn Sie mir hoch und heilig versprechen, kein Sterbenswörtchen hierüber zu verlieren. Ich komme sonst in Teufelsküche und bald kommt hier jede andere an und fordert mehr Geld!«

»Ich verspreche es, hoch und heilig, Herr Direktor!«

Nur die Hausdame, eigentlich die zweitmächtigste Person der Waldorf-Residenz, hatte meine Unterhaltung mit dem Direktor mitbekommen und konnte nur mit dem Kopf schütteln. »Da hätte ich mich niemals drauf eingelassen!«, sagte sie mit einem vorwurfsvollen Blick in des Direktors Richtung.

Am Freitag, dem 01. Februar 2002, erscheine ich um 5.40 Uhr in meiner privaten weißen Dienstkleidung zum ersten Frühdienst im Dienstzimmer der ambulanten Pflege in der Waldorf-Residenz. Katharina und eine andere russische Kollegin namens Tamara sowie die deutsche Manuela begrüßen mich etwas müde. Heiner Busch, unser PDL, kommt kurz vor sechs Uhr. Die Nachtwache hat bereits eine Kanne mit starkem Kaffee auf den Tisch des Zimmers gestellt und beginnt tatsächlich schon um 5.45 Uhr mit der »Übergabe«. Sie erzählt uns von den Ereignissen der Nacht.

Es ist gerade sechs Uhr, als ich an meinem ersten Tag mit Katharina mitlaufe und eine Frühdienst-Tour kennen lerne. Um zehn Uhr muss die Arbeit fertig sein, selbstverständlich mit den Dokumentationen.

»Wir laufen die Frühdienst-Touren zu viert, Annette. Die fünfte Tour ist die ›Cheftour‹, die von Heiner übernommen wird. Alles nur Behandlungspflege, viele Blutzucker-Messungen und Insulin-Injektionen sind hier für unsere Diabetiker zu machen. In der ›Cheftour‹ sind natürlich auch einige Blutdruck-Kontrollen, Katheterpflegen und Verbandswechsel zu machen. Seine Tour dauert nicht lange, meist frühstückt er um acht Uhr bereits.«

»Und wann frühstückst du, Katharina?«

»Wir anderen frühstücken, wenn der ›Laufzettel‹, auf dem die ganzen Namen mit den Zimmernummern und den Pflegeleistungen stehen, ›abgelaufen‹ ist, also die Bewohner und Bewohnerinnen am Morgen versorgt wurden. Es wird meist später als zehn Uhr, aber dann haben wir eine Viertelstunde Pause.«

Pausen bekomme ich als »Minijobberin« nicht, das weiß ich sowieso. Oft bleibe ich in der Folgezeit aber bis nach Feierabend, weil ich mir morgens ein kaiserliches Frühstück vom Büffet im Restaurant zusammenstelle. Wir Mitarbeiter können uns Essensmarken kaufen, die erschwinglich sind!

Um zehn Uhr habe ich einen ersten Eindruck vom Arbeitsaufkommen und den Bewohnern der Residenz. Katharina hat acht große Morgentoiletten verrichtet, diverse Medikamente und Augentropfen gegeben, viermal Kompressionsstrümpfe angezogen und einmal das Bett für eine Bewohnerin frisch bezogen, weil dies beschmutzt war. Dreimal haben wir aus dem Restaurant Frühstück für Bewohner auf die Zimmer getragen und zwischendurch auf den Klingelruf einiger Bewohner reagiert. Ich habe tatkräftig geholfen, so dass auch die Dokumentationen schon erledigt sind.

»Schön bei uns, nicht wahr, Annette?«

»Ja, Katharina, sehr schön in der Waldorf-Residenz! Ich bin ganz begeistert!«

»Bleibst du noch zum Frühstück?«

»Heute leider nicht. Mein Hund wartet auf seinen großen Gassigang. Heute Morgen in aller Herrgottsfrühe habe ich nur eine kleine Runde mit ihm gedreht. Ich muss jetzt nach Hause. Morgen und auch Sonntag komme ich wieder, hat Heiner so im Dienstplan eingetragen. Dann frühstücke ich mit euch!«

Gut drei Monate später. Mittlerweile kenne ich alle vier Frühdienst-Touren und auch die Spätdienst-Touren, die von 17 bis 21 Uhr zu zweit »gelaufen« werden. Die Bewohner und Bewohnerinnen sind sich ihres »Standes« sehr wohl bewusst, hier wohnt man nicht einfach, sondern residiert. Obwohl die meisten von ihnen recht schrullig und eingebildet sind, komme ich gut mit der Mentalität unserer Bewohner klar. Ich bin bei ihnen beliebt, weil ich mich gut ausdrücken kann und für jeden ein paar nette Worte finde. »Wie schön, Schwester Annette, dass Sie wieder Dienst haben. Leider sind Sie ja nur selten da«, höre ich oft.

Der Anteil der mehr oder weniger stark altersverwirrten Personen ist auch hier sehr hoch. Schätzungsweise sind 60 Prozent der Bewohner/-innen, die in den Ein-, Zwei- oder Dreizimmer-Appartements »residieren«, von dieser Krankheit betroffen. Im Foyer haben einige ihre festen, »angestammten« Sitzplätze und wehe, es wagt einmal ein anderer, sich auf das Sofa oder einen »fest gebuchten« Sessel zu setzen. Dann geht das »Gezicke« und Mobbing bei den alten Menschen los! Ja, auch in der Waldorf-Residenz gibt es eine Hierarchie unter den Bewohnerinnen und Bewohnern. Das ist manchmal ganz amüsant für mich, wenn ich es zufällig mitbekomme, und ich muss darüber schmunzeln.

Besonders die wunderschönen Dekorationen und Blumengestecke in der Luxus-Wohnlage sind eine Augenweide, immer der Jahreszeit angepasst. Ja, das Ambiente finde ich traumhaft, was ich von der Atmosphäre in diesem Haus nicht behaupten kann! Hier herrscht ein schlechter Geist!

Das Betriebsklima ist miserabel, grottenschlecht. Hier arbeitet man nicht miteinander, sondern gegeneinander. Jede will »glänzen« und allzu gern versuchen einige Zicken, anderen Kolleginnen eins »beizupulen«. Mir ist es oft an der Rezeption und im Restaurant passiert, dass mich die Mitarbeiterinnen gar nicht wahrgenommen haben, wenn ich wichtige Dinge für die Bewohner/-innen zu regeln hatte. Absichtlich lässt man mich warten, obwohl ich keine Minute Zeit fürs Warten übrig habe, zu viel habe ich zu tun.

An der Rezeption werden auch die Taschengeldkonten für die Bewohner/-innen verwaltet. Im ersten Stock des Hauses befindet sich ein Frisörsalon, der nur freitags geöffnet hat. Vor der Rezeption kommt es zu folgender Szene:

»Hallo, Frau Süderbusch! Ich möchte gerne für nächsten Freitag Frisörtermine für Frau Beyer, Frau Ostmann, Herrn Eggebrecht und Herrn Klingenberg eintragen lassen. Termine für medizinische Fußpflege benötigen ...«

»Stopp, nun mal langsam!«, sagt die Oberzicke, die sich 1. Rezeptionistin nennen darf. »Ich habe vorher noch zwei Telefonate zu tätigen.« Und nachdem sie telefoniert hat, wendet sie sich demonstrativ und oberfreundlich einem Bewohner zu, der sich nach mir an die Rezeption gestellt hat.

Diese Dame wirkt auf mich wie das rote Tuch, das man den Stieren vorhält, um sie richtig zu reizen ... Künftig schreibe ich alle Namen der Bewohner, Termine und alles, was dringend an Toilettenartikeln für die Pflege benötigt wird, auf ein großes Blatt Papier, mit Datum und meiner Unterschrift, und schnipse es der Zicke auf ihr Pult. »Damit Sie wissen, was zu tun ist!«, zischel ich ihr zu, während ich schon wieder weitergehe ...

Nur eine einzige Mitarbeiterin an der Rezeption ist nett. Sie regelt alles sofort für mich, worum ich sie bitte.

Im Restaurant passiert Folgendes:

»Hallo, guten Morgen. Herr Tetzlaff fühlt sich nicht so gut. Er möchte heute gern das Frühstück auf seinem Zimmer serviert bekommen. Bitte mit Orangensaft, Müsli, einem Käsebrötchen und einem Kännchen Kaffee!«

»Moment! Warten Sie zehn Minuten, dann können Sie das Frühstück zu Herrn Tetzlaff hochtragen!«

»Nein, es ist Aufgabe des Restaurant-Service, die Speisen zu den Bewohnern zu bringen, nicht meine Aufgabe. Sie haben im Moment doch Zeit und der Azubi steht dort nur rum und langweilt sich. Ich habe keine Minute Wartezeit dafür übrig!«

So geht das immer ... die ganzen vier Jahre während meiner Tätigkeit.

Vielleicht ist es der Geschäftsführung auch gar nicht unrecht, dass das Betriebsklima so schlecht ist, denn Kollegen und Kolleginnen, die sich gut verstehen, sind sich einig. Und Einigkeit macht bekanntlich stark. Diese Stärke und Loyalität wäre vielleicht sogar gefährlich, wenn es darum ginge, für eine bessere Bezahlung zu kämpfen, oder für Sozialleistungen, die nicht nur auf freiwillig gezahlter Basis beruhen.

Die Waldorf-Residenz ist ein kleiner Bestandteil eines Imperiums. Bundesweit hat der private Pflegeheim- und Klinikbetreiber seine Unternehmen. Der Multimillionär ist einer der erfolgreichsten und mächtigsten seiner Branche. Der Jahresumsatz des Unternehmens liegt im dreistelligen Millionenbereich. Tausende Menschen sind bei ihm beschäftigt. Der Gewinn seines Imperiums wäre gewiss ein bisschen geringer, wenn er seine vielen Mitarbeiter/-innen ein wenig besser bezahlen würde.

Der »Boss« ist eine sehr umstrittene, skandalumwitterte, schillernde Persönlichkeit. Er ist mir während meiner jahrelangen Arbeit in seinem Domizil nur ein einziges Mal per Zufall über den Weg gelaufen. Der weiß gar nichts von meiner Existenz!

Schon oft stand er in den Schlagzeilen der Medien. Er neigt zu einem risikofreudigen Verhalten und überschätzt dabei vielleicht die eigenen Einflussmöglichkeiten. Allgemein gilt er als rücksichtslos, in der Wahl seiner Mittel nicht zimperlich, arrogant, eitel und abgehoben. Gegen ihn wurden schon viele Klagen und Vorwürfe erhoben. Meistens kam er mit einem Freispruch »erster Klasse« vor Gericht davon. Denn es gibt etwas, was ihn von »Otto Normalverbraucher« unterscheidet: Der Boss kann sich gegen alle Klagevorwürfe sehr gut wehren und die besten und teuersten Spitzen-Anwälte »aus der Portokasse« bezahlen. Das kann der normale Bürger nicht. Und ohne die Raffinesse der besten Anwälte wird dieser dann vor Gericht den Kürzeren ziehen, verurteilt und fertiggemacht, weil die nicht ganz so cleveren Anwälte keine Gesetzeslücken entdecken können ...

Die Vollzeit- und Teilzeitkräfte stöhnen über die viele Arbeit, die wenige Freizeit und die Unmengen an Überstunden, die sich angesammelt haben. Wenn ich nach der Bezahlung frage, will keine meiner Kolleginnen richtig raus mit der Sprache. Olga, eine Kollegin aus der Ukraine, hat nur geantwortet: »Viel zu wenig, Annette, viel zu wenig! Zum Leben zu wenig und zum Sterben zu viel.«

Unser einziger Kollege in der ambulanten Pflege ist Jürgen Wagner, ein Mann mittleren Alters, verheiratet, mit fünf Kindern, aus Ulan Bator, Kasachstan.

»Du hast ja einen deutschen Namen«, staunte ich, als er sich bei mir vorstellte.

»Ja, Annette, meinen richtigen Namen könntest du vermutlich nicht aussprechen, ohne dir die Zunge zu brechen. Ich habe diesen deutschen Namen bekommen, als ich nach Deutschland kam, um mir die Integration zu erleichtern.«

»Kompliment, Jürgen! Dein Deutsch ist sehr gut, hundertmal besser als das Deutsch von Gisela. Bravo!«

Es arbeiten hauptsächlich Pflegekräfte aus Russland, Weiß-russland, der Ukraine, Kasachstan und Polen bei uns in der ambulanten Pflege. Außer mir sind nur noch Heiner, Manuela, Gisela, Ingrid und Roberta aus Deutschland. Was ich meinen fleißigen ausländischen Kolleginnen und Jürgen besonders hoch anrechne, ist, dass sie sich in meiner Gegenwart immer auf Deutsch unterhalten. Und zwar auf einem hohen Niveau. Mancher Deutsche könnte sich davon eine Scheibe abschneiden und von ihnen lernen.

Manuela ist auch eine »Minijobberin«, mit der ich mich besonders gut verstehe. Sie hat einen noch kürzeren Arbeitsweg als ich, denn sie wohnt im Wohnblock gegenüber, muss mit ihren langen Beinen nur über die breite Straße gehen, über die niedrige Mauer der Residenz steigen und kann durch die meist von mir geöffnete Terrassentür das Dienstzimmer betreten.

»Na, Manuela, auch wieder im Club? Moin! Wer kommt denn heute noch zum Frühdienst? Ich will mal einen Blick auf den Plan werfen. Mit dem faulen Schwein können wir wohl nicht rechnen ... Sieh an, es sollten die ›Schwarzfußindianerin‹ und die ›Schimpansin‹ kommen.«

Obwohl wir beide hundemüde sind, an diesem Morgen um 5.35 Uhr, müssen wir kräftig lachen. Mit der »Schwarzfußindianerin« ist die dreijährig examinierte Vollzeitkraft Roberta gemeint, die ich einarbeitete, kaum dass ich selbst in der Waldorf-Residenz meine Tätigkeit aufgenommen hatte. Roberta trägt zu ihrer korrekten weißen Dienstkleidung stets schwarze Baumwollsöckchen. Das sieht man ganz besonders, weil sie immer weiße Sandalen trägt. Manuela nennt sie unter uns beiden lieber »Misery«, denn sie denkt dabei an die psychopathische ehemalige Krankenschwester aus einem Roman von Stephen King: »SHE«! Natürlich sprechen und flachsen wir nur so, wenn wir kurze Zeit unter uns sind und die Nachtwache noch beschäftigt ist! Über ihr Privatleben schweigt sich »Misery« aus. Nie spricht sie ein Wort darüber. Und in Windeseile bekommt sie einen weiteren Spitznamen in der Residenz: »Schnecke«! Selbst hochgradig demente Bewohner/-innen sprechen von »Schnecke«, weil Roberta eine langsame Arbeitsweise hat und eine dickfellige Person ist. Nichts, aber auch rein gar nichts kann Roberta aus ihrer stoischen Ruhe bringen!

Die Pflegehelferin Gisela ist eine derbe Person Mitte vierzig. Sie arbeitet als Teilzeitkraft in der Residenz und ist ganz arbeitswütig. Rein äußerlich besitzt Gisela keine weiblichen Attribute, absolut keine. Sie gibt sich wie ein ganzer Kerl und fühlt sich auch so. Stets läuft sie mit weit abgewinkelten Armen und einem stampfenden Gang, fast wie ein Preis-Boxer oder Sumo-Ringer. Meist schnauft sie während des Gehens. Gisela hat mehr Ähnlichkeit mit einem Schimpansen als mit einem weiblichen Wesen. Mit ihren eng zusammenstehenden, dunklen Knopfaugen, die fast an der platten Nase kleben, den großen abstehenden Ohren, der dunklen, faltigen Lederhaut und dem kurzen, dunklen Haarschopf erinnert sie mich und Manuela an einen Primaten, nur mit dem Unterschied, dass diese Tiere wohl gefühlvoller sind und einen höheren IQ haben als unsere Kollegin ...

Was hat sich Gisela nicht schon alles geleistet! Ihre abstoßende Hässlichkeit würde mich gar nicht stören, wenn sie nicht so »strohdumm« und gefühllos wäre:

Eines Morgens habe ich gerade bei der im Sterben liegenden Frau Gottlieb die Grundpflege durchgeführt und reiche ihr löffelweise eine Milchsuppe. Plötzlich steht Gisela im Wohnzimmer der Frau! Sie hat einfach mit ihrem Universalschlüssel die Tür aufgeschlossen, ohne vorher zu klingeln. Über der Tür von Frau Gottlieb im langen Flur leuchtete die grüne »Anwesenheitslampe«, was bedeutet, dass eine Pflegekraft anwesend ist ...

»Kann ich dir helfen, Annette?«

»Nein, vielen Dank, Gisela, ich reiche Frau Gottlieb nur die Milchsuppe, dann gehe ich zu Herrn Lehmann!«

»Deine ganze Mühe lohnt sich doch nicht mehr, Annette. Das Füttern kannst du dir klemmen. Siehst du denn nicht, was mit der Gottlieb los ist? Die ist doch fertig und kratzt sowieso bald ab ... Ich sehe das, schließlich hab ich zwanzig Jahre Berufserfahrung!«

Lieber Gott, ich bete dich an, lass bitte Frau Gottlieb nichts von dem mitbekommen haben, was Gisela soeben gesagt hat, denke ich mir. Wenn ich nicht schon gesessen hätte, wäre ich glatt umgefallen.

»Lass uns sofort allein, Gisela, auf der Stelle! Es hat schon wieder jemand geklingelt. Schau nach, wer das war.«

»Das ist bestimmt wieder die Bärmann, die kann mich mal. Die hat heute sowieso die Klingelitis.«

Eine Stunde später kommt mir Gisela stampfend und pfeifend auf dem kurzen Flur im ersten Stock entgegen.

»Gisela! Bleib mal kurz stehen«, herrsche ich sie an. »Wenn du noch ein einziges Mal in meiner Gegenwart so respekt- und würdelos über unsere Bewohner und Bewohnerinnen sprichst, werde ich dafür sorgen, dass du vor allen anderen abkratzt. Hast du das mit deinem Spatzenhirn kapiert?«

»Was ist mit dir denn los, was meinst du, Annette? Ich hab doch nur die Wahrheit gesagt, ey! Weshalb sollte ich abkratzen?«

»Ganz einfach! Weil ich dir höchstpersönlich deinen Hals umdrehen und dir dein dämliches Mundwerk stopfen werde, klar? Und merke dir: Tiere werden gefüttert, Menschen reicht man die Nahrung!«

Wenige Wochen nach diesem Vorfall, wieder in einem Frühdienst, kommt mir Gisela gegen 8.45 Uhr fröhlich im Erdgeschoss auf dem kurzen Flur entgegengestampft und sagt: »Annette, zu deiner Frau Siegesmund brauchst du nicht mehr hin, die ist fertig!«

Ich befürchte, nun den Standardsatz von Gisela zu hören: Die ist abgekratzt! Vorsichtig frage ich nach: »Weshalb muss ich nicht mehr zu Frau Siegesmund?«

»Weil ich die schon gewaschen und angezogen habe. Nun sitzt sie bei ihrem Tee und isst ihr Brötchen! Das Bett habe ich auch schon gemacht.«

»Bist du denn mit deiner Tour schon durch? Ich habe noch unendlich viel zu tun, Gisela!«

»Alles null Problemo für mich, null Problemo!«

Ich bedanke mich bei Gisela nicht für ihre »Hilfe«, sondern schaue lieber bei Frau Siegesmund in ihrem Appartement nach dem Rechten. Diese Dame ist die unangefochtene »Alterspräsidentin« der Residenz. Im Jahre 2003 ist sie bereits unglaubliche 103 Jahre alt. Vom Personal und den Bewohnern wird sie wegen ihres biblischen Alters und ihrer Konstitution bewundert. Noch vor wenigen Monaten lief Frau Siegesmund jeden Mittag und auch immer zum Abendessen mit ihrem altmodischen »Gehbock« den weiten Weg ins Restaurant, einen Rollator verschmähte sie.

Tatsächlich ist bei Frau Siegesmund augenscheinlich alles in Ordnung. Zumindest hat Gisela die Waschlappen nass und die Handtücher feucht gemacht, falls sie die uralte Frau nicht gewaschen haben sollte.

»Ist alles bei Ihnen in Ordnung, Frau Siegesmund? Hat Gisela Sie gründlich gewaschen?«

»Ja, Kindchen, alles in Ordnung!«

»Darf ich Ihnen eine Frage stellen, Frau Siegesmund?«

»Ja, nur zu«.

»Wie viele große Schiffe wurden eigentlich auf der Werft Ihres Mannes gebaut?«

Frau Siegesmund beginnt herzhaft zu lachen. »Was? Hatten wir eine Werft? Das weiß ich gar nicht mehr. Es ist alles viel zu lange her, Kindchen!«

Der älteste Sohn der alten Dame ist bereits über achtzig Jahre alt. Die Familie scheint sehr intakt zu sein. Liebevoll kümmern sich die Kinder um die Mutter.

Trotz aller Ernsthaftigkeit, vieler trauriger Erlebnisse und der fast unmenschlichen Arbeitsbelastung gibt es ab und zu immer etwas zu lachen. Einige Vorfälle werde ich nie vergessen:

Herr Tetzlaff bewohnt bei uns seit vier Monaten im zweiten Stock ein Zwei-Zimmer-Appartement. Er ist ein sehr unausgeglichener, knorriger Typ, der nicht verwinden kann, dass ihm vor einem Jahr der linke Unterschenkel amputiert werden musste. Sein Diabetes, der viel zu spät festgestellt wurde, hatte das Gewebe am Fuß und Unterschenkel nekrotisch werden lassen. Als das Bein bereits schwarz und das Gewebe völlig abgestorben war, musste der Unterschenkel amputiert werden. Einst hatte Herr Tetzlaff den größten Malerbetrieb der Stadt und für Arztbesuche nie etwas übrig. Heute hat er nur noch einen Wunsch: Er möchte sterben!

Nachdem ich ihn im Spätdienst versorgt habe – ich glaube, es war Anfang März 2003 –, sage ich zu ihn: »Kommen Sie doch mit ins Restaurant, Herr Tetzlaff. Es ist Abendbrotzeit und das warme Büffet sieht auch wieder ganz unwiderstehlich aus.«

»Ich will nicht ins Restaurant!«

»Aber warum denn nicht?«

»Weil ich die vielen alten Schrullen, die dort sitzen, nicht mehr sehen will. Mit den wenigen Männern, die hier wohnen, kann ich auch nichts anfangen. Besonders den Lehmann kann ich nicht leiden!«

»Aber Sie sollten eine Kleinigkeit essen, damit Sie nicht unterzuckern. Darf ich Ihnen etwas vom Service hochbringen lassen?«

»NEIN! Ich habe nur einen Wunsch: Ich möchte sterben!«

»Darum müssen Sie die höchste Instanz bitten, Ihnen diesen Wunsch zu erfüllen, ich muss leider weiter. Das Fernsehprogramm soll heute Abend sehr gut sein ... Bis morgen Abend! Tschüs.«

Trotz seiner verbiesterten Art besitzt Herr Tetzlaff einen subtilen Humor, der rabenschwarz ist und über den ich oft lachen kann. Ich mag den Mann!

Eine Woche später will ich ihn wieder im Spätdienst versorgen und treffe unseren Bewohner auf dem Sofa liegend im Wohnzimmer an. Auf Ansprache reagiert er nicht. Als ich ihn berühre, kann ich keinen Puls ertasten. Der Mann ist eiskalt! Ich will runter ins Dienstzimmer, ein RR-Gerät holen. Da läuft mir Katharina vor der Tür des Herrn Tetzlaff über den Weg.

»Komm bitte mal zu Herrn Tetzlaff rein, Katharina. Ich glaube, jetzt hat er es geschafft und sein größter Wunsch wurde erfüllt.«

Katharina lächelt mich an und beugt sich zu dem alten Mann hinunter. »Ei, ei, ei, ich habe etwas ganz Schönes für Sie ... Daran werden Ihre Augen aber Freude haben, hmm, hmm, das erfreut jedes Männerherz, was ich Ihnen jetzt zeigen werde, Herr Tetzlaff ... Machen Sie mal die Äuglein auf!«

Der harte russische Akzent hört sich ganz lustig an, wie sie mit ihm spricht. Ganz, ganz langsam beginnen die Lider des alten Mannes zu zucken und er blinzelt meine Kollegin aus einem Auge an!

»Na sehen Sie, mein Guter ... Bald wird es Frühling und gestorben wird im November!«

Ich kann mich nicht mehr halten vor Lachen. Katharina kannte das Theater, das unser Bewohner spielt!

»Du bist ein durchtriebenes Luder, Katharina!« Wir lachen und lachen.

»Herr Tetzlaff und ich haben das Spiel schon öfter gemacht, Annette!«

Der Mann ist dann auch tatsächlich im November gestorben. Aber erst im November des nächsten Jahres.

Herr Dr. Schröder ist ein besonders charmanter und eloquenter Mann mit einem sanften Wesen und exzellenten Umgangsformen. Er »flirtet« gern etwas mit mir und freut sich, wenn er von mir gepflegt wird. Früher war Herr Dr. Schröder Neurologe. Leider wurde auch er nicht von der Alzheimer-Krankheit verschont. Wenn unser Doktor die vielen lateinischen Fachausdrücke auch nicht vergessen hat, so leider aber, wo er die Toilette finden kann. Er pinkelt oft in die Ecken und hinter die Vorhänge. Als ich durch das zweite Treppenhaus laufe, was eigentlich nur als Fluchtweg und Abkürzung dient, weiß ich, weshalb alle Palmen, die dort stehen, eingegangen sind, seitdem unser Doktor bei uns residiert!

»Aber mein lieber Herr Doktor, bitte nicht an die Palme pinkeln, ich begleite Sie zur Toilette!«, sage ich, bevor er dies tun kann!

Herr Kesselhut war früher selbstständiger Steuerberater mit einer großen Kanzlei. Seinen Sohn und die Schwiegertochter habe ich kennen gelernt, als sie das Appartement für den Vater eingerichtet haben. Herr Kesselhut ist ein ganz gemütlicher »Dicker«, der sich zu Hause nicht mehr allein versorgen kann.

Was heißt dick? Unser Bewohner hat Adipositas Grad III. Das bedeutet, dass er besonders fettleibig ist, schätzungsweise 190 Kilo bringt er locker auf die Waage. Da er kaum noch gehen kann, hat er sich vor kurzem ein spezielles, sehr teures Elektro-Mobil für stark übergewichtige Personen bestellt und liefern lassen. Aber leider kommt Herr Kesselhut mit der Bedienung der einzelnen Schalter am Lenkrad des Mobils nicht klar. Auf den langen Fluren übt und übt er, manchmal mit fatalen Folgen. Einmal hat er unseren stöckerigen Herrn Lehmann – ein wahres Fliegengewicht – über den Haufen gefahren, der ihm nicht so schnell hat ausweichen können. Herr Lehmann hat wie ein Rohrspatz geschimpft und gedroht, Herrn Kesselhut anzuzeigen. Den Vorfall hat Herr Tetzlaff aus sicherer Entfernung in seinem Rollstuhl beobachtet und sich vor Schadenfreude die Hände gerieben.

Trotz seiner Inkontinenz, weshalb er auch ständig eine Schutzhose tragen muss, möchte sich Herr Kesselhut ab und zu noch eine Mannesfreude gönnen und bestellt sich dann ein Call-Girl auf sein Zimmer. Ist ja auch sein gutes Recht! Einmal kam ich während des Spätdienstes ungelegen. Es rackerte sich gerade eine bestellte junge Dame in Reiterstellung auf dem massigen Körper ab. »Entschuldigung, ich komme später wieder«, sagte ich da nur und bin eine gute Stunde später wieder zu unserem Bewohner gegangen, um ihn zu pflegen. Als wäre nichts gewesen, habe ich Herrn Kesselhut dann versorgt.

»Mein Sohn, der verfluchte Hund! Er will mich entmündigen lassen, weil ich so viel Geld ausgebe. Ich rufe gerne die teuren Sex-Nummern an und gönne mir noch ab und zu einen netten Besuch!« Herr Kesselhut hält mir seine letzte Telefonrechnung vor Augen.

»Ja, 980 Euro im letzten Monat für Telefon ist eine stolze Summe. Aber, wenn es Ihnen Freude macht und Sie es sich erlauben können, warum nicht? Denn schließlich ist es Ihr Geld, was Sie ausgeben, damit können Sie tun und lassen, was Sie wollen. Es wird Ihrem Sohn nicht gelingen, Sie entmündigen zu lassen. So etwas gibt es nicht mehr. Stattdessen gibt es das Betreuungsgesetz! Herr Kesselhut, darf ich mal eben kurz auf Ihren Balkon gehen und in Ruhe eine Zigarette rauchen? Ich brauch zwei Minuten Pause. Die ganze Zeit bin ich schon am Rennen.«

»Schwester Annette! Sie können immer zu mir in mein Appartement kommen und eine rauchen, wenn Sie sich eine kleine Pause gönnen möchten. Ich bin ihr Zufluchtsort, wo sie ungestört und unbeobachtet eine Zigarette rauchen können. Würden Sie bitte bei der Gelegenheit meinen Computer herunterfahren? Ich habe vergessen, wie das geht.«

Die verwöhnte Arztwitwe Frau Albrecht war noch keine sechzig, als sie eine komplett möblierte Suite der Residenz bezog. Ich nehme diese permanent schlecht gelaunte und unfreundliche Person schon lange nicht mehr ernst. Niemand vom Personal lässt sich inzwischen von ihrer richtig fiesen Art beeindrucken, denn schließlich können wir nichts dafür, dass sie im Rollstuhl sitzen muss. Der Schlaganfall, den sie vor ihrem Einzug bei uns erlitt, hat auch ihr Gesicht entstellt und halbseitig gelähmt. Der Mund ist ganz schief und ihre Aussprache verwaschen. Die Frau gibt sich bei den Physiotherapien nicht die geringste Mühe und lässt sich total gehen, sie ist ganz das Gegenteil von Frau Katenkamp, auf die ich später zu sprechen komme.

An diesem Tag will mich Frau Albrecht so gern mit einem Obstmesser erstechen: Morgens um acht Uhr betrete ich ihr halbverdunkeltes Schlafzimmer und sehe, wie sie blitzschnell nach einem Obstmesser auf ihrem Nachttisch greift und dieses unter ihrer Bettdecke versteckt. Schon wieder hatte meine »Lieblingsbewohnerin« Durchfall und sich durch kein Klingeln bemerkbar gemacht. Die Schutzhose konnte nicht alles zurückhalten. Hier wartet eine Menge Arbeit auf mich; das Bett muss auch komplett frisch bezogen werden.

»Nanu, was soll denn das? Wollen Sie mich etwa erstechen?«

»JAAAA!«, knirscht mich die Dame an. Energisch reiße ich die Bettdecke zur Seite, umklammere mit meiner linken Hand ihr Handgelenk und öffne mit meiner rechten Hand die geballte Faust der Bewohnerin. Sie versucht verzweifelt, mit ihren rot lackierten Krallen das Messer in der Hand zu halten. Ohne eine reale Chance!

»Ach, meine liebe Frau Albrecht, wenn Sie mich erstechen möchten, müssen Sie schnell und geschickt sein! Und das sind Sie nicht. Üben Sie ruhig weiter. Ich werde diesen Vorfall dokumentieren und auch, dass Sie schon wieder im Bett geraucht haben! Glauben Sie außerdem nicht, dass ich die beiden ausgetrunkenen ›Flachmänner‹ unter Ihrer Serviette nicht entdeckt hätte!«

Danach erledige ich meine eigentliche Arbeit, fachlich, aber sehr mechanisch. Ich bin um keine Freundlichkeit bemüht.

In der Waldorf-Residenz gibt es viel zu tun, langweilig wird es nie. Manchmal fühle ich mich wie im Panoptikum: Viele Bewohner/ -innen gleichen einem menschlichen Kuriositäten-Kabinett, was mich aber immer aufs Neue amüsiert.

Der ehemalige Obergerichtsvollzieher Herr Eggebrecht zum Beispiel. Ein krasser Außenseiter, mit dem niemand von den Bewohnern etwas zu tun haben will. Er ist Ende achtzig und verweigert oft die Grundpflege, weil er »keine Zeit« hat. Bei dem Arbeitsaufkommen machen auch viele meiner Kolleginnen »kurzen Prozess« mit ihm und führen nur eine »Katzenwäsche« durch.

Der komische Kauz war der erste Bewohner, den ich am Tag meiner Arbeitsaufnahme in der Waldorf-Residenz zu pflegen begann. Nie vergesse ich, was ich mit ihm erlebt habe:

Er ist Frühaufsteher, sitzt bereits um 6.10 Uhr in seinem viel zu weiten schwarzen Anzug vor dem Fernseher. Das ehemals weiße Oberhemd hat einen speckigen Kragen und ist mit Flecken übersät. Sofort erinnert mich diese hagere, knochige Gestalt an einen »Undertaker« aus einem Comic. Da fehlt nur noch der Zylinder auf dem Kopf. Im Zimmer riecht es gewaltig nach Schweiß.

»Katharina, diese freundliche Hexe, hat mich schon wieder bestohlen!«

»Guten Morgen, Herr Eggebrecht! Was hat Katharina?«

»Mich bestohlen, jawohl! Das hat sie schon oft gemacht.«

»Das ist ja unerhört, was hat sie Ihnen denn gestohlen?«

»Mein Taschengeld! Jeden Freitag bekomme ich von meinem Vater Taschengeld! 100 Mark. Die sind schon wieder weg.«

»Ich verstehe, *Ihr Vater* gibt Ihnen Taschengeld. Ich werde Katharina zur Rede stellen und sie zur Verantwortung ziehen. Jetzt aber möchte ich Sie gern duschen und danach rasieren. Es wird höchste Zeit.«

»Das geht nicht! Ich habe eine Vorladung vor Gericht und muss da sofort hin, keine Zeit, keine Zeit!«

Ich muss jetzt ein ganz ernstes Gesicht machen und darf unter keinen Umständen lachen. Eine Rückführung in die Realität würde mir und Herrn Eggebrecht an diesem Morgen nicht helfen. Mir fällt gleich etwas Passendes ein, was auf die Biografie des Bewohners zugeschnitten ist, und ich beginne zu validieren (Aussagen und Verhalten einer Person für gültig erklären), in die Welt der altersverwirrten Menschen abzutauchen ...

»Selbstverständlich haben Sie Zeit, Herr Eggebrecht. Die Verhandlung wurde vertagt und auf einen späteren Termin verschoben. Der Gerichtspräsident rief mich gerade an und lobte Ihre Arbeit. Ich suche Ihnen vorher frische Kleidung heraus und dann lassen Sie sich pflegen. Es ist auch an der Zeit für eine Haarwäsche.«

»Ja, wenn das so ist, dusche ich gern. Ist auch schon lange her seit dem letzten Mal.«

Unsere »Ballerina«, Frau Rabenhorst, ist auch eine außergewöhnliche Person. Sie ist bereits 91 Jahre alt, als sie ein Appartement mietet und bei uns einzieht. Ich muss ihr morgens nur die Medikamente reichen und das Bett machen. Frau Rabenhorst ist Frühaufsteherin. Um sechs Uhr hat sie bereits gelüftet und macht im Jogginganzug ihre Frühgymnastik. Die 91-Jährige ist rank und schlank.

»Donnerwetter, Frau Rabenhorst, von ihrer Beweglichkeit und Gelenkigkeit kann ich nur träumen, fast kommen Sie noch mit der Spitze Ihres Zehs an die Nase. Chapeau!«

»Ich kann noch viel mehr! Schauen Sie mal!«

Jetzt legt die alte Dame eine Schallplatte auf ihren Plattenteller. »Schwanensee« von Tschaikowsky. Als die Musik ertönt, tanzt sie leichtfüßig auf Zehenspitzen durch ihr Zimmer, anmutig, wie eine Tänzerin aus einem Ballett.

»Mir gefällt es in der Waldorf-Residenz so wunderbar. Es war die richtige Entscheidung, hier einzuziehen, denn mit meinem Mann konnte ich nicht mehr leben.«

»Warum nicht, Frau Rabenhorst?«

»Weil der schon so schrecklich alt ist, 98 Jahre. Er wohnt keine zweihundert Meter von hier in unserem großen Haus und wird von einem Pflegedienst versorgt. Unerträglich für mich war auch der krankhafte Geiz meines Mannes! Jetzt kann er schön für mich bezahlen und soll sich nicht wagen, mich hier zu besuchen. Den alten, geizigen Kerl will ich nicht mehr sehen!«

Ganz so wunderbar empfindet Frau Kienzle, eine waschechte, vollorientierte Schwäbin aus dem Großraum Stuttgart, ihren Lebensabend in der Residenz nicht. Die 81-Jährige hat ihren Bluthochdruck, der sich medikamentös nur schlecht einstellen lässt, und auch ihren Hautkrebs akzeptiert. Unter ihrer Krankheit *Einsamkeit* und unter dem Verlust ihrer Angehörigen leidet sie aber enorm. Sobald ich ihr Ein-Zimmer-Appartement betrete, sprudeln die Worte aus ihrem Mund wie aus einer Quelle. Leider kann ich das Schwäbeln nicht immer Wort für Wort verstehen, weil unsere Bewohnerin sehr schnell spricht. Die Frau ist total einsam und fühlt sich bei uns im Norden nicht wohl. Der einzige Sohn brachte seine Mutter hierher, weil er ganz in der Nähe einen gut bezahlten Posten übernommen hatte. Leider kommt er nur sehr selten mit den drei Kindern vorbei, um seine Mutter zu besuchen.

»Meinen Sohn und die Enkelkinder habe ich vor einem Monat zuletzt gesehen, da kamen sie zu Besuch, für eine Stunde!«

»Dann gehen Sie doch etwas unter die Leute, Frau Kienzle, das wird Ihnen gewiss guttun. Das Haus bietet sehr viel. Jeden Sonntagnachmittag findet auch ein Tanztee im Restaurant statt, es kommen dann fast nur auswärtige Besucher zum Tanzen, aber immerhin. Eine Malerin stellt auch gerade ihre Bilder im Foyer aus und morgen findet im Rosen-Salon ein Vortrag über unser niedersächsisches Wattenmeer statt.«

»Das interessiert mich alles nicht. Ich nehme auch lieber meine Mahlzeiten auf meinem Zimmer ein, weil ich dann mit ›meinen Toten‹ zusammen bin. Schauen Sie sich mal die vielen

Fotos an, das sind meine Toten. Mit ihnen bin ich am liebsten allein!«

Frau Beyer hat ihre Einsamkeit nicht selbst gewählt. Sie befindet sich im dritten Stadium der Alzheimer Krankheit und ist voll auf Hilfe angewiesen. Als ich die ehemalige Apothekerin im Februar 2002 kennen lerne, ist die zierliche Dame eine hochelegante Erscheinung, die sich voll als Frau fühlt und gern ihre Weiblichkeit auslebt. Sie trägt am liebsten Haute Couture von Chanel und Dior, niemals Hosen. Im Badezimmer stehen viele Flakons und Flaschen mit den teuersten Parfums. Diverse Lippen- und Kajalstifte, Marken-Make-up, Rouge und Töpfchen edelster Hautpflege-Serien liegen auf der Konsole ihres Badezimmers. Frau Beyer bewegte sich gern auf »großem Parkett«, als sie noch orientiert war. Dass die Dame keine finanziellen Sorgen hat, sieht man auf den ersten Blick. Sie behängt sich gern wie ein Tannenbaum, nur nicht mit Lametta, sondern mit vielen Goldketten und breiten Armbändern, und an den Fingern funkeln die Brillantringe. Außer einem Neffen hat Frau Beyer keine Angehörigen mehr. Sie wird von einem amtlich bestellten gesetzlichen Betreuer in regelmäßigen Abständen besucht, den ich aber nie gesehen habe. Die Freude der netten Frau ist jedes Mal groß, wenn Pflegepersonal zu ihr kommt. Oft steht sie vor ihrer geöffneten Wohnungstür und blickt verloren auf den langen Flur.

Die Monate verstreichen. Wir haben Sommer des Jahres 2003. Noch nie zuvor habe ich für so wenig Lohn so lange und hart arbeiten müssen. Laut Arbeitsvertrag soll ich für die paar Euro monatlich vierzig Stunden arbeiten. Doch das passt immer wieder hinten und vorne nicht. Unser PDL, Heiner, hat mir sogar einmal in einem Monat fünfzehn Dienste à vier Stunden in den Plan eingetragen. Die angesammelten Überstunden trägt er niemals korrekt als Übertrag in den Dienstplan des kommenden Monats. Immer wieder wird er auf seine Fehler von mir angesprochen und ich muss wie ein »Schießhund« aufpassen, damit er mich nicht bescheißt. Einmal bin ich krank gewesen, trotzdem hat er mir zwölf Dienste in den Plan eingetragen. Da ist er bei mir nicht mit durchgekommen und deshalb hat mich Heiner gewaltig »auf Sicht«. Das beruht ganz auf Gegenseitigkeit. Warum versucht er seine Pflegekräfte zu betrügen? Ich verstehe es nicht. Alles muss ich mir notieren, sonst kann ich ihm nichts beweisen.

Den Überblick über die vielen Überstunden haben längst nicht alle anderen. Jürgen und die Kolleginnen lassen sich alles von dem faulen Heiner gefallen und sich vertrösten, dass bald die Unmengen an Überstunden abgebummelt werden können. Denn wir sind personell unterbesetzt und das Mitarbeiter-Karussell dreht sich schnell. Die Fluktuation ist hoch. Viele sind schon gar nicht mehr da und neue Mitarbeiterinnen kommen und gehen. Manuela hat auch gekündigt. Sie wollte in einen ambulanten Pflegedienst wechseln. Ich glaube, sie erwähnte sogar den Namen Andreas Schlüter. »Na dann viel Spaß!«, habe ich nur gesagt.

Katharina ist auch weg. Sie wollte Privatpflegerin einer blinden alten Dame werden. »Ich lade dich bestimmt bald zum Kaffee bei mir ein!«, sagte sie zum Abschied.

Dann klingelte eines Abends während meines Spätdienstes das Telefon im Dienstzimmer und Katharina war dran. »Annette, mein Liebling, kannst du mir einen großen Karton Krankenunterlagen und drei Pakete Schutzhosen Größe M durch die Hintertür in den Rosengarten bringen und an die Hauswand stellen? Das merkt ja keiner. Meine alte Dame hat wenig Geld und die Krankenkasse zahlt das nicht voll!«

»Liebe Katharina, tut mir leid, ich setze mir deinetwegen keine Läuse in den Pelz. Das mache ich nicht. Wann wollen wir denn Kaffee trinken?«

»Überhaupt nicht. Das hat sich erledigt, Annette!«

Einmal kaufte sie für 50 Euro den kompletten Nachlass einer Bewohnerin. Es waren wertvolle Möbel. Die Angehörigen standen unter Zeitdruck und wollten das Appartement so schnell wie möglich räumen.

Monate zuvor erzählte mir Katharina voller Stolz, dass sie zwei Nerzmäntel und eine Zobeljacke zu ihrer armen frierenden Mutter nach Russland geschickt habe. »Die hat sich gefreut, Annette, das kann ich dir gar nicht mit Worten beschreiben!«

»Wie bist du denn zu den Edel-Pelzen gekommen?«

»Das war ganz einfach! Ich habe der einsamen Frau Beyer einen wunderschönen Blumenstrauß geschenkt und gefragt, ob sie denn die Pelze noch tragen möchte! Es war Sommer und heiß, als ich dies gefragt habe! Außerdem verlässt Frau Beyer ihr Appartement schon lange nicht mehr. Aus eigener Kraft überhaupt nicht. Nur zum Sommerfest und zur Weihnachtsfeier wird sie nach ›unten‹ gebracht.«

So viel zu Katharina.

Der PDL Heiner Busch ist ein anderer Fall: Nur wenige Male erschien Heiner pünktlich zum Dienstbeginn und lief seine »Cheftour«. Wenn es viel war, sah ich ihn fünfmal frühmorgens. Wenn er nicht erschien, was die Regel war, teilten die Vollzeitkräfte seine »Cheftour« unter den anderen vier Touren auf, als sei dies eine Selbstverständlichkeit. Wir anderen durften dann zusätzlich seine Arbeit noch nebenbei erledigen. Heiner schlich sich, wenn er nicht arbeitsunfähig gemeldet war, zwischen acht und 8.30 Uhr durch den Rosengarten, kam durch die Hintertür ins Foyer und schritt zuerst ins Restaurant, wo er sich ein fürstliches Frühstück auf sein Tablett stellte. Ich war zu dieser Zeit oft im Restaurant und verteilte Medikamente an die Bewohner. Nie habe ich gesehen, dass er eine Essensmarke für das Frühstück abgegeben hätte! Nachdem er dann »im Dienst« war, schloss er meist die Tür zu seinem PDL-Büro und verbrachte viel Zeit mit einer jungen Mitarbeiterin, die kurz zuvor bei uns angefangen hatte. Sie bekam stets die leichtesten Touren von ihm zugeteilt. Sie waren ein Herz und eine Seele und sind vielleicht auch heute noch zusammen. Viel später hörte ich, dass sich Heiner von seiner Ehefrau getrennt habe. Er und seine Geliebte sind mir noch oft beim Einkaufen begegnet, zuletzt um die Weihnachtszeit 2010. Er hat fix und fertig ausgesehen, noch viel schmieriger und ungepflegter als früher, um Jahrzehnte gealtert. Die einst attraktive Dunkelhaarige habe ich kaum wiedererkannt. Nein, ich kenne die beiden sowieso nicht. Und sie haben auch nicht versucht, mich zu erkennen, was ich als sehr angenehm empfunden habe.

Aber zurück zur Waldorf-Residenz: Herbst 2003.

Es geht mir ganz gut. Mein lieber Bruno ist nun erwachsen geworden und hat sogar mit besonderer Auszeichnung die Schutzhundprüfung I im Hundesportverein bestanden. Wenn ich ein Auto benötige, fahre ich den Dodge-Ram meines Mannes, denn mein alter, klappriger Kleinwagen ist längst in der Schrottpresse gelandet. Gewiss würde ich mein Leben noch mehr genießen, wenn ich mich nicht so viel über Heiner ärgern müsste. Unser alter Direktor ist in den Ruhestand verabschiedet worden. Sein Nachfolger ist etwa zwanzig Jahre jünger und um die zwanzig Kilo leichter. GEORGE! Dies ist nur sein Spitzname, den er klammheimlich von mir bekommen hat. George wie *der* George: Clooney! Der neue Direktor Herr Gellmann hat sehr viel Ähnlichkeit mit dem bekannten Schauspieler, rein äußerlich zumindest. Es wird gemunkelt, er sei verheiratet, habe ein paar Kinder und komme aus Dresden. Es kann aber auch sehr gut eine andere Stadt in den neuen Bundesländern sein. Der Neue bewohnt eine möblierte Suite der Residenz.

Nach einem anstrengenden Frühdienst frühstücke ich in Ruhe im Dienstzimmer. Gern unterhalte ich mich mit den anderen Kolleginnen, die auch ein paar Minuten Pause haben, wenn zwischendurch kein Bewohner klingelt!

»Ich bin total schockiert! Seit Monaten habe ich Frau Beyer nicht mehr gepflegt. Sie stand nicht in meinen Tourenplänen. Großer Gott! Wie hat sie sich verändert! Heute trug sie einen schlabberigen, verschlissenen Jogginganzug. Wo sind all die Designer-Kostüme und eleganten Kleider geblieben? Die Frau ist ja total verarmt. In ihrem Kleiderschrank sind nur noch Klamotten, die ich nicht mehr in die Altkleidersammlung geben würde. Und der ganze Goldschmuck und die Brillant-Ringe sind weg! Sie trägt jetzt billigen Modeschmuck und Holzketten um den Hals und statt des sündhaftteuren Saphirrings mit den vielen Brillis einen Ring, den man sich früher aus dem Kaugummi-Automaten ziehen konnte.«

»Nun mach mal 'ne Pause, Annette!«, antwortet mir Heiner. »Was soll das denn heißen? Erstens können wir nicht auf die Sachen von Frau Beyer aufpassen und zweitens werden ihre Finger immer dünner. Es kann gut sein, dass sie die Ringe verloren hat und diese versehentlich in der Toilette gelandet sind. Bei der nächsten Wasserspülung sind sie dann in der Kanalisation!«

»Heiner, lass mal deinen scharfen Ton beiseite! Ich habe euch keine Vorhaltungen gemacht, sondern nur mitgeteilt, was mir aufgefallen ist!« Frau Beyer tut mir schon lange leid. Niemals kommt sie aus ihrem Appartement heraus, nur zur Weihnachtsfeier, zum Sommerfest und dreimal im Jahr, wenn sie zum Frisör begleitet wird.

Heiner verzieht sich wieder in sein PDL-Büro. Ich blicke meine beiden Vollzeit-Kolleginnen, die stoische Roberta, die natürlich wieder schwarze Baumwollsöckchen trägt, und meine schüchterne Kollegin Olga an und frage: »Kann denn Frau Beyer nicht von einem aus der Pflege an die Hand genommen und zumindest zum Mittag- und Abendessen ins Restaurant begleitet werden? Die Frau ist doch sehr einsam und isoliert. Sie weiß gar nicht, wo sie sich befindet. Heute Morgen stand sie vor ihrer geöffneten Tür und schaute ängstlich und fragend auf den langen Flur.«

»Annette, was sollen wir denn noch alles machen? Du weißt doch selbst, was wir zu tun haben. Frau Beyer möchte ihre Wohnung nicht verlassen. Wir haben oft genug gefragt. Es gibt so viele, die hier einsam sind und nicht mehr aus ihren Wohnungen gehen. Frau Kienzle ist auch so ein Fall!«

»Frau Kienzle ist vollorientiert und depressiv. Die kannst du nicht mit Frau Beyer vergleichen, ganz bestimmt würde die alte Apothekerin noch gerne unter Menschen gehen ...«

»Hör auf, Annette. du hast es gut und kannst gleich nach Hause laufen, wohnst ja nur um drei Ecken. Wir dürfen uns hier den ganzen Tag abhetzen für einen Hungerlohn. Im letzten Monat hatte ich nur vier freie Tage. Ich bin kaputt und am Ende meiner Kraft.«

Roberta mischt sich ein: »Da gebe ich dir Recht, Olga! Aber es gibt nur zwei Möglichkeiten: Entweder wir akzeptieren die Arbeitsbedingungen oder wir kündigen. Woanders ist es auch nicht besser. Ich war schon in vielen Pflegeeinrichtungen. Bei aller Belastung können wir noch froh sein, nicht ›oben‹ auf der Pflegestation bei dem Biest von PDL arbeiten zu müssen. Die hat einen enormen Verschleiß an Personal. Es ist dort normal, dass morgens nur zwei Pflegekräfte an die dreißig Personen pflegen müssen. Reihenweise läuft das Personal davon. Gut, dass wir mit ›der geschlossenen Abteilung‹ so gut wie nichts zu tun haben!«

Ja, dort oben unterm Dach ist es ganz schrecklich! Nur selten war ich dort, wenn wir uns mal Pflegematerial ausleihen mussten. Die meisten schwerstpflegebedürftigen Bewohner/-innen können den Türöffner der großen Glastür der Station wegen ihrer Demenz nicht mehr betätigen.

Ich habe schon meine Jacke angezogen, will gerade gehen, denn immerhin ist es schon 10.45 Uhr, da fällt mir eine Melodie ein und ich beginne, diese zu summen. Den Refrain kenne ich und singe aus vollem Herzen: »Monopoly, Monopoly, wir sind nur die Randfiguren in einem schlechten Spiel ... Monopoly, Monopoly, die an der Schlossallee verlangen viel zu viel!«

Ich stampfe den Beat und selbst die sonst so stoische Roberta kommt voll in Fahrt. Das Lied ist schon zu Ende, als sie von vorn anfängt: »Monopoly, Monopoly, die an der *Sportallee* verlangen und verdienen viel zu viel.«

»An der *Schlossallee*, Roberta!«

»An der *Sportallee*, Annette!«

Wir müssen wohl ziemlich laut gewesen sein. Heiner öffnet seine Tür, schüttelt den Kopf und bleibt in der geöffneten Tür stehen.

»Jetzt seid ihr wohl völlig verrückt geworden, was? Olga und Roberta, an die Arbeit, es ist längst Zeit für diverse Toilettengänge mit unseren Bewohnern und die Schutzhosen müssen gewechselt werden. Annette, mit dir möchte ich gleich noch reden!«

Olga fragt mich: »Wann kommst du wieder, Annette?«

»Laut Dienstplan sollte ich am nächsten Wochenende wieder Frühdienst haben. Aber das kann sich schnell ändern, der Plan wird ja dauernd von Heiner geändert!«

Nachdem sich Olga und Roberta wieder an die Arbeit gemacht haben, kommt Heiner auf mich zu und grinst mich scheinheilig an: »Du warst doch heute Morgen bei Frau Meyerdierks und hast sie versorgt, oder? Gab es da besondere Vorkommnisse?«

»Nein, Heiner. Sonst hätte ich dies gewiss dokumentiert. Frau Meyerdierks war kooperativ und ausgeglichen. Wie immer.«

»So, ausgeglichen! Sie rief mich um neun Uhr an und beschwerte sich darüber, ihre Entwässerungstablette nicht von dir bekommen zu haben. Da musste ich tatsächlich in den zweiten Stock laufen und ihr die fehlende Tablette bringen. Du hast gefälligst die

Medikamente zu kontrollieren, bevor du sie verabreichst!«

Der faule Heiner ist ungerecht und vergreift sich deutlich im Ton, denn er schreit mich an.

»Hör mal zu, lieber Heiner! Du weißt genau, dass die Nachtwache alle Medikamente für den nächsten Tag stellt. Damit ist unsere Barbara schon über zwei Stunden in der Nacht beschäftigt, für fast achtzig Bewohner alle Medikamente zu stellen. Ich kann die vielen Medikamente in den Arzneikassetten nicht kontrollieren, muss mich schon auf die Richtigkeit verlassen. Wie sollte ich die ganzen Tabletten auseinanderhalten? Du redest jetzt totalen Blödsinn. Sonst müsste ich persönlich die Medikamenten-Stellungen machen. Aber wie denn? Um 5.45 Uhr ist bereits die Übergabe und um sechs Uhr laufen wir unsere Touren. Deine Cheftour übrigens auch noch zusätzlich ...« Stocksauer verlasse ich den Raum.

Es gab da noch einen anderen Vorfall mit Heiner Busch, im Dezember 2002! Niemals vergesse und verzeihe ich unserem PDL, was er sich mit dem Geld von Herrn Lehmann geleistet hat! Es war Weihnachtszeit 2002. Der egoistische Herr Lehmann hatte auch seine großzügige Seite. Ganz stolz war er auf seine Pflegestufe II und klingelte bei jeder Kleinigkeit. »Ich muss hier gar nichts mehr von alleine machen und kann mich bedienen lassen, denn schließlich habe ich ja die Pflegestufe II!«, war sein Lieblingssatz. Nachdem ich ihn in der Weihnachtszeit im Frühdienst gepflegt hatte, übergab mir Herr Lehmann großzügig 250 Euro! »Für die gute Pflege«, sagte er, »gehen Sie mit dem Geld bitte mit allen, die mich gepflegt haben, essen. Die anderen Bewohner können ja auch mal in die Tasche greifen, sind alle so geizig!« Ich bedankte mich herzlich bei Herrn Lehmann und machte eine Eintragung über die Spende in unser Dienstbuch. Mit rotem Textmarker umrandete ich meinen Eintrag. Dann übergab ich Heiner Busch das Geld von Herrn Lehmann und unser PDL versprach, einen gemeinsamen Termin fürs Essen zu vereinbaren.

Doch daraus wurde nichts. Ständig wurde er von mir daran erinnert, so oft, bis es mir zum Halse raushing! Die anderen hatten nicht so penetrant nachgefragt. Und die Zeit arbeitete für Heiner!

Drei Tage, nachdem mich Heiner fertiggemacht hat, laufe ich an einem sehr nebligen Herbstabend kurz vor Einbruch der Dunkelheit durch den nahegelegenen Wald. Plötzlich nähert sich mir eine große männliche Gestalt und kommt durch den dicken Nebel direkt auf mich zu. Die Gestalt trägt einen langen schwarzen Mantel. Da kann einem schon unheimlich werden und in dem eleganten Outfit und der gruseligen Umgebung erinnert sie mich sehr an »Graf Dracula«. Jetzt steht die Erscheinung vor mir.

»Guten Abend, Frau Rehwald! Haben Sie denn keine Angst, ganz allein durch den Wald zu laufen? Es ist neblig und schon fast dunkel. Das ist doch sehr leichtsinnig. Darf ich Sie begleiten?«

»Einen schönen guten Abend, Herr Direktor! Ich muss mich nicht fürchten, Herr Gellmann, ganz im Gegenteil! Mich begleitet der beste Bodyguard, den ich mir vorstellen kann.«

Der Direktor schaut mich verwundert an, denn er sieht die stabile Hundelederleine nicht, die ich in meinen Händen auf dem Rücken trage. Die Büsche am Waldesrand kommen nun gewaltig in Bewegung und ein lautes Schnaufen ist zu hören. Menschlich hört sich dieses Schnaufen nicht an. Sekunden später steht mein Bruno in voller Größe vor unserem Direktor. Furchterregend sieht er aus, jedenfalls für fremde Menschen, die meinen treuen Hund nicht kennen, mit langen Sabberfäden an den Lefzen. Herr Gellmann erstarrt beim Anblick dieses Tieres sofort zur Salzsäule und wird ganz blass unter seinem sonnengebräunten Teint.

Mit tiefer Stimme gebe ich ein Kommando: »Bei Fuß! Und Sitz!« Dann kommt mit weicher Stimme das Lob: »Braver Junge, braver Junge!« Ich leine meinen Bruno am Halsband an den großen Karabinerhaken und halte ihn kurz angebunden.

»Ich bedaure sehr, dass dieser Bodyguard auf Sie aufpasst, Frau Rehwald. Es wäre mir sonst eine große Freude gewesen, Sie noch auf ein Gläschen Châteauneuf du Pape in mein Appartement einzuladen. Wann sind Sie denn wieder in der Waldorf-Residenz?«

»Am Wochenende, Herr Direktor! Am Montag hat mir Herr Busch auch noch einen Frühdienst eingetragen. Vielleicht sieht man sich. Gute Nacht! Schlafen Sie gut!«

Und dann kommt besagter Montagmorgen, an dem ich so gegen acht Uhr auf dem Flur unterwegs bin. Wie immer halte ich mein Tablett in der Hand, wenn ich durch die Residenz laufe und auf dem Weg zu einer Pflege bin. Auf dem Tablett liegen die vielen Arzneikassetten mit den Medikamenten. Etliche Medizin-Becherchen mit Schmerztropfen und Lactulose stehen auch auf meiner Unterlage. Mit langen, forschen Schritten laufe ich durch das Foyer. Ich befinde mich auf dem Weg zu Frau Siegesmund, blicke für einen Augenblick auf meinen Laufzettel, der oben auf dem Tablett liegt, und renne fast unseren Direktor um, der mir von der Rezeption entgegenkommt.

»Verzeihung! Fast hätte ich Sie zu spät gesehen. Guten Morgen, Herr Gellmann. Hatten Sie ein schönes Wochenende?«

»Guten Morgen, Frau Rehwald. Danke der Nachfrage, ich habe am Wochenende meine Familie besucht und komme gerade hier wieder an. Sie haben aber auch immer einen flotten Schritt, schon wieder so fleißig?«

»Ja, das müssen wir aus der Pflege auch sein. Ach, du liebe Zeit, es ist schon fast acht Uhr, ich muss jetzt schnell zu Herrn Hübner, der braucht sein Insulin, bevor ich zu Frau Siegesmund gehe.«

»Wieso müssen Sie zu Herrn Hübner? Ich denke, die Diabetiker werden von Herrn Busch versorgt!«

»Ja, das sollte man denken. Der läuft seine ›Cheftour‹ doch schon eine Ewigkeit nicht mehr. Gleich schleicht er sich bestimmt wieder ins Haus. Er kommt immer durch die Hintertür aus dem Rosengarten und geht dann ins Restaurant, um sich sein Frühstück zu besorgen!«

»Wenn das stimmt, ist das ja ungeheuerlich! Was sollte ich denn Ihrer Meinung nach dagegen unternehmen?«

»Wenn Sie mich so fragen, werfen Sie dieses Kuckucksei endlich aus dem warmen Nest!« Der Satz platzt einfach so energisch aus meinem Mund. Normalerweise hasse ich Denunzianten, aber ich will, dass Heiner Busch endlich verschwindet.

»Frau Rehwald, ich setze mich jetzt mit einer Zeitung getarnt in die Kaminecke. Von dort aus habe ich einen sehr guten Blick auf die Hintertür. Bin gespannt, ob Herr Busch auch gleich erscheint!«

Nachdem ich meinen Frühdienst beendet habe, ist die Tür zu Heiners Büro verschlossen. Ich habe ihn in der Waldorf-Residenz nie wieder gesehen, denn er hat postwendend seine Kündigung bekommen. Bis zur Wirksamkeit der Kündigung hat er sich arbeitsunfähig gemeldet. Bis zum Dienstantritt der neuen PDL, Frau Puck, übernimmt Roberta vorübergehend die Pflegedienstleitung.

Ich habe noch eine unvergessliche Begegnung mit unserem Direktor. Ein paar Monate später. An einem Spätdienst klingele ich Sturm an der Tür zu seinem Büro.

»Herr Gellmann, kommen Sie schnell! Der lange Flur im zweiten Stock hängt voll weißer Rauchschwaden. Es brennt irgendwo in einem Appartement. Alles riecht nach Rauch!«

»Ja, was soll ich denn jetzt tun?«

»Meine Güte, es brennt irgendwo. Rufen Sie die Feuerwehr und kommen Sie schnell mit mir!«

»Versuchen Sie herauszufinden, aus welchem Appartement der Brandherd kommt und sagen mir gleich wieder Bescheid, Frau Rehwald!«

Ich renne kopfschüttelnd, so schnell ich kann, wieder in den zweiten Stock auf den langen Flur. Gefahr in Verzug! Schnell öffne ich der Reihe nach mit meinem Universalschlüssel die Türen der Appartements und werfe einen Blick in die Flure und auf die eingebauten Kochnischen, die sich in jeder Wohnung befinden. Nachdem ich etliche Türen geöffnet und einige Bewohner erschreckt habe, finde ich den Brandherd! Auf der Herdplatte eines alten Ehepaares, welches noch nicht von uns gepflegt wird, steht eine Pfanne mit schwarz verkohlten Zwiebeln und Speck! Aus der Pfanne schlagen schon die ersten Flammen und das Zwei-Zimmer-Appartement ist total verräuchert. Der alte Bewohner ist sehr erbost, dass ich so in seine Wohnung stürme, und schimpft lautstark.

»Gehen Sie beiseite, die Pfanne brennt! Sehen Sie das nicht? Weg, aus dem Weg!«, herrsche ich ihn an.

»Ich will die Zwiebeln mit dem Speck aber noch essen«, schreit der Alte und will mich zur Seite drängen.

Mir wird es jetzt zu bunt und ich schiebe ihn mit Kraft beiseite. Mit der brennenden Pfanne in einer Hand laufe ich zum Balkon, öffne die Tür und werfe mit bloßen Händen Blumenerde aus einem Geranienkasten auf die Flammen.

»Ich werde mich über Sie beschweren«, schreit der alte Bewohner!

»Damit Sie Bescheid wissen: Die Balkontür bleibt weit geöffnet, die ganze Wohnung ist verräuchert und der Stecker vom Herd wird von mir gezogen. Ich gehe jetzt zum Direktor und beschwere mich über Sie, fast hätten Sie das ganze Haus abgefackelt. Ob Sie hier noch einmal etwas kochen oder braten werden, möchte ich bezweifeln!« Ich bin fassungslos über die Uneinsichtigkeit mancher Menschen!

Unaufhaltsam für jedermann schreitet die Zeit voran. Es ist April 2006. Viel hat sich inzwischen in der Waldorf-Residenz ereignet. Unser neuer Direktor, Herr Gellmann, blieb nicht lange bei uns. Ein knappes Jahr nur! Es wurde gemunkelt, er sei mit seinen Arbeitsbedingungen nicht mehr einverstanden gewesen und habe sogar Klage vorm Arbeitsgericht erhoben! Einen neuen Direktor gibt es künftig nicht mehr. Nur einen Einrichtungsleiter, der noch für eine andere Pflegeeinrichtung in der Nachbarschaft zuständig ist, die auch zum Imperium gehört. Die Minijobs der Nachtportiers wurden auch allesamt schon seit längerer Zeit wegrationalisiert!

Die Nachfolgerin des Heiner Busch, die gertenschlanke Frau Puck, hielt sich auch nicht lange. Faul war sie nicht, das kann ich nicht sagen. Immer lief sie ihre ›Chefin-Tour‹! Ich hatte das zweifelhafte Vergnügen, dass sie an ihrem ersten Arbeitstag mit mir meine Tour laufen wollte. Ich gab mir extra große Mühe und machte alles oberordentlich. Sie kam mit meinem forschen Schritt nicht mit und hechelte immer ein paar Meter hinter mir her.

»Na, geht doch alles super einfach«, sagte sie schnippisch am Ende der Tour. »Ist alles leicht zu schaffen!«

Die kleine Frau Puck war eine absolute Profilneurotikerin, es war ihre erste Stelle als PDL. Ihren Aussagen konnte ich entnehmen, dass ihr fast alle Pflegeeinrichtungen schon bestens bekannt waren. Überall hatte sie schon gearbeitet. Sie litt außerdem unter dem »Napoleon-Syndrom«, nahm sich furchtbar wichtig und hatte von Mitarbeiterführung so viel Ahnung wie der Papst vom Gruppensex.

»Hallo, ich bin Frau Puck! Sie sprechen mit der Pflegedienstleiterin Frau Puck, was kann ich für Sie tun?« So meldete sie sich stets am Telefon.

Unsere Antipathie beruhte, wie es meistens ist, auf Gegenseitigkeit: »Meinen Sie, dass sich auch unser Bundespräsident am Telefon wie folgt meldet: Hallo, hier spricht der Bundespräsident, sie sprechen mit dem Bundespräsidenten, Herrn ... Glauben Sie mir: Richtig wichtige Leute müssen sich nicht mehr profilieren, Frau Puck!«

Während der nächsten Dienstbesprechung fragte sie alle Anwesenden um Erlaubnis, diese duzen zu dürfen. Als PDL wollte sie aber weiterhin auf das »Sie« als Anredeform bestehen. Alle waren damit einverstanden, oder es war ihnen schlichtweg egal. Ich war die Letzte, die gefragt wurde.

»Selbstverständlich bin ich für Sie Frau Rehwald, Frau Puck«, antwortete ich. Vor Wut, Sprachlosigkeit und Hilflosigkeit lief unsere PDL vor versammelter Mannschaft ultraviolett an.

Frau Puck blieb nur wenige Monate, vielleicht hatte sie Probleme mit den Pflegeabrechnungen, ich weiß es nicht! Gewiss habe ich ihr auch keine Träne hinterhergeweint.

Geschmerzt hat mich, dass viele der nettesten Bewohner und Bewohnerinnen nur kurze Zeit ihren Lebensabend in der Waldorf-Residenz mehr oder weniger genießen konnten. Nicht zuletzt aufgrund des hohen Alters der Menschen. Die Appartements wurden meist schnell wieder vermietet und eine neue Generation Bewohner/-innen zog bei uns ein.

Wie in jeder Pflegeheimeinrichtung steht auch bei uns oft der Rettungswagen und der Wagen des Notarztes vor der Tür! Manches Mal kommen die Bewohner/-innen noch aus dem Krankenhaus zurück, wenn auch oft nur für kurze Zeit. Die langen, schwarzen Combi-Limosinen der Bestattungsinstitute benutzen lieber die Einfahrt durch die Tiefgarage, das ist unauffälliger und pietätvoller, wenn die Särge im Fahrstuhl gleich in die Tiefgarage transportiert werden ... Dort stehen nur wenige Autos, der Mercedes des Ehepaares Klingenberg zum Beispiel.

Das alte Ehepaar Klingenberg habe ich oft und gern gepflegt. Beide sind vollorientiert und hochgebildet, keineswegs eingebildet. Der Ehemann ist schwerpflegebedürftig und nicht ohne Stolz erwähnt er gern, früher einmal mit einem weltbekannten Krebsarzt befreundet gewesen zu sein. Mit Prof. Dr ... – ich weiß den Namen nicht mehr. Der Arzt erlag dann selbst der heimtückischen Krankheit Krebs, gegen die er immer angekämpft hatte. Frau Klingenberg ist mit der Pflegestufe I erheblich pflegebedürftig und fährt noch kurze Strecken mit ihrem Auto.

Nachdem ich das Ehepaar Klingenberg in einem Spätdienst gepflegt habe, bittet mich der Mann, mich für wenige Minuten zu setzen. Er wolle mir ein paar wichtige Fragen stellen.

»Ich möchte Ihnen einige Fragen stellen, Schwester Annette, wenngleich es mir etwas unangenehm ist. Besitzen Sie einen gültigen Führerschein? Und, wenn ja, sind Sie eine gute und sichere Autofahrerin?«

»Ja, Herr Klingenberg, ich habe meinen Führerschein seit dem 11. August 1977, das weiß ich genau. Toi, toi, toi, bin ich immer unfallfrei gefahren.«

»Meine Frau und ich möchten so gern noch einmal nach Berlin. Unsere beiden Söhne leben dort mit den Schwiegertöchtern. Wir haben auch schon fünf Enkelkinder, die wir gern noch einmal besuchen möchten. Meine Frau traut sich die lange Fahrt nach Berlin nicht mehr zu und für meine Kinder ist es nicht zumutbar, uns abzuholen und wieder heimzufahren. Das möchten wir nicht. Außerdem sind wir ständig auf Hilfe und Pflege angewiesen. Hätten Sie am nächsten Wochenende Zeit? Möchten Sie unsere Privatpflegerin und Chauffeurin bis nächsten Montag sein? Von Samstag bis Montag! Sie werden es sicherlich nicht bereuen, das verspreche ich Ihnen! Wir fahren mit unserem Wagen und Sie bewohnen ein Gästezimmer im Haus meines ältesten Sohnes. Hätten Sie Zeit und Lust, Schwester Annette?«

»Ich habe wirklich in den nächsten Tagen frei, worüber ich sehr froh bin. Mein Mann fährt zur See und ist zurzeit auf großer Fahrt. Es gibt da nur ein Problem: Meine liebe Bordeaux-Dogge Bruno! Unmöglich kann ich den Hund allein lassen! Warten Sie einen Augenblick, ich muss nachdenken ... Mein erwachsener

Sohn Alexander würde bestimmt Bruno zu sich und seiner Freundin nehmen, wenn ich ihn darum bitte. Ich sage Ihnen morgen Abend Bescheid!«

Ich habe nicht nach meiner Entlohnung gefragt und keine Forderungen an das nette Ehepaar gestellt. Am nächsten Samstag um acht Uhr bin ich in ihrer Wohnung und helfe beim Kofferpacken. Nachdem das Ehepaar gepflegt ist und gefrühstückt hat, fahre ich mit ihnen zu den Kindern nach Berlin.

Am Montag, noch rechtzeitig zum Mittagessen gegen 13 Uhr, bin ich zurück in der Residenz. Das Ehepaar lädt mich zum Mittagessen ein. Nachdem ich beide in ihre Wohnung begleitet habe, überreicht mir Frau Klingenberg einen Briefumschlag. Überrascht schaue ich hinein.

»Frau Klingenberg, im Briefumschlag sind 1.500 Euro!«

»Jawohl, Schwester Annette, wir sind Ihnen so dankbar, niemals hätten wir mit dem Zug fahren können, das Umsteigen hätten wir nicht geschafft wegen der Pflegebedürftigkeit. Unsere Kinder wären auch mit der Pflege, die wir benötigen, überfordert gewesen. Sie haben uns einen großen Herzenswunsch erfüllt. Bitte nehmen Sie das Geld als Geschenk, wir freuen uns so. Für jeden Tag 500 Euro für ihre Hilfe.«

»Bei meinem Minilohn in der Residenz müsste ich dafür über vier Monate arbeiten, hetzen und jagen, von einem zu anderen. Es hat mir große Freude bereitet, sie zu begleiten. Ganz lieben Dank!«

Insgesamt bin ich in zwei Jahren fünfmal mit dem netten Ehepaar nach Berlin gefahren. Ein letztes Mal sehe ich Herrn Klingenberg im Herbst 2009, lange nach meiner Zeit in der Waldorf-Residenz. Er sitzt im Rollstuhl und wird von seinem jüngsten Sohn geschoben, der mich auch gleich wiedererkennt. Beide kommen an meinem Haus vorbei, während ich gerade meinen Vorgarten saubermache. Aus der Zeitung weiß ich schon längst, dass Frau Klingenberg vor ein paar Monaten gestorben ist. Ich habe auch eine Kondolenz geschrieben.

»Herr Klingenberg? Kennen Sie mich noch? Ich bin es, Schwester Annette!«

»Ja, Schwester, ich kenne Sie noch gut. Meine Frau musste

vor mir gehen und ich bin ein gebrochener Mann. Ich wohne jetzt oben auf der Pflegestation. Es ist einfach schrecklich. Hoffentlich kann ich bald zu meiner Frau!«

Ostersonntag, 16. April 2006, gegen 17.15 Uhr. Mein Mann ist zu Hause und am Nachmittag sind Gäste da. Gerade ist die Kaffeetafel abgeräumt und ich habe Sekt eingeschenkt, als mein Telefon klingelt. Mein Kollege Jürgen ist dran und ganz aufgeregt:
»Annette, wann kommst du? Ich bin im Spätdienst ganz allein! Du bist doch im Dienstplan eingetragen!«

Nein, ich bin nicht im Dienstplan eingetragen für diesen Spätdienst, jedenfalls nicht, als ich zuletzt in der Waldorf-Residenz war. Die Nachfolgerin der Frau Puck, ein dickes Trampeltier ohne Umgangsformen, ändert die Dienste ganz nach Belieben. Sie muss nur radieren, weil sie immer mit Bleistift schreibt. Mein Mann muss sich allein um unsere Gäste kümmern, denn ich laufe gleich zu meinem Kollegen und helfe ihm. Aber ich habe gründlich von allem gestrichen die Nase voll und keine Lust mehr. Noch am späten Abend schreibe ich meine Kündigung.

Im Rückblick erinnere ich mich, dass ich mich schon im Juni 2003 für gerechtere Arbeitsbedingungen des Pflegepersonals einsetzte und einen wichtigen Brief mit folgenden Überschriften verfasste: *Übergabezeiten sind Arbeitszeiten • Abbau der Überstunden.*

Den Brief druckte ich sogar mit Hilfe meines Übersetzungsprogramms in russischer und polnischer Sprache aus, um ihn für Jürgen, für die anderen Kolleginnen aus den GUS-Staaten und für unsere polnische Kollegin verständlich zu machen. Wochen, nachdem ich den Brief ausgelegt hatte, traute sich immer noch niemand zu unterschreiben. Es war nur meine Unterschrift vorhanden. Alle zitterten um ihren Arbeitsplatz und ließen sich jede Ungerechtigkeit gefallen. Dann darf man sich nicht wundern, wenn sich nichts ändert!

Bereits im Oktober 2002 erschien in meiner Lokalzeitung ein Artikel als Thema des Tages mit einem großen Symbolfoto auf der ganzen Seite und dieser Schlagzeile: *Pflege im Schweinsgalopp – Missstände in der Altenpflege aus der Sicht des Pflegepersonals.*

Ganz besonders hatte ich den chronischen Zeitmangel in diesem Artikel angeprangert ... Zitat: »Hauptmissstand ist der Zeitmangel in der Pflege. [...] Dieser entsteht durch Personalmangel. [...] Der Personalmangel ist sehr oft bewusst herbeigeführt, weil die Pflegeinstitutionen ein Minimum an Mitarbeitern/-innen einsetzen, da möglichst viele Pflegen in möglichst kurzer Zeit abgeleistet werden sollen. Hier wird nach marktwirtschaftlichen und finanziellen Aspekten entschieden und nicht nach humanitären. Der medizinische Dienst der Krankenkassen sollte unangemeldet in den Pflegeheimen erscheinen, nicht morgens um acht Uhr, sondern bei Dienstbeginn, am besten gleich um sechs Uhr, und die Touren der Pflegekräfte mitlaufen, im Pflegeakkord!«

Als meine Lieblingsbewohnerin Frau Katenkamp diesen Artikel in unserer Zeitung las, war sie ganz ergriffen und sagte: »Schwester Annette, haben Sie heute schon die Zeitung gelesen? Das ist ja alles so beschrieben, als wäre es bei uns, in der Waldorf-Residenz!«

»Na, damit hätte ich nicht gerechnet, dass die Zeitung den Artikel so schnell druckt. Da hat die Chefredakteurin ganz schnell gehandelt.«

»Sagen Sie bloß, Sie haben den Artikel geschrieben?«

Ich zwinkerte Frau Katenkamp zu und sagte: »Psst! ... Das möchte ich auch gerne wissen, wer den Artikel geschrieben hat!«

Wenn ich von Frau Katenkamp als meine Lieblingsbewohnerin spreche, dann meine ich das auch so. Bereits seit 1992 wohnt Frau Katenkamp in der Waldorf-Residenz und lebt heute immer noch dort. Nach einem schweren Schlaganfall landete sie 1992 ganz oben auf der Pflegestation, war fast ganz gelähmt und konnte nicht sprechen. Die Frau hat es als einzige mir bekannte Person geschafft, die Pflegestation wieder zu verlassen und 1993 ein Appartement der Residenz zu beziehen. Mit einem unerschütterlichen Willen und eiserner Selbstdisziplin hatte sie an sich gearbeitet und alle Anweisungen des Physiotherapeuten befolgt. Immer hatte sie gedacht: Ich will! Ich will ... hier wieder raus und laufen können. Inzwischen müsste sie weit über neunzig sein und ich sehe und spreche noch oft mit ihr, wenn sie mit Hilfe ihres Rollators spazieren geht.

Mein Mann ist ein Schelm und kennt mich natürlich ganz genau. Er weiß, wie er mich auf die Palme bringen kann. Monate nach meiner Kündigung in der Waldorf-Residenz sagt er verschmitzt zu mir: »Liebling, ich bin ja um einige Jahre älter als du. Ich könnte mir sehr gut vorstellen, dass wir bald unser Haus verkaufen und auch in die Waldorf-Residenz ziehen, das könnte mir gut gefallen. Dort ist es doch so schön!«

»Da kannst du dann allein einziehen und wenn du Glück hast, besuche ich dich dort auch. Ich bleibe jedenfalls in meinem Haus wohnen, solange ich kann!«

Auf meine Worte reagiert mein abgeklärter Mann überhaupt nicht. Stattdessen studiert er weiterhin den Wirtschaftsteil unserer Zeitung und sagt mit bierernster Miene: »Sieh an, sieh an, mein Liebling! Kaum bist du aus der Waldorf-Residenz weg, ist der Aktienkurs des Pflegeunternehmens gewaltig gestiegen! Hahaha!«

Engel der Finsternis

Gut, dass ich in der »Waldorf-Residenz« immer nur ein kurzes, wenn auch anstrengendes »Gastspiel« gebe. Unter gar keinen Umständen will ich dort als Halbtags- oder Vollzeitkraft arbeiten. NIEMALS! Da such ich mir lieber privat eine Zusatzbeschäftigung und gebe folgende Annonce unter »Stellenmarkt« in unserer Lokalzeitung auf:

Nette Altenpflegerin bietet stundenweise Begleitung und Betreuung, entlaste auch pflegende Angehörige. Eigener PKW vorhanden. CHIFFRE

Ein paar Tage später schickt mir die Zeitung einen Sammelbriefumschlag mit den Zuschriften, die ich nach und nach öffne.
Hier ein paar Auszüge:

Hallo, Unbekannte!
Suche für meine Mutter, 83 J., Pflegestufe III, Rund-um-die-Uhr-Betreuung und Pflege, hübsches möbliertes Zimmer wird gestellt. Essen, Trinken und Wohnen frei, Bezahlung nach Vereinbarung. Max. im Monat 600,– €. Bis bald!

Sucht der eine Sklavin und will sich den Rest des Pflegegeldes in die eigene Tasche stecken, oder was? STUNDENWEISE habe ich geschrieben, du Vollidiot! Ab in die Tonne!

Sehr geehrte Dame,
ich möchte gerne einmal in der Woche zum Friedhof und das Grab meines Mannes besuchen und danach zum Wochenmarkt. Suche Fahrerin und Begleitung. Ihr Wagen muss aber groß genug sein und Platz für einen Rollstuhl haben, bin stark gehbehindert. Leider habe ich nur eine kleine Rente, kann Ihnen 5,– € in der Stunde zahlen.
Bitte melden Sie sich! Liebe Grüsse

Sorry! Sollte die Dame tatsächlich solch eine bescheidene Rente beziehen, wovon ich nicht restlos überzeugt bin, täte mir das leid. Aber jede Arbeit ist ihres Lohnes wert!

Mein Geländewagen ist zwar groß genug, um einen Rollstuhl unterzubringen, ich kann und vor allem will ich aber nicht für fünf Euro in der Stunde mit der Frau durch die Gegend fahren. Die soll sich ein Taxi bestellen, um sich einen Eindruck über die Kosten zu verschaffen, oder eine hilfsbereite, gutmütige Nachbarin um Hilfe bitten ...

Tonne!

Sehr geehrte Inserentin,
suche nette Person, die meiner Mutter jeden Abend beim Ent-
kleiden und Waschen behilflich ist und einen Toilettengang mit
ihr durchführt. Gegen 20.30 Uhr sollten Sie meine Mutter dann
ins Bett bringen. Dauert alles nur eine knappe halbe Stunde. Ha-
be leider keine Zeit, mich persönlich um meine Mutter zu küm-
mern. Morgens kommt ein Pflegedienst. Damit ist das Geld aus
der Pflegestufe aufgebraucht und es wäre zu teuer, wenn ich den
Pflegedienst auch abends bestellen würde. Bitte helfen Sie! Zahle
6,– € pro Einsatz.
Mit freundlichem Gruß

Tja, auch wenn die Zuschrift aus meinem Ort kommt, 365 Tage im Jahr für eine halbe Stunde dort antanzen? Der spinnt wohl ...

Tonne!

Hallo,
was kosten Sie denn in der Stunde??
Kommen Sie auch aus Lehnstedt?
Bitte rufen Sie mich an.

NEE, aus Lehnstedt komme ich nicht, ist über dreißig Kilometer entfernt, und außerdem sind Sie mir zu einfach »gestrickt«! ...

TONNE!

Sehr geehrte Unbekannte,
wenn Sie noch jung und knackig sind, möchte ich mich sehr gern
ab und zu so richtig von Ihnen »pflegen« lassen. Meine Frau ist
vollberufstätig und den ganzen Tag über nicht zu Hause.
Bin ganz neugierig und freue mich darauf, Sie kennen zu lernen!
Bis bald, Ihr ...

JAAA, der soll mich kennen lernen! Den rufe ich an.

Zuerst atme ich mehrmals tief durch und wähle mit unterdrückter Rufnummer seine Nummer. Er meldet sich mit seinem Namen, wie im Brief unterschrieben ... wie kann man nur sooo blöd sein!

Ich (mit super-erotischer, etwas dunklerer Stimme): »Jaaa, haaalloo? Ich wollte mich für Ihre nette Zuschrift bedanken ...«

Er: »Ach, wie schön, dass Sie sich melden!«

Ich: »Sie wünschen einen Hausbesuch?«

Er: »Jaaa, aber sagen Sie mir bitte erst mal, ob Sie gut ›gebaut‹ sind ... können Sie sich etwas beschreiben?«

Ich: »Aber ja, damit Sie wissen, was auf Sie zukommt! Ich bin eine sehr gepflegte, attraktive Blondine mit hellblauen Augen, 24 Jahre jung, 1,72 Meter groß und schlank. Kleidergröße 38, verstehen Sie? Ich habe superlange, schöne Beine, eine schmale Taille und feste, große Brüste! Meine leicht gebräunte Haut ist streichelzart.« Ich höre schon am Telefon, wie ihm das Wasser im Mund zusammenläuft. So geifert er ...

Er: »Ach, das ist ja fast zu schön, um wahr zu sein. Sie sind voll mein Typ ..., ach, wenn wir doch schon zusammen ... würden!«

Ich: »Okay, dafür brauche ich Ihre Adresse, sonst kann ich Sie nicht finden!«

Er gibt mir die genaue Adresse durch und beschreibt auch noch ausführlich den Weg!

Ich: »Und wenn Sie jetzt geglaubt haben, dass ich einen solchen widerlichen, dummgeilen alten Sack wie Sie besuche, dann haben Sie sich geschnitten! Bestellen Sie sich doch ein Call-Girl und drücken 400 Euro dafür in der Stunde ab. Passen Sie höllisch auf, dass Ihre Frau nichts von all dem erfährt!«

Er hört sich alles an, schnauft ein paar Mal, keucht, als bekäme er Atemnot, und legt auf. Sonst wäre mir bestimmt noch mehr eingefallen ...

TONNE!

Sehr geehrte unbekannte Dame,
ich suche dringend für meinen Lebensgefährten, 39 Jahre, eine nette und zuverlässige Begleit- und Betreuungsperson, ca. ein-, zweimal in der Woche für vier bis fünf Stunden. Finanziell werden wir uns bestimmt einig werden.
Infolge einer schweren Krankheit wurde mein Lebensgefährte vor zwei Jahren **taubblind.** *Wir verständigen uns über ein Handtast-Alphabet, was aber relativ schnell und einfach zu erlernen ist. Außerdem können Sie mit meinem Freund über seinen PC kommunizieren. Er benutzt ein spezielles PC-Vorsatzgerät.*
Wir beide würden uns sehr freuen, Sie bald persönlich kennen lernen zu dürfen.
Herzliche Grüße, Ihre Dorothea Schmitz

Frau Schmitz rufe ich noch am selben Abend an!

Ihre Stimme klingt hell und freundlich, aber Informationen will sie am Telefon nicht geben, lieber alles persönlich besprechen. Sie gibt mir nur die Adresse bekannt und beschreibt den Weg, den ich aber bereits kenne. Die Straße liegt nicht weit von meinem Haus entfernt, etwa fünf Kilometer. Wir haben uns für den nächsten Abend um 19 Uhr verabredet. Ich kann mir überhaupt nicht vorstellen, was mich erwartet, bin aber sehr ergriffen von dem Schicksal des Lebensgefährten.

Ich liege gut in der Zeit, als ich am nächsten Abend von der langen, breiten Parkallee nach links in eine kleine Seitenstraße abbiege, dann noch zweimal links und dreimal rechts fahre und schließlich direkt vor dem gepflegten Reihenendhaus am Straßenrand parken kann. Ich laufe durch den kleinen Vorgarten und um Punkt 19 Uhr läute ich an der Haustür.

Eine schlanke junge Frau mit halblangen brünetten Haaren öffnet mir die Tür. Sie ist gut und gern zehn Jahre jünger als ich und auch mindestens zehn Zentimeter kleiner. Ein freundliches, völlig ungeschminktes Gesicht lächelt mich an.

»Frau Rehwald? Hallo, ich bin Dorothea Schmitz. Wir haben sie schon sehnsüchtig und mit Spannung erwartet. Bitte treten Sie ein!«

Sie führt mich in das geschmackvoll eingerichtete Wohnzimmer. Es ist modern, hell und nicht zu überladen möbliert. Ein junger Mann sitzt mit dem Rücken zu mir gewandt neben dem Wohnzimmerfenster vor seinem Computer. Er nimmt keinerlei Notiz von mir.

»Setzen Sie sich bitte! Bevor ich Sie meinem Freund vorstelle, muss ich noch ein paar Sätze mit Ihnen reden. Also, mein Freund Reinhard ist erst vor gut zwei Monaten aus dem TBZ nach Hause gekommen.«

»Aus dem TBZ?«

»Entschuldigung, dass ich es nicht erklärt habe. Aus dem Taubblinden-Zentrum Hannover. Wenn ich die Krankenhausaufenthalte abrechne, hat Reinhard dort über 22 Monate gelebt. Im TBZ hat er die Blinden-Vollschrift und auch den Umgang mit seinem PC-Vorsatzgerät erlernt.«

»Frau Schmitz, wie ist es denn zu der Taubblindheit gekommen?«

»Es war so furchtbar ... Vor zwei Jahren brach bei Reinhard eine Meningokokken-Infektion aus. Er bekam eine schwere Hirnhautentzündung, lag eine Woche im Koma. Die Sehnerven wurden völlig zerstört und das Hörzentrum auch. In der Medizinischen Hochschule Hannover wurde ihm sogar ein Cochlea-Implantat (Innenohrprothese für Gehörlose, deren Hörnerv noch funktioniert) eingesetzt, mit der Hoffnung, wenigstens einen Teil des Gehörs wiederzuerlangen. Alles vergeblich.«

»Wie kann ich Ihnen denn jetzt helfen, Frau Schmitz? Ich muss gestehen, dass ich ganz ergriffen von dem bin, was Sie mir erzählen, mir fehlen fast die Worte.«

»Wenn Sie sich ein- bis zweimal in der Woche um Reinhard kümmern würden, wäre das wunderbar. Ich arbeite den ganzen Tag als Sekretärin in einer Spedition und vor 17 Uhr bin ich in der Woche nie zu Hause. Jetzt wird Reinhard fast jeden Tag von seiner Mutter besucht. Aber er will das nicht mehr. Die Frau ist schon über siebzig und wohnt am anderen Ende der Stadt. Außerdem ist die Mutter fix und fertig und ständig am Weinen, wenn sie bei ihrem Sohn ist, und mit dem Lormen kommt sie schlecht klar!«

»Was ist denn das? Es gibt so vieles, was ich noch nicht kenne ...«

»Ich habe Ihnen hier das Handtast-Alphabet für Taubblinde nach Hieronymus Lorm ausgedruckt. Der hat es erfunden ... Schauen Sie sich das in Ruhe zu Hause an und üben Sie schon ein wenig, wenn Sie möchten. Jeder Buchstabe hat einen festen Platz in der Handinnenfläche. Durch einmaliges oder mehrmaliges leichtes Drücken auf die Fingerkuppen oder durch Streichen an bestimmten Fingern oder auch Zusammendrücken von mehreren Fingern lormen Sie einen Buchstaben. Für Außenstehende ist das eine Geheimsprache, aber haben Sie keine Angst davor, Sie werden sich wundern, wie schnell und gut Sie es nach kurzer Zeit beherrschen werden. Sind Sie Rechtshänderin?«

»Ja, das bin ich.«

»Dann müssen Sie Reinhard in die linke Handinnenfläche lormen. Ich zeige Ihnen gleich noch, wie Sie ihn sicher führen können. Bedenken Sie bitte, dass Sie für vier Augen sehen und auch für zwei Ohren hören müssen, Reinhard kann keine Gefahren erkennen. Ängstlichkeit oder Unsicherheit könnte Lebensgefahr für ihn bedeuten. Und bitte, unternehmen Sie mit Reinhard, was immer Sie wollen. Sie haben *alle Freiheiten*. Fragen Sie ihn ganz einfach, worauf er Lust hat. Lange Spaziergänge wären schön. Der Park ist ganz in der Nähe und nicht weit von hier gibt es auch einen schönen Wanderweg!«

Ich bin wohl etwas blass um die Nasenspitze geworden und atme sehr schwer.

»Ich werde Sie jetzt Reinhard vorstellen.«

Frau Schmitz nimmt die linke Hand ihres Freundes und gibt eine Zeichensprache in die Handinnenfläche, alles rasend schnelle Bewegungen. Für mich sind das böhmische Dörfer, so etwas habe ich vorher noch nie gesehen. Der Freund erhebt sich und beginnt zu lachen. Er ist dunkelblond, Ende dreißig, mit breiten

Schultern und hat eine durchtrainierte, drahtige Figur, etwa 1,85 Meter groß.

»Hallo, Frau Rehwald ... hiiiiiiii, jaaaa, ich habe schon auf Sie gewartet. Freut mich, dass Sie hier sind.«

Ich sehe seine ausgestreckte rechte Hand und halte diese fest, sehr lang fest.

»Na, was meinen Sie, wollen wir beide es mal miteinander versuchen?«

Ich drücke die Hand fester.

»Ich bin Reinhard, es wäre schön, wenn wir uns duzen würden, alles andere ist schon kompliziert genug. Darf ich Annette zu dir sagen?«

Vor mir steht ein junger, gutaussehender Mann mit trüben Augen. Die Pupillen können mich nicht fixieren und die linke Pupille befindet sich nicht in der Mitte des Auges, sondern ist leicht nach außen gerollt. Ich drücke die Hand jetzt zweimal fest kurz hintereinander.

»Frau Rehwald, ich möchte Sie jetzt fragen, ob Sie den Job annehmen möchten, wir haben ja auch noch nicht über das Finanzielle gesprochen. Reinhard bezahlt Sie von seinem Geld. Wie gerne wäre er gesund und hätte finanzielle Sorgen, doch leider ist es umgekehrt. Wären Sie mit 100 Euro für vier Stunden einverstanden? Ich lege das Geld jedes Mal auf den Wohnzimmertisch und ein Schreibblock liegt da auch, wo wir beide uns mitteilen können, wenn es notwendig ist. Meine Handy- und Telefon-Nummer von der Arbeit schreibe ich Ihnen auch auf, aber bitte rufen Sie wirklich nur in dringenden Notfällen an!«

»Ja, Frau Schmitz, ich werde mein Bestes versuchen, wenngleich ich nicht weiß, ob ich dieses Lormen hinbekomme.«

»Ich freu mich so sehr für Reinhard, dass Sie es versuchen wollen, ihm Gesellschaft zu leisten. Kommen Sie, ich zeige Ihnen jetzt alle Räumlichkeiten des Hauses und auch, wo der Kaffee und die Filtertüten zu finden sind. Haben Sie übermorgen um zwölf Uhr für zirka vier Stunden Zeit für Reinhard?«

»Ja, das geht. Ich habe dann zwar Frühdienst in der Waldorf-Residenz, aber das geht.«

»Prima! Ach, ganz wichtig: Bitte seien Sie immer pünktlich, so wie heute. Reinhard kennt die Uhr genau, er benutzt eine

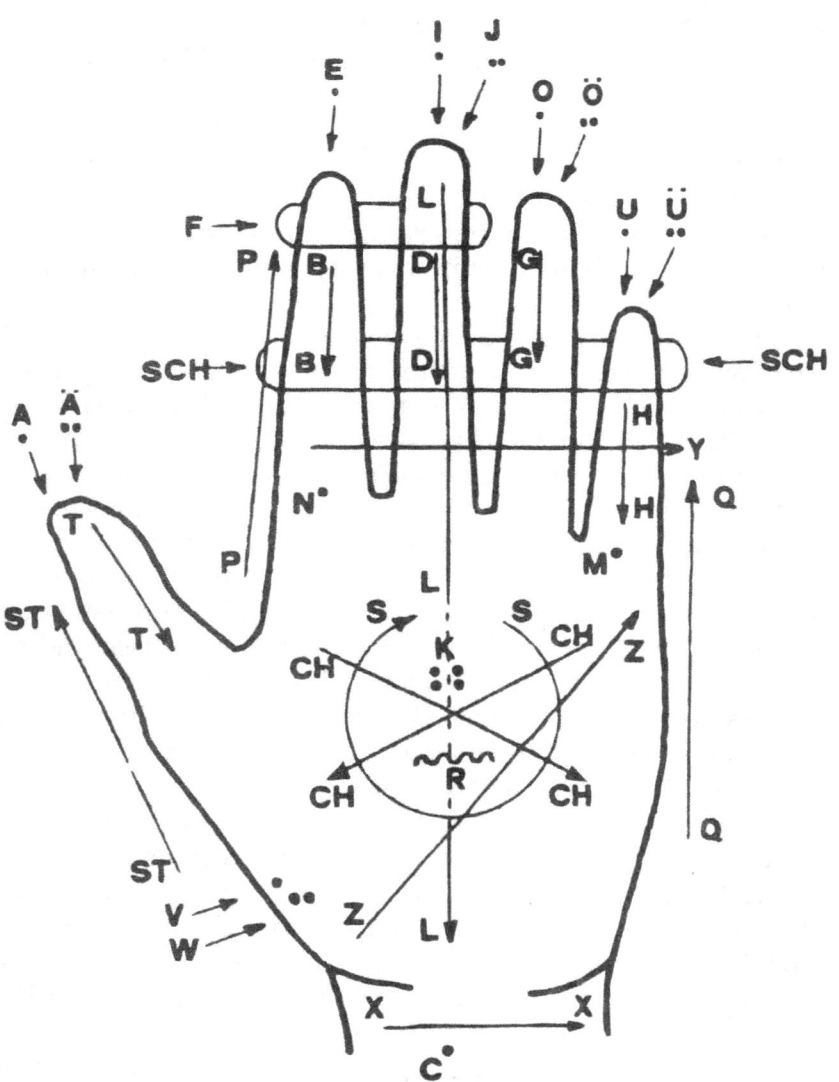

Das Lormalphabet

Punkt auf...

A = die Daumenspitze

E = die Zeigefingerspitze

I = die Mittelfingerspitze

O = die Ringfingerspitze

U = die Kleinfingerspitze

M = die Kleinfingerwurzel

N = die Zeigefingerwurzel

V = den Daumenballen, etwas von außen

Zwei Punkte auf...

Ä = die Daumenspitze

Ö = die Ringfingerspitze

Ü = die Kleinfingerspitze

J = die Mittelfingerspitze

W = Daumenballen, etwas von außen

Kurzer Abstrich...

B = auf der Mitte des Zeigefingers

D = das gleiche am Mittelfinger

G = das gleiche am Ringfinger

H = das gleiche am Kleinfinger

T = das gleiche am Daumen

C = Punkt am Handgelenk

CH = schräges Kreuz auf den Handteller

F = leichtes Zusammendrücken der Spitzen von Zeige- und Mittelfinger

K = Punkt mit vier Fingerspitzen auf den Handteller

L = langer Abstrich von den Fingerspitzen zum Handgelenk

P = langer Aufstrich an der Außenseite des Zeigefingers

Q = langer Aufstrich am Außenrand der Hand (Kleinfingerseite)

R = leichtes Trommeln der Finger auf den Handteller

S = Kreis auf den Handteller

SCH = leichtes Umfassen der vier langen Finger

ST = langer Aufstrich an der Außenseite des Daumens

X = Querstrich auf das Handgelenk

Y = Querstrich über die Finger der Mitte

Z = Schrägstrich vom Daumenballen zur Kleinfingerwurzel

Quelle: *Deutsches Taubblindenwerk gGmbH Hannover, Gudrun Bilges*

Blindenuhr und erwartet Sie dann schon vor der geöffneten Haustür. Alle weiteren Termine ›sprechen‹ Sie dann künftig mit Reinhard ab, denn er ist die Person, um die es geht. Alles Gute und vielen, vielen Dank, dass Sie sich um meinen Freund kümmern wollen.«

Am übernächsten Tag parke ich meinen Wagen bereits überpünktlich um 11.50 Uhr vor dem Haus und beobachte gespannt die Haustür. Um 11.58 Uhr öffnet sie sich und ich sehe einen jungen Mann etwas hilflos neben der halb angelehnten Tür stehen.

Fast zärtlich berühre ich seine rechte Hand, denn ich will ihn nicht erschrecken.

»Na, Annette, da bist du ja, dann komm mal rein.«

Reinhard geht mit langsamen, vorsichtigen Schritten über den Flur und tastet sich an der Wand entlang. Jeden Quadratzentimeter der Wand und auch des Hauses mit seiner Einrichtung scheint er zu kennen. Er setzt sich auf die Wohnzimmercouch und lächelt mich an.

»Nimm erst mal dein Geld, Annette, das ist wichtig, es gehört dir.«

Auf dem Wohnzimmertisch steht ein prächtiger Blumenstrauß. Auf dem Schreibblock steht:

Liebe Frau Rehwald, bitte nehmen Sie die Blumen als kleines Zeichen meiner großen Dankbarkeit, dass Sie sich um Reinhard kümmern wollen. TOI, TOI, TOI, Ihre Dorothea Schmitz

»Die Blumen sind auch für dich, vergiss Sie nicht mitzunehmen, bevor du gehst. Ich nenne Dorothea ›Dodo‹, am liebsten möchte ich dich ›Annie‹ nennen, darf ich das?«

Es wird höchste Zeit, dass ich mich ihm jetzt mal mitteile und für das Geld und die Blumen bedanke ... Etwas aufgeregt lege ich das Blatt mit der Zeichnung des Lorm-Alphabets direkt vor meinen Augen auf den Tisch und setze mich an seine linke Seite. Mit meiner schweißnassen rechten Hand beginne ich, die einzelnen Buchstaben in seine linke Handinnenfläche zu lormen, die ich vorher auf dem Papier suchen muss.

Reinhard wiederholt alles, was ich ihm mitteile. Für mich ist das sehr wichtig, denn ich muss wissen, ob er auch alles richtig verstanden hat ...

»Annie, sei nicht so aufgeregt, ich beiße dich nicht ... hiiii.«

Dafür, dass Reinhard absolut taub ist, klingt seine Stimme verblüffend leise und er hat eine fast zärtliche Betonung in seinen Sätzen. Nur sein Lachen befremdet mich, es klingt schrill, manchmal kichernd, gurgelnd, giggerig ...

»Aller Anfang ist schwer, Annie! Am besten, wir setzen uns heute vor den PC, ich rufe ein spezielles Programm auf und du schreibst mir ganz normal über die Tastatur. Erzähle mir ein bisschen über dich. Wer bist du? Was machst du ... und bist du auch verheiratet? Hast du Kinder? Welches Sternzeichen bist du? ...

Was Reinhard jetzt macht, checke ich überhaupt nicht. Er muss diverse Befehlstasten blind drücken und hält seine Hände vorsichtig auf das Vorsatzgerät seines PCs.

»Ja, da staunst du, was? Das Gerät ist ein Braille Lite 40 und war so teuer, dass man sich dafür einen Kleinwagen hätte kaufen können. Hat aber die Krankenkasse bezahlt ... HA ... Nun mal los, Annie, ich bin neugierig!«

Schüchtern bin ich nicht, nie gewesen, nur ein bisschen aufgeregt, und ich beginne, in die Tastatur zu hämmern. Alles, was ich geschrieben habe, ertastet Reinhard als Blinden-Vollschrift. Das Gerät übersetzt es ... GENIAL!

Nach einer guten Stunde weiß er schon viel über mich und ich über ihn. Denn Reinhard spricht gern und viel. Ich weiß, dass er über achtzehn Jahre den langen Weg nach Bremen fuhr, um als Facharbeiter in einem großen Stahlwerk zu arbeiten. Die letzten vier Berufsjahre war Reinhard von seiner eigentlichen Arbeit freigestellt, weil ihn seine Kollegen mit großer Mehrheit zum Betriebsrat gewählt hatten. Außerdem ist er, wie ich, im Sternzeichen Löwe geboren. Genau wie ich, Löwe, Aszendent Löwe, zweite Dekade. Er hat drei Tage nach mir Geburtstag!

Offen und ehrlich spricht Reinhard auch über seine Jugendsünden. Er probierte einige Drogen aus. Es fing mit einem Joint an und steigerte sich zum Koksen. Auch LSD nahm er. Heroin spritzte er sich angeblich nie, machte dafür aber schlimme Experimente mit Giftpilzen, deren halluzinogene Wirkung so stark war, dass er davon einmal fast wahnsinnig geworden wäre.

»Annie, bitte koch uns doch mal einen Kaffee, stark, wenn's geht, kein gefärbtes Wasser. In der Küche müssten auch noch ein paar Kekse sein. Ich gehe hinaus auf die Terrasse und muss jetzt in Ruhe ein Zigarettchen rauchen. Rauchst du auch?«

»Ja, leider! Das ist mein großes Laster ... Gott sei Dank habe ich mit anderen Drogen niemals Erfahrungen gesammelt, Reinhard.«

»Au, das passt gut. Ich rauche auch wie ein Schlot, selbstverständlich nur auf der Terrasse, sonst wäre unser Haus schon längst abgebrannt ... hiiiii!«

Geschlagene zwei Stunden sitzen wir bei schönem Wetter auf der Terrasse, trinken unseren Kaffee, rauchen ein paar Zigaretten und Reinhard redet und redet ... über sein Leben, als er noch sehen und hören konnte, und darüber, was er vorher gemacht hat. Das Lormen strengt mich sehr an, aber ich kann mich ihm schon gut mitteilen, das Schneckentempo nimmt langsam ab und es entstehen schon längere Sätze. Aber ohne das Blatt Papier mit dem Ausdruck des Lorm-Alphabets würde ich ihm keine Handzeichen geben können, auswendig beherrsche ich die Zeichen noch nicht. Dass ich in der ganzen Zeit nicht ein einziges Wort rede, fällt mir gar nicht auf, zu sehr bin ich beschäftigt.

Ich fühle mich irgendwann beobachtet. Am Zaun steht schon eine ganze Zeit der Nachbar und starrt uns mit schamloser, unverhohlener Neugier an! Ich lorme es Reinhard.

Danach wird er laut: »Das ist ein ganz erbärmlicher, widerlicher kleiner Spießer, den kenne ich nur zu gut. Jetzt geilt er sich an meinem Schicksal auf. Höchstwahrscheinlich hat er auch unsere Katze vergiftet, weil sie immer zu ihm rübergelaufen ist und, ach ja, eines Tages schwammen auch unsere Goldfische tot im Gartenteich. Lass uns reingehen, Annie! Dodo muss auch gleich von der Arbeit nach Hause kommen. Dann wird sie, wie immer, unser warmes Abendessen zubereiten. Bevor du gehst, lorme mir bitte noch deine E-Mail-Adresse, ja?«

Die Zeit mit Reinhard ist wie im Fluge vergangen, so intensiv haben wir uns mitgeteilt. Beim Abschied umarmen wir uns sehr lang und innig, wie zwei richtig gute Freunde. Als ich in meinem Wagen sitze, rinnen mir heiße Tränen über die Wangen, so ergriffen bin ich von allem. Zu Hause bekomme ich das erste Mal in meinem Leben eine heftige Migräne-Attacke, ich muss mich wohl psychisch zu sehr angestrengt haben. Ich nehme zwei starke Kopfschmerz-Tabletten auf einmal ein, verdunkle mein Schlafzimmer und lege mich ins Bett.

Als ich nach drei Stunden aufstehe, ist meine Migräne Gott sei Dank verschwunden. Abends fahre ich meinen Computer hoch. Im Posteingang ist schon die erste Mail von Reinhard. WAHNSINN! Ein Taubblinder schreibt mir E-Mails!

Im Laufe meiner fast dreijährigen Betreuung bekomme ich Hunderte von ihm, es müssen an die tausend Mails sein ... und ich antworte immer und schreibe auch viele von mir aus. Oft sind wir auch zur gleichen Zeit online und können nach Herzenslust miteinander chatten. Nach kurzer Zeit bekomme ich ein Gefühl dafür, in welcher Stimmung sich Reinhard gerade befindet. Mal sind die Texte gespickt mit rabenschwarzem Humor, den ich ganz gut ertrage, mal lustig-flapsig-frech, ein anderes Mal beißend sarkastisch und ironisch. Ich bin immer wieder fasziniert über die sehr gute Satzstellung und über die gute Grammatik. Manchmal fehlt hier oder da ein Buchstabe, oder sie sind an der falschen Stelle, aber ich weiß genau, welches Wort gemeint ist. Nur, wenn sich Reinhard in tiefster Verzweiflung über seinen Zustand befindet, häufen sich die Fehler und der Text wirkt zerrissen.

Als ich ihn das zweite Mal besuche, unternehme ich mit ihm einen langen Spaziergang entlang des Wanderweges. Wieder vor seinem Haus angekommen, bin ich eine Sekunde unaufmerksam und führe ihn zu lasch, habe die hohe Stufe zum Vorgarten nicht richtig angedeutet. Reinhard verliert das Gleichgewicht und ich kann seine 90 Kilo nicht mehr auffangen. Wir beide landen im Rosenbusch, er auf dem Rücken und ich auf seinem Bauch. Beide müssen wir danach minutenlang lachen, denn wir haben uns dabei nur erschreckt, nicht wehgetan.

Der Fehler, ihn nicht aufmerksam genug zu führen, unterläuft mir aber nur dieses eine Mal. Wir beide setzen uns auch nie wieder gemeinsam vor den PC, denn nach einigen Besuchen beherrsche ich das Handalphabet aus dem Effeff und kann mich ihm mit einer Affengeschwindigkeit mitteilen.

Niemals haben wir Probleme, Gesprächsthemen zu finden, nein, es gibt eher zu viele ... Über alles, was in der Welt passiert, weiß Reinhard Bescheid, weil er schon im Internet die neuesten Nachrichten ›gelesen‹ hat.

Ich habe keinen zweiten Menschen so bewundert wie ihn! Er ist hochintelligent. Wie stark muss man sein, ein solches Schicksal zu ertragen, umgeben von ständiger Stille und Dunkelheit? Wie viel Leid kann ein Mensch ertragen?

Es mag bei meinem vierten oder fünften Besuch sein, als mich Reinhard in euphorischer Stimmung empfängt.

»Hallo, meine ›stolze Löwin‹«, und sein kicherndes, schrilles Lachen ist wieder da, »hattest du heute mal wieder Frühdienst in der Waldorf-Residenz? Bist dir wohl mal wieder die Hacken abgelaufen und hast vielen alten Menschen den Hintern abgewischt, was ... hiiiiii, ja, das brauchst du bei mir nicht zu machen. Ich dusche auch jeden Morgen und habe mich extra für dich besonders glatt rasiert, fühl mal ... Und? Gefällt dir auch mein neues Eau de Toilette? Schnupper mal ... Annie, stell dir vor, ich habe jetzt einen anderen Namen, den ich mir heute Morgen ausgedacht habe.«

»Und nun, erzähl, wie heißt du denn?«

»ENFINO! ENgel der FInsternis. Das O ist nur eine männliche Endung, verstehst du? Denn im Grunde bin ich doch schon längst tot ... hiiii, haaaa! Lebendig begraben, verstehst du? Ach, was verstehst du denn schon ... GAR nichts! Keiner von euch Sehenden und Hörenden kann jemals empfinden, wie ich mich fühle. Keiner, verstehst du? Versucht niemals, mich zu verstehen, niemals! Taubblind und Taubblind ist ein Riesenunterschied! Ich bin **nicht taubblind geboren,** sondern kenne die Welt und besonders die Menschen. Fast 37 Jahre meines Lebens habe ich alles sehen und hören können. Und bitte, mach mir niemals Versprechungen, die du nicht halten kannst. Keinem Menschen sollte man etwas versprechen, was man nicht halten kann, logisch. Aber ich bin taubblind! Wenn du mir Versprechungen machst, die du nicht ernst meinst, ist das noch viel schlimmer! Tue das nie, dann bricht die Hölle aus ... Ich habe andere Menschen, die von Geburt taubblind sind, im TBZ kennen gelernt und will nichts, rein absolut nichts mit ihnen zu tun haben, klar? Viele von ihnen kratzen und beißen ... und sie haben niemals eine menschliche Stimme gehört. Sie müssen tierartige Laute von sich geben.«

Seine Stimmung, die noch vor drei Minuten euphorisch war, ist nun endgültig in eine tiefe Depression gekippt, vermischt mit einer gewaltigen Portion Aggression. Ich habe ›alle Hände‹ damit zu tun, ihn aus diesem tiefen Loch herauszuholen, was mir aber nicht gelingt ...

Zu guter Letzt feuert Enfino noch eine Hasstirade auf Helen Keller ab. Sie war im Alter von 19 Monaten taubblind geworden und schrieb später mehrere Bücher. Das erzählt mir Enfino alles.

»Wenn ich lese, in welcher Blümchensprache sie die Welt der Taubblinden verniedlicht, könnte ich kotzen, Annie!« Reinhard geht langsam in Richtung seiner großen Lautsprecherboxen, die in einer Ecke des Wohnzimmers auf der Erde stehen, ertastet und umklammert sie zärtlich und küsst sie. »Das sind meine Babys, verstehst du? Niemals würde ich mich von ihnen trennen. Ich kann sie so weit aufdrehen, wie ich will. Ich höre nichts, absolut nichts ... spüre nur eine starke Vibration unter meinen Füßen. Wenn ich die Wahl hätte, was möchtest du lieber: wieder sehen können, oder wieder hören können? Ich würde mich für das Hören entscheiden!«

»Komm jetzt, Enfino. Lass uns an die frische Luft gehen, in die Natur. Wir könnten gut im nahegelegenen Park spazieren gehen. Ich leite dich in mein Auto, dann sind wir schneller da.«

Seine Stimmung hellt sich auf: »Oh, ja, und nach dem Spaziergang möchte ich gern ein großes Weizenbier trinken, Annie ... und einen Himbeergeist. Da gibt es doch im Park eine nette Gaststätte, oder?« Reinhard zieht sein Portemonnaie aus seiner Hosentasche. »Hier nimm es, denn du sollst immer damit bezahlen, wenn wir unterwegs mal irgendwo einkehren. Ich habe keine Lust, mich beim Bezahlen bescheißen zu lassen, klar? Ich vertraue dir blind und taub, Annie, im wahrsten Sinne des Wortes! Du bist die beste Begleitperson, die ich mir vorstellen kann, und nach Dodo der wichtigste Mensch in meinem Leben – und nach meinem Professor aus dem TBZ natürlich. Ihn verehre ich wie Gott. Ihm habe ich zu verdanken, dass ich mich jetzt verständigen kann. Wir sind inzwischen sogar befreundet. Solch einen Patienten wie mich hatte er noch nie. Wir schreiben uns auch viele Mails, Annie. Aber jetzt lass uns zu deinem Wagen gehen.«

Im Wagen angekommen, redet er weiter: »Mein Gott, sitze ich hoch hier! Du fährst wohl einen kleinen LKW, was? Hiiii, haaaa.«

»Lach, Enfino, dies ist ein älterer Dodge Ram. Mein Mann liebt es, mit dem Wagen zu fahren, wenn er mal zu Hause ist ... Und nun schnall dich bitte an, denn ich fahre uns jetzt in den Park. Ich könnte schnell noch an der Parkallee bei meiner Großtante Henriette und ihrem Mann Ferdinand vorbeischauen, bin gespannt, wie es ihnen geht. Lange habe ich die beiden schon nicht mehr gesehen und nichts von ihnen gehört.«

Ich parke meinen alten Dodge direkt vor dem kleinen Häuschen, von dem so gut wie nichts zu sehen ist, denn ein riesiger Tulpenbaum steht direkt davor im Vorgarten. Der Baum ist in voller Blüte, prächtig! In der schmalen Auffahrt steht ein schnittiger Wagen in Dunkelblau-Metallic mit sportlichen Felgen vor der Garage. Es ist ein japanischer Combi, das neueste Modell. Der Wagen gefällt mir. Der könnte nur mal durch die Waschanlage gefahren werden, denke ich mir.

»Bleib mal eben im Wagen, weil ich mir nicht sicher bin, ob da geöffnet wird. Ich komme gleich wieder!«

Ich steige aus und drücke den verrosteten Klingelknopf, der sich im gemauerten Zaunpfeiler verbirgt ... und warte ... und warte. Jetzt bewegt sich endlich etwas hinter den grau-schwarzen Gardinen. Ich kann auch kaum etwas erkennen, weil die winzigen Fenster mit einem dunklen Fliegendraht versehen sind.

Es öffnet niemand die Tür, hier ist ganz offenkundig kein Besuch erwünscht.

»Tut mir leid, dass es so lange gedauert hat, Enfino, da hat niemand geöffnet. Jetzt fahre ich aber endlich in den Park mit dir!«

Es sollte nicht bei dieser einen Fahrt bleiben. Künftig sind wir fast jedes Mal unterwegs – nicht direkt in der City, denn shoppen wollen wir ja nicht, aber immer an schönen Plätzen. Enfino möchte oft richtigen Kneipenduft schnuppern, spüren, dass er noch lebendig ist ... Ich finde da eine gemütliche Kneipe in meinem Wohnort, in der wir ungestört in einer Ecke sitzen können. Dort werden wir Stammgäste.

»Schön, dass du wieder mit mir hierhergefahren bist, Annie. In deiner Gegenwart fühle ich mich wohl. Mich hat auch schon mal ein junger Mann zweimal besucht, um meine Begleitperson zu werden. Aber da stimmte die Chemie nicht zwischen uns beiden. Ich habe daraufhin Dodo gebeten, eine weibliche Begleitperson für mich zu suchen. Sie sollte nicht zu klein sein, damit ich nicht zu schnell aus dem Gleichgewicht gerate, und sie sollte stark sein, damit meine ich nicht dick, versteh mich nicht falsch. Diese Person sollte einen starken Charakter haben, genau wie du. Wir ›Löwen‹ lassen uns halt von keinem leicht unterbuttern, nicht wahr? Richtig schön dominant! Denn mit Weicheiern an meiner Seite kann ich nichts anfangen. Ich spüre deine natürliche Dominanz und dein Selbstbewusstsein. Das brauche ich ... Du hast mir mitgeteilt, dass du auch schon viel im Leben durchgemacht hast. Sicherlich hat dich das abgehärtet und dich gelehrt, wie man sich erfolgreich durchsetzen kann, nicht wahr?«

»Du machst mich noch ganz verlegen, wenn du mich so umschleimst, Enfino. Aber keine Sorge, ich erröte nicht. Selbst wenn, könntest du es nicht sehen, ›grins‹. Und nun genieß mal dein Bier. Ich fahre aber nicht jedes Mal mit dir hierher, denn schließlich sollst du mir nicht zum Alkoholiker werden, ›lach‹.«

»Da mach dir mal keine Sorgen, Annie. Dazu kommt es schon nicht. Ich bin ganz klar im Kopf. Und außerdem, was habe ich denn schon noch zu verlieren ... gar nichts. Wenn ich wollte, könnte ich mich mit Leichtigkeit umbringen und mir die Pulsadern durchtrennen. Denn stell dir mal vor, ich weiß auch, wie man es richtig macht, damit es auch klappt! Hiiii, haaaa ... Weshalb ich es nicht tue, hat nur einen Grund: Ich will meinem verstorbenen Vater, der mich besuchte, als ich in der MHH im Koma lag, beweisen, dass ich stark bin, Annie, sehr, sehr stark. Mein Vater konnte mein Schicksal nicht verwinden, als er mich dort so liegen sah. Er erlag drei Wochen später einem schweren Herzinfarkt. Ich liebte meinen Vater sehr, wie gern hätte ich ihn nur noch einmal gesehen.«

»Bitte berichte mir von dem letzten Tag, an dem du noch hören und sehen konntest. Was genau ist da passiert?«

»Ich kam wie immer am späteren Abend von der Arbeit zurück und fühlte mich sehr abgeschlagen. Ich hatte starke

Gliederschmerzen und – noch viel schlimmer – unerträgliche Kopf-schmerzen. Mein Nacken wurde ganz steif und ich konnte meinen Kopf nicht mehr bewegen. Legte mich dann gleich ins Bett. Mit-ten in der Nacht muss ich dann aufgestanden sein, ich kann mich an nichts mehr erinnern! Jedenfalls wurde Dodo von dem Krach im Hause wach. Ich befand mich im Keller und nahm einen alten Kleiderschrank auseinander, mit meinen Fäusten und Füßen ... Ich muss wie ein wildes Tier gewütet haben. Dodo rief die Polizei und einen Notarzt. Der tippte zuerst auf Drogenmissbrauch, aber ich hatte keine Drogen genommen. Ich kam ins Krankenhaus, auf die Intensiv-Station und fiel kurz darauf ins Koma. Das Kran-kenhaus ließ mich am zweiten Tag mit einem Hubschrauber in die MHH fliegen, wo dann die richtige Diagnose gestellt werden konnte. Du musst wissen, viele Menschen tragen das Virus in sich, es schlummert im Nasenrachenraum, bricht aber nicht aus, weil das körpereigene Immunsystem das Virus in Schach hält. Mein Immunsystem muss wohl schon lange Zeit sehr geschwächt gewe-sen sein ... Wer weiß das schon mit Sicherheit?«

Die Zeit vergeht. Mittlerweile betreue und begleite ich Enfino schon über zwei Jahre! Wir schreiben das Jahr 2005.

In einem rasanten Tempo vergingen die letzten 26 Monate. Noch immer habe ich meinen Mini-Job in der Waldorf-Residenz und fahre zweimal in der Woche zu Enfino. Außerdem halte ich unser Einfamilienhaus mit dem kleinen Garten auf Vordermann, gehe mindestens zweimal in der Woche schwimmen und besuche in meiner Freizeit meine Eltern, Freunde und Verwandten – bis auf Henriette und Ferdinand, doch dazu später mehr. Die Zeit, wenn mein Mann alle drei oder vier Monate »von See« kommt und dann für vier bis fünf Wochen zu Hause ist, genieße ich be-sonders, denn wir führen eine sehr glückliche Ehe.

Mein ganzes Bestreben, mein einziges Ziel, wenn ich Enfino besuche und ihm auf seine vielen Mails antworte, ist es, *ihm zu helfen, wenigstens für ein paar Stunden sein inneres Gefängnis aus totaler Stille und Finsternis zu vergessen!*

Niemals fällt es mir schwer, mir etwas einfallen zu lassen. Was unternehmen wir nicht alles ... Ich habe immer eine Idee.

»Du siehst so blass aus, Enfino! Ein wenig Wärme und warmes Licht würden dir bestimmt guttun ... Ich kenne da ein schönes Sonnenstudio, die haben sogar einen ›Hydro-Jet‹: ein warmes Wasserbett, was dich gleichzeitig super massiert!«

Dort fahren wir gern ab und zu hin, besonders im Winter. Zweimal sind wir auch im Sommer nach Cuxhaven-Duhnen gefahren, haben uns im Strandkorb gesonnt und sind danach barfuß durch das Watt gelaufen. Diese Touren dauern länger als meine »normale« Arbeitszeit. Dodo ist dann schon längst zu Hause, wenn ich Enfino zurückbringe.

Ich schaue nie auf die Uhr, um mich auf die Minute genau von ihm zu verabschieden. Auch um das Geld, das ich von Enfino bekomme, geht es mir nicht mehr. Es erleichtert vieles und ist schön, wenn ich es bekomme. Ich würde ihn aber auch betreuen, wenn er ein armer Schlucker wäre und mich nicht bezahlen könnte. Denn uns verbindet schon lange, eigentlich vom ersten Betreuungstag an, eine ganz tiefe, schwer zu beschreibende Verbundenheit. Ist es Liebe? Ja, ganz bestimmt, wenn auch keine körperliche, auch wenn die Versuchung oft sehr groß ist ... Denn ich habe meinem Mann selbstverständlich von Enfino erzählt. Er hat diesen auch später zweimal kennen gelernt und ist ergriffen von seinem Schicksal.

»Muss ich mir Gedanken machen?«, fragte mein Mann mehrfach, was meine Betreuung bei Enfino angeht.

»Nein, das musst du nicht! Das verspreche ich dir«, war meine Antwort.

Mittellos ist Reinhard nicht, immer liegt auf dem Wohnzimmertisch das Geld, über das wir kein Wort mehr verlieren. Er bekommt seine Erwerbsunfähigkeitsrente und sein Blindengeld, dazu kommt die Auszahlung wegen Vollinvalidität aus einer Versicherung, die er seit zehn Jahren besitzt.

Es ist keine Arbeit für mich, Reinhard zu begleiten und zu betreuen. Es ist die schönste Aufgabe für mich geworden, wenngleich bestimmt keine einfache, denn Enfino hat auch eine dunkle, finstere Seite, die oft zum Vorschein kommt, mir sogar sehr unheimlich ist ... Aber einfache Dinge haben mich auch vorher nie sonderlich interessiert, eher gelangweilt. Ich brauche immer die Herausforderung!

Ich hasse diese dunkle, unheimliche Seite an ihm. Es ist dann kaum möglich, ihn aus den Fängen des Bösen zu befreien ... Es begann gleich am Anfang meiner Besuche nach sechs Wochen:

»Annie, heute Morgen, nachdem Dodo das Haus verließ, habe ich mich noch etwas ins Bett gelegt! Dann ist ES passiert. Ich spürte, dass etwas sehr Mächtiges vor meinem Bett stand ... und es stank bestialisch! Plötzlich spürte ich, dass kräftig an meinem Zeh gezogen wurde, dreimal. Es tat so weh!«

»Wer oder was hat an deinem Zeh gezogen, sag schon ...?«

»Er hat jetzt Besitz von mir ergriffen, ich gehöre nun ihm allein!«

»Wem gehörst du, du sprichst in Rätseln?«

»SATAN!«

Mein Gott, jetzt bekommt er Halluzinationen und dazu noch taktile Wahrnehmungsstörungen, dachte ich mir. »Du hast das Ganze nur geträumt, Enfino, nur geträumt.«

Jetzt begann er zu toben und zu schreien. »NEIN, NEIN, ich war wach, ganz wach! Das ist meine Strafe für die Drogen, die ich früher genommen habe ... und auch die Taubblindheit, das ist meine Strafe. Du solltest mal Bücher von Aleister Crowley lesen, zum Beispiel ›Das Große Tier 666‹! Dann wüsstest du Bescheid! Ich verehre Aleister Crowley ...«, und er begann, über diesen Typen zu erzählen, dessen Namen ich noch nie zuvor gehört hatte.

»Solange du an das Gute glaubst, kann das Böse keine Macht über dich haben, Enfino. Ich glaube an Gott, den Allmächtigen, da hat der Teufel keine Chance! Und nun hör endlich auf, von diesem durchgeknallten drogensüchtigen Satanisten Aleister Crowley zu erzählen, der ist schon lange tot!«

Er hörte nicht auf, sondern im Gegenteil: Es wurde immer schlimmer! »Satan war auch einmal ein Engel, ein besonders hochstehender sogar!«

Energisch ergriff ich seine Hand und begann diese hin und her zu schütteln. Ich war stinksauer! »Schluss jetzt, hör sofort auf mit der ganzen Scheiße! Sonst stehe ich auf, verlasse dein Haus und komme nie wieder! Niemals! Verstanden?«

Das hatte gesessen. Es war das einzige Mittel, ihn zum Schweigen zu bringen.

Danach wurde er ganz nachdenklich, begann aber wenige Sekunden später zu grinsen und sagte: »Ja, Mami! Ist gut Mami, Enfino hört jetzt auf. Enfino ist jetzt ganz lieb. Fährst du mit mir noch an den Deich? Wir könnten im Brauhaus schön Mittag essen und ein Bierchen trinken und danach am Deich spazieren gehen ...«

Die Geschichten mit Satan und auch von Aleister Crowley wiederholen sich in unregelmäßigen Abständen immer wieder. Dann ist meine Betreuung besonders anstrengend und auch sehr unangenehm für mich. Es kostet mich stets viel Kraft.

Ich erinnere mich aber auch an einige Begebenheiten, die sich – immerhin im Nachhinein – lustig anhören. Einmal hatten wir wieder im Landhaus »Zur Nordsee« eine besonders leckere Riesen-Currywurst verputzt und Enfino saß danach vor seinem Weizenbier. Wenn er einmal saß, dann war er auch gern bequem.

»Komm endlich in die Hufe, Kleiner! Ich will hier keine Wurzeln schlagen, sondern noch gern einen schönen Spaziergang mit dir durch die Wiesen machen. Das Wetter ist herrlich und wir beide wollen doch kein Fett ansetzen, sondern unsere Super-Bodys behalten, oder?«

Enfino liebt es, wenn ich so flapsig mit ihm spreche. Das findet er toll ...

»Ja, Anniemaus ... wie Recht du doch hast. Hast du dem Kellner schon wieder so ein gutes Trinkgeld gegeben?«

»Stell dich nicht so an, wenn ich mal zwei Euro Trinkgeld gebe, Baby, meine Devise lautet: Leben und leben lassen! Die Bedienung war wie immer sehr nett.«

Ja, die vielen Kellner und Kellnerinnen, auch die Mitarbeiterinnen aus dem Sonnenstudio, alle kennen uns bereits sehr gut, wenn wir auftauchen. Wir sind auf den ersten Blick ein ganz normales Paar und recht attraktiv, beide immer sportlich gekleidet. Von der Größe her passen wir auch gut zusammen und wir haben eine sehr schöne athletische Figur. Ich bin hellblond und Enfino ist dunkelblond. Beide tragen wir gern unsere Designer-Sonnenbrillen. Eine Blindenbinde hat Enfino nie um den Oberarm getragen. Dafür ist er viel zu stolz.

Also, ein ganz normales Paar. Wenn da nicht unsere Eigenarten gewesen wären ... Niemals hat mich auch nur ein Mensch angesprochen, weshalb ich mit meinem Begleiter kein einziges Wort spreche, sondern stattdessen rasend schnelle Geheimzeichen in seine Hand gebe. Einigen Menschen erkläre ich später, dass mein Begleiter taubblind ist, aber längst nicht allen.

Sehr wohl spüre ich die verstohlenen Blicke unserer Mitmenschen, wenn wir irgendwo sitzen. Gestört haben mich die Blicke nie, denn sie sind nicht feindselig, sondern neugierig-schüchtern. Keiner traut sich, uns lange anzustarren, mit Ausnahme des widerlichen Nachbarn. In den Blicken der anderen Menschen liegt etwas Fragendes, auch oft etwas Anerkennendes, Bewunderndes.

Dreimal, während ich mit Enfino unterwegs war, musste ich fremde Menschen um Hilfe bitten:

Das erste Mal trug sich zu, nachdem wir die Currywurst im Landhaus »Zur Nordsee« verspeist hatten. Als ich mit Enfino auf dem kleinen Wirtschaftsweg spazierte, vorbei an vielen Weiden, blieb ich abrupt stehen.

»Annie, sag, was ist los? Ich spüre, dass du Angst hast. Was siehst du?«

»Verdammter Mist! Ich sehe da hinten eine Herde Jungbullen. Sie stehen auf dem Weg und sind wohl von ihrer Weide ausgebrochen. Jetzt rennen sie direkt auf uns zu. Ich hab Angst, weiß nicht, wohin ...«

Enfino fing fürchterlich zu lachen an. Er krümmte sich vor Lachen. »HAAAA, HAAAA, HAAAA, dass ist absolut geil. Lass sie kommen, Annie, lass sie kommen. Meinetwegen könnten auch gerne ein paar Löwen und Nashörner auf uns zukommen!«

Ich spürte panische Angst in mir hochkriechen. Kein Haus weit und breit und kein Unterschlupf, um sich zu verstecken. Da sah ich das offenstehende Gatter einer Weide, zog Enfino energisch an meiner Hand hinter mir her, rannte mit ihm hinter das Gatter und versperrte es in letzter Sekunde.

Da waren sie nun, die neugierigen Rinder, und sahen uns an ... Ich stand da mindestens eine Viertelstunde, als ich aus der Ferne zwei Radfahrer sah. Sie radelten in unsere Richtung. Es war ein älteres Ehepaar. Die Frau werde ich auch nicht vergessen. Es war ihr wohl zu heiß, aber weshalb sie nur einen rosafarbenen Büstenhalter und kein T-Shirt und keine Bluse trug, weiß ich auch nicht. Sie war enorm vollbusig ...

»HALLO, HILFE! Bitte helfen Sie uns, ich habe solch eine Angst vor den Bullen ... und dieser Mann ist taubblind!«

»Aber junge Frau«, sagte die ältere Dame, stieg vom Fahrrad und begann zu lachen. »Sie sind wohl nicht auf dem Lande aufgewachsen, was? Das sind keine Jungbullen, sondern Quenen. Na, dann kommen Sie beide mal in unsere Mitte. Sie müssen keine Angst haben.«

Das zweite Mal, dass ich um Hilfe bitten musste, war, als ein heftiger Orkan tobte. Windstärke elf! Das kommt bei uns an der Küste schon mal vor. Nur mit großer Mühe konnte ich mich selbst auf den Beinen halten, um nicht weggeweht zu werden. Aber ich besuchte Enfino.

»Ich will zum Deich, Annie!«

»Du spinnst wohl, bei dem Wetter fahr ich nicht mit dir an den Deich!«

»Doch, bitte, bitte, ich will die Naturgewalten spüren, dann weiß ich, dass ich noch lebe, und außerdem möchte ich mit dir wieder ins Brauhaus hinterm Deich und dort das leckere selbstgebraute Bier trinken!«

Ich ließ mich weichklopfen, wenn auch mit einem sehr unguten Gefühl.

Selbst mein schwerer Dodge war kaum zu lenken, ich musste das Lenkrad schon richtig festhalten, weil die Sturmböen unter dem hochgebockten Wagen eine gute Angriffsfläche fanden. Mit größter Mühe führte ich Enfino die Deichtreppe hinauf. Uns blieb fast die Luft weg, so stark tobte der Orkan. Kaum hatten wir den letzten Fuß auf die Deichkrone gesetzt, da fuhr eine Orkanboe unter seinen Anorak und blähte diesen auf ... Es war dramatisch, wenn auch ein höchst komischer Anblick. Enfino sah genauso aus wie das Michelin-Männchen aus der Reifenwerbung.

»Ich rühre mich hier nicht mehr vom Fleck. Keinen Zentimeter. Da kannst du dich auf den Kopf stellen«, schrie er und umklammerte das Geländer der Deichtreppe.

Ein junger, kräftiger Mann kämpfte sich die Deichtreppe empor. Viele Menschen lieben es, bei Sturm an den Deich zu gehen.

Ich normalerweise auch, aber dann bitte nicht mit einem völlig hilflosen Menschen, für den ich die Verantwortung trage.

»Hilfe! Bitte, können Sie uns helfen? Ich schaff es nicht allein, diesen Mann die Deichtreppe hinunterzuführen. Er ist taubblind!« Ich musste so laut schreien, wie ich konnte. Der junge Mann half sofort. Seine kräftigen Hände packten Enfino unter seinen linken Arm und er ging langsam mit ihm und mit meiner Hilfe die Treppe hinunter.

Die dritte Hilfe brauchte ich, als ich etwas total Verrücktes mit Enfino angestellt hatte. Er wollte unbedingt etwas erleben. Wie schon oft, war ich die fast vierzig Kilometer in ein kleines Kurbad gefahren. Dort gibt es auch einen sehr schönen, idyllisch gelegenen See, den ich bei einem anderen Besuch schon mal mit ihm umrundet hatte – fast elf Kilometer, im Hochsommer und mit einem Riesendurst, den wir aber hinterher gut stillen konnten ...

»Wollen wir mal Tretboot fahren, Enfino? Der See ist ja total flach und außerdem bin ich ausgebildete Rettungsschwimmern.« Das stimmt wirklich, das Schwimmen ist meine große Leidenschaft. Sonst bin ich eher ein Sportmuffel.

»Jaaa, gerne, Annie. Und was ist, wenn ich mit dem Boot hin und her schaukle?«

»Dann bekommst du von mir den Arsch versohlt, hahaha! Da hinten ist der Bootsanleger. Ich muss aber den Bootsverleiher um Hilfe bitten, sonst verliere ich das Gleichgewicht. Allein bekomme ich dich nicht in dieses wackelige Tretboot.«

Gesagt, getan. Der junge Bootsverleiher tat so, als sei dies die selbstverständlichste Frage der Welt, ob er einem Taubblinden in das Boot helfen könne.

»In spätestens einer Stunde sind wir wieder da«, rief ich ihm noch zu, bevor wir langsam auf den See hinaustraten.

Mitten auf dem See angekommen, wurde Enfino langweilig. Er hatte mich ohnehin die meiste Zeit allein treten lassen. Wenn ich das vorher gewusst hätte, wäre ich nicht mit ihm auf den See hinausgefahren. Dann begann er plötzlich, mit dem Miniboot heftig zu schaukeln, weil ihm langweilig war. Um ein Haar wäre er mir tatsächlich ins Wasser gefallen. Ich hatte alle Mühe, ihn wieder zur Vernunft zu bringen. Den Hintern versohlte ich ihm natürlich nicht.

Wieder am Bootsanleger angekommen, kam uns der Bootsverleiher schweißnass entgegengerannt.

»Ich habe Sie beide die ganze Zeit mit dem Fernglas beobachtet, wollte schon ein Boot klarmachen, um Ihnen zu helfen. Was hat denn der junge Mann da für einen Blödsinn gemacht? Kommen Sie, ich helfe Ihnen hinaus!«

Ich könnte noch so viele Geschichten erzählen, von all dem, was ich mit Enfino erlebt habe – nie werde ich diesen Abschnitt meines Lebens vergessen.

Mir ist nur sehr schnell aufgefallen, dass sich Dodo stets vornehm zurückhielt. Nur zweimal rief sie mich an. Sie erzählte, dass sich Reinhard beim Kauen einen Teil seines Backenzahnes abgebrochen habe und über heftige Zahnschmerzen klage. Ob ich denn einen wirklich guten Zahnarzt kennen würde. Ja, freilich, sogar einen der besten in der Stadt. Und die nächste Frage war, ob ich diesen gleich am nächsten Tag mit Reinhard aufsuchen könne.

Das tat ich dann auch gern. Der Zahnarzt konnte sehr gut arbeiten, weil Enfino von mir über alle Behandlungsschritte informiert wurde und somit ruhig und völlig angstfrei behandelt werden konnte.

Ich musste noch einmal mit ihm zum Zahnarzt. Dodo rief dann ein zweites Mal an und erkundigte sich, ob ich Probleme mit ihrem Freund hätte. Nein, alles war gut verlaufen.

Dorothea schrieb mir auch nur bei den allerersten Besuchen eine kurze Notiz auf den Schreibblock, später gar nicht mehr – bis auf eine letzte, allerletzte Notiz! Doch dazu gleich …

Ich lud Enfino auch mehrfach zum Essen zu mir nach Hause ein, das war mir immer ein besonderes Vergnügen. Während ich mit den Vorbereitungen beschäftigt war, konnte er bei schönem Wetter auf meiner Terrasse sitzen, sein Weizenbier oder auch seinen Lieblings-Whiskey genießen. Im Winter saß er dann in meiner Küche und war immer in meiner Nähe.

Alles Mögliche kochte ich für ihn: leckere Rumpsteaks, gegrillt, mit vielen Beilagen, frisch gebratenen Seefisch, dazu selbstgemachten Kartoffelsalat, zur Spargelzeit frischen Spargel und im Winter das norddeutsche Traditionsgericht Grünkohl mit Kochwurst, Pinkel, Kassler und Bauchspeck. Die geräucherte Schweinebacke, die er sich gewünscht hatte, gab ich nicht in den Kohl, denn davor konnte ich mich nur ekeln.

Dorothea ließ mich nie wissen, dass sie es nett findet, wenn ich Enfino privat einlade. Auch die Fahrten berechnete ich niemals, egal wohin wir auch fuhren. Dorothea war schon am Anfang meiner Betreuung viel mit ihren Freundinnen unterwegs. Enfino sagt, kein Mensch könne es dauerhaft mit einem Taubblinden aushalten, das könne man nicht verlangen. Dodo habe ihm aber fest versprochen, ihn niemals zu verlassen. Sie könne hingehen, wohin sie will, vorausgesetzt, es sind genügend Zigaretten und sein Lieblings-Whiskey hinterlegt.

Was ich Reinhard besonders hoch anrechne, ist, dass er niemals zudringlich wurde, zumindest körperlich nicht. Nach über einem Jahr Betreuung nahm ich mal seine beiden Hände in die Hand und legte sie auf mein Gesicht. Von allein hätte er sich nicht getraut, danach zu fragen, wie ich wohl aussehe, und sein Stolz hätte es nicht erlaubt, die Frage zu stellen, ob er mein Gesicht ertasten dürfe.

Anfang Januar 2006:

»Ein frohes Neues Jahr, Annie. Na, hast du die Feiertage gut verbracht? Dodo hat hier sogar eine kleine Silvester-Party gegeben. Ein paar Freundinnen von ihr waren hier mit ihren Ehemännern. Ich habe nichts dagegen, wenn Besuch kommt. Nur es soll kein Fremder versuchen, sich mir mitzuteilen und mit dem Lormen anzufangen. Es ist anstrengend für mich, wenn sie es nicht richtig beherrschen. Ich möchte einfach das Gefühl haben, dass ich noch zu den Menschen gehöre. Habe Dodo gesagt, dann feiert man schön, aber bitte setzt mir keine Pappnase auf, denn die trage ich schon sowieso durch mein Schicksal.«

Mitte März 2006:

»Annie, hast du am nächsten Wochenende ein paar Stunden Zeit für mich?«

»Nanu, warum denn am Wochenende? Ich war am Wochenende ja noch nie bei dir.«

»Dodo hat ein Weekend in London gebucht. Sie fliegt mit zwei ihrer Freundinnen dorthin!«

Zwei Wochen später:

»Annie, kannst du auch dieses Wochenende für ein paar Stunden zu mir kommen? Amsterdam ist ja auch eine sehr schöne Stadt. Dodo fliegt am Wochenende mit ihrer Freundin dorthin. Sonntagabend wollte sie wieder zu Hause sein.«

Ja, auch dieses Mal besuche ich Reinhard. Auf dem Wohnzimmertisch liegt wie immer der Schreibblock. Ausnahmsweise steht dort auch mal eine Notiz von Dodo: *Hallo, ein schönes Wochenende und viel Spaß mit Reinhard! LG, Dorothea*

Natürlich spüre ich schon lange, dass Dorothea ihren Abgang vorbereitet, doch bitte nicht auf diese Art. Sollte ich etwa ihre »Nachfolgerin« werden, oder noch viel schlimmer, hat sie es systematisch geplant? Wilde Gedanken schießen mir durch den Kopf. Ich weiß nicht, was ich glauben soll.

Dorothea treibt es auf die Spitze. Zwei Wochen später ist sie angeblich in Paris. Enfino kann ja auch nicht überprüfen, wo sie ist.

»Stell dir vor, Dodo hat mir heute eine Mail aus ihrem Pariser Hotel gesandt!«

Ich fahre mit Enfino in die Gaststätte »Zur Nordsee«, wo wir diesmal ein köstliches Gyros essen. Enfino möchte anschließend keinen Spaziergang unternehmen, stattdessen möchte er mit mir zu sich nach Hause fahren.

»Komm, Annie, wir beide sind zu Hause völlig ungestört. Du musst doch spüren, wie sehr ich dich die ganze Zeit verehre und auch begehre. Komm, bitte lass uns fahren. Gib mir endlich, was ich so sehr brauche. Ich habe dir doch schon am Anfang gesagt, dass Dodo nicht mehr mit mir schlafen kann, seitdem ich taubblind bin. Sie bringt es einfach nicht über sich ...«

Ich muss mich entscheiden, was ich will – entweder werde ich Dodos Nachfolgerin und wohne künftig bei ihm, oder aber ... mein Leben bleibt so, wie es ist.

Meine Entscheidung steht ohne lange Überlegungen fest: »Ich bleibe bei meinem Mann!«

Enfino bekommt mitten in der Gaststätte »Zur Nordsee« einen Tobsuchtsanfall. Er schreit: »Nun stell dich nicht so an, verdammt noch mal! Gib mir endlich, was ich brauche!« Jetzt schreit er noch lauter: »Ich will Sex, Sex, Sex!«

Die anderen Gäste starren uns diesmal an. Mir ist die ganze Sache so abgrundtief peinlich, dass ich vor Scham am liebsten im Erdboden versinken möchte ...

»Sofort zahlen, bitte!«, rufe ich der Bedienung zu, zerre Enfino diesmal kräftig an der Hand und sehe zu, dass wir die Gaststätte so schnell wie möglich verlassen.

Ich fahre nicht sofort mit ihm nach Hause. Ohne ihm ein Wort zu lormen, fahre ich in den Park. Frische Luft wird ihm guttun, denke ich mir. Aber er beruhigt sich nicht. Als wir uns auf eine Parkbank gesetzt haben, bekommt er den nächsten Wutanfall und diesmal noch viel schlimmer. Andere Spaziergänger bleiben stehen und hören sich halb verwundert oder auch grinsend Enfinos Forderungen nach Sex an.

»Nun gehen Sie endlich weiter ... verschwinden Sie schon«, herrsche ich die Neugierigen an.

Die Leute gehen kopfschüttelnd und lachend weiter. Der Tobsuchtsanfall von Reinhard endet aber damit nicht. Ich weiß nicht, was ich machen soll.

Schließlich bekommt er von mir eine schallende Ohrfeige!

Großer Gott, was habe ich getan? Oh, mein Gott! Wie wird er reagieren? Intuitiv renne ich nach der Backpfeife sofort auf sicheren Abstand. Reinhards Wange ist dunkelrot ... und er sagt nichts mehr, scheint wie gelähmt zu sein. Fünf oder zehn Minuten bleibt er so. Mein Herz klopft wie verrückt. Was wird er tun, wenn ich mich ihm nähere? Denn schließlich muss ich mich ihm irgendwann nähern, weil er blind und taub, eine völlig hilflose Person ist.

Nach endlosen Minuten spricht Enfino zu mir, so sanft, als habe er »Kreide gefressen«: »Annie, bitte komm zu mir! Bist du noch da? Bitte komm, du musst keine Angst haben, ich tue dir nichts. Bitte habe keine Angst, komm zu mir!«

Ich muss zu ihm gehen. Eine andere Wahl habe ich nicht. Meine Hand zittert, als ich seine Schulter berühre und ihn sanft an die Hand nehme.

Reinhard ist ganz ruhig und friedlich. Ich fahre ihn nach Hause. Es ist Samstagabend, 18 Uhr.

»Reinhard, bitte gib mir die Telefonnummer deiner Mutter, ich möchte sie anrufen.«

»Nein, ich will nicht, dass meine Mutter mich besucht, ich möchte allein sein, bitte lass mich allein, verschwinde bitte.«

Fast zärtlich ergreife ich seine linke Hand und lorme ihm: »Bitte verzeih mir, es tut mir schrecklich leid. Es ist vorbei! Ich kann dich nicht mehr besuchen!«

Regungslos sitzen wir beide eine ganze Zeit auf dem Sofa.

Nach ein paar Minuten erhebt sich Reinhard und spricht: »Na, komm, Annie, ich begleite dich zur Tür.« In seinen Augen sehe ich Tränen. Ich spüre, dass auch ich meine Tränen nicht mehr zurückhalten kann, und weine bitterlich, wie ein Schlosshund. Ein letztes Mal umarmen wir uns, so lange, wie noch nie zuvor.

Als ich in meinem Auto sitze, blicke ich zur Haustür. Reinhard steht noch immer in der geöffneten Tür. Endlich schließt er sie, nach ein paar Minuten, und seine Worte klingen mir noch in den Ohren: »Versprich niemals einem Taubblinden, was du nicht halten kannst, sonst bricht die Hölle aus!«

Zu Hause angekommen, bin ich mit den Nerven am Ende. Ich schlage das Telefonbuch auf und suche die Nummer der Mutter. Sie ist nicht eingetragen. Danach wähle ich das erste Mal Dorotheas Handynummer. Dort meldet sich nur ihre Mobil-Box. Ich spreche ihr folgende Nachricht auf:

»Hallo, hier spricht Annette Rehwald. Kommen Sie so schnell wie möglich nach Hause. Es ist wichtig! Sehr wichtig! Ich kann Ihren Freund Reinhard nicht mehr besuchen. Bitte rufen Sie mich zurück!« – Dorothea ruft mich nicht zurück.

Drei Monate später. Ich habe einen Routine-Termin bei meinem Zahnarzt, zur Prophylaxe. Seit fast dreißig Jahren bin ich dort Patientin und kenne die Praxismanagerin auch schon so lange. Sonst begrüßt sie mich immer überschwänglich und bietet auch mal einen Kaffee oder Cappuccino an. Diesmal ist sie kühl und abweisend. Grußlos und mit eiskalter Miene schaut sie mich an.

»Sie müssen heute eine sehr lange Wartezeit in Kauf nehmen. Der Doktor hat viel zu tun. Sagen Sie mal, weshalb betreuen Sie eigentlich den taubblinden jungen Mann nicht mehr?«

»Ach, wissen Sie, das hat ganz persönliche Gründe.«

»Verstehe!«, antwortet sie schnippisch.

»Woher wissen Sie denn, dass ich ihn nicht mehr betreue?«

»Weil er letzte Woche hier in Behandlung war. Er kam in Begleitung seiner Mutter. Wir waren alle schockiert, als wir ihn sahen. Den hätten Sie mal sehen sollen! Er war kaum wiederzuerkennen, schien um viele Jahre gealtert und sah sehr ungepflegt aus, nicht so glatt rasiert wie sonst! Auf die Handzeichen seiner Mutter hat er gar nicht reagiert. Die war total überfordert mit ihm. Der Doktor konnte ihn fast nicht behandeln, so aggressiv war er.« Dann spricht sie mit ganz netter, sanfter Stimme, fast flehend: »Bitte, überlegen Sie es sich noch mal, ob Sie ihn nicht doch wieder betreuen wollen. Der braucht doch Ihre Hilfe!«

Nach der Behandlung fahre ich zu dem Reihenendhaus von Dorothea und Enfino. Meine Vermutung wird bestätigt: Sie wohnen dort nicht mehr. Ein junges Paar pflanzt gerade ein paar Sträucher im Vorgarten.

»Bitte entschuldigen Sie, wissen Sie, wo die Vorbesitzer dieses Hauses hingezogen sind? Kennen Sie die Adresse des taubblinden jungen Mannes?«

»Der soll jetzt bei seiner Mutter in ›Süd‹ wohnen, aber die genaue Adresse kennen wir auch nicht. Vor gut zwei Monaten haben wir dieses Haus gekauft. Die Freundin wohnt in der Waldstraße, aber welche Nummer war das noch mal?«

Ein gutes Jahr später bekomme ich eine Mail von Enfino. Aber diese Mail ist fehlgeleitet, oder doch nicht? Dort steht:

Hallo Claudia,
lange nichts mehr voneinander gehört, was? Wie geht es dir? Mir geht es sehr gut. Muss jetzt noch die Hundesprache erlernen, denn meine neue Freundin hat einen Collie und einen Rottweiler. Wohnen jetzt bei Hamburg in einem tollen Haus, haben alles ganz neu eingerichtet ... Habe Freundin durch Zufall kennen gelernt, sie findet mich unwiderstehlich, grins ... Bin ich ja auch, oder?
Mach's gut! Enfino

Ich wünsche Enfino von ganzem Herzen, dass es auch stimmt, was ich dort gelesen habe. Ich werde ihn niemals in meinem Leben vergessen. Niemals!

Kurzes Gastspiel

Enfino fehlt mir sehr. Zu oft bin ich in Gedanken bei ihm und mache mir Gewissensbisse, ihn nicht mehr zu betreuen. War mein Handeln richtig? Wie es ihm jetzt wohl ergeht?

Wieder einmal hat sich mein Leben verändert und ich werde aus meinen gewohnten Bahnen gerissen. Aber das ganze Leben bedeutet Veränderung, nichts ist so beständig wie Veränderungen.

Ich brauche eine neue Aufgabe, jetzt, nachdem ich Enfino und meinen Minijob in der Waldorf-Residenz los bin – obwohl ich meinen Tagesablauf gut gestalten kann und wirklich keine Langeweile habe. Aber etwas Action wäre nicht schlecht, außerdem will ich nicht auf mein Taschengeld verzichten, sonst wird das Geld aus meiner Kapitalversicherung zu sehr angegriffen. Eine kleine Einnahmequelle benötige ich schon.

In den Stellenangeboten meiner Lokalzeitung inseriert ein Pflegedienst fast jedes Wochenende und sucht neue Pflegekräfte, auch auf 400-Euro-Basis. Es ist der Pflegedienst Randolph Scholl, der Dauerkunde bei der Zeitung ist und nach flexiblen, belastbaren Mitarbeitern/-innen sucht, angeblich wegen eines besonders hohen Pflegeaufkommens. Randolph Scholl wirbt damit, ein sehr innovativer und zertifizierter Pflegedienst zu sein.

Für meine Bewerbung bei Herrn Scholl als 400-Euro-Kraft spare ich mir sogar eine Briefmarke, denn ich sende meine Bewerbungsunterlagen online mit hoher Priorität und fordere eine Lesebestätigung an. Ein gut bearbeitetes Foto von mir füge ich in mein kurzes, freundliches Anschreiben. Im Anhang ist mein tabellarischer Lebenslauf, auch mit einem Foto von mir und einer Voicemail, in der ich Herrn Scholl persönlich anspreche und ihm mitteile, dass es mich freuen würde, bald von ihm zu hören.

Keine zwei Stunden später ist in meinem Posteingang die Lesebestätigung und Antwort des Herrn Scholl. Er lädt mich schon für den nächsten Tag zu einem Vorstellungsgespräch ein und bittet mich, mein Fachschulzeugnis zur Einsicht mitzubringen.

Der Stützpunkt des Pflegedienstes ist eine hellgelb gestrichene Holzbaracke, ganz in der Nähe des Hafens meiner Heimatstadt. Mein Arbeitsweg von meinem Haus würde fast zehn Kilometer betragen, das ist für mich akzeptabel.

Randolph Scholl ist ein kleiner, blasser und unscheinbarer Mann mittleren Alters. Er empfängt mich freundlich und bietet mir einen Arbeitsvertrag auf 800-Euro-Basis nach dem Gleitzonenmodel an, mit einem Stundenlohn von 10,89 Euro.

»Wir haben einfach zu viel Arbeit, weil wir einen starken Zulauf von Patienten zu verzeichnen haben. Es können auch schon mal Überstunden anfallen, die aber in der Regel sehr schnell abgebummelt werden können«, sagt er.

Nach einem Tag Bedenkzeit gebe ich meinen unterschriebenen Arbeitsvertrag bei der Frau des Pflegedienstinhabers ab.

»Wo waren Sie noch mal vorher?«, fragt diese.

»Ich war über vier Jahre in der Waldorf-Residenz«, antworte ich.

Als die Ehefrau das Wort »Waldorf-Residenz« hört, macht sie einen ganz spitzen Mund. »Ich kann mir vorstellen, dass die Bewohner und Bewohnerinnen dort sehr anspruchsvoll und verwöhnt sind! Unsere Kundschaft ist fast durchweg schlicht und einfach. Es sind keine so feinen ›Pinkel‹, sondern ganz normale Menschen aus dem Volke!«

Ich antworte darauf gar nicht, was sollte ich auch darauf sagen? Mensch ist Mensch, der eine ärmer und der andere reicher!

Am Montag, dem 15. Mai 2006, ist mein erster Arbeitstag im Pflegedienst Scholl. Wie üblich fahre und laufe ich am ersten Tag mit einer Kollegin zwecks Einarbeitung mit. Wir haben einen langen Frühdienst, was bedeutet, dass wir auch die Mittagsversorgung unserer Kunden übernehmen müssen, einschließlich Lieferung der Mittagmenüs frei Haus. Schon nach wenigen Stunden ahne ich, was mich auch hier erwartet: keine Pause, viel zu viele Anfahrten in der Arbeitszeit und eine »Rüstzeit«, die nicht bezahlt wird. Was im Pflegedienst Andreas Schlüter als Büro- und Organisationszeit bezeichnet und auch bezahlt wurde, also die Vorbereitung auf den Dienst, das Packen des Pflegekoffers und nach der Pflegetätigkeit das Ausräumen des Koffers einschließlich der Patientenschlüssel und der anschließenden Dokumentation, wird hier eben als »Rüstzeit« bezeichnet, welche aber nicht als Arbeitszeit vergütet wird.

Beim Betrachten des Dienstplanes wird mir ganz übel. Über dreißig Mitarbeiterinnen sind bei Scholl beschäftigt, kein einziger Mann ist hier auf der Liste. Die freien Tage, als X gekennzeichnet, muss man mit der Lupe suchen. T bedeutet Teildienst, also Früh- und Spätdienst. Der Buchstabe F ist der kurze Frühdienst. Wenn ein Punkt hinter dem F ist, bedeutet dies: langer Frühdienst. Der Spätdienst wird als S in den Dienstplan eingetragen, wie woanders auch.

Einige Vollzeitkräfte haben nur vier freie Tage im Monat, viele Teildienste sind im Dienstplan eingetragen. Der Arbeitsplan für den nächsten Monat hängt auch schon an der Wand. Ich habe 26 Dienste, davon sieben lange Frühdienste eingetragen bekommen. Da muss ich keine Rechenkünstlerin sein, um zu wissen, dass weit mehr als die theoretischen 73,46 Monatsarbeitsstunden für meinen 800-Euro-Vertrag dabei herausspringen werden. Verdammter Mist, es ist überall das Gleiche, egal, wo man in der Altenpflege arbeitet! Ich empfinde es als totale Ausbeutung der Arbeitskraft, wenn die Pflegekräfte nur vier freie Tage im Monat bekommen, teilweise ist der erste freie Tag nach vierzehn Diensten eingetragen. Bei dieser extremen Arbeitsbelastung darf sich der Herr Scholl wohl stets auf die Suche nach Pflegepersonal machen. Die Adjektive »belastbar« und »flexibel« definiere ich mittlerweile so: Belastbar = Mitarbeiter/-in arbeitet bis zum Umfallen, ohne sich zu beklagen. Flexibel = Mitarbeiter/-in lässt sich beliebig einsetzen, wenn immer es betrieblich erforderlich ist, und verzichtet auf freie Tage!

An meinem zweiten Arbeitstag bin ich um sechs Uhr in der Holzbaracke, weil ich um 6.40 Uhr bei einem Patienten in einem Hochhaus in der Innenstadt sein muss. Vorher muss ich meinen Pflegekoffer »aufrüsten«, die Akten mitnehmen und aufpassen, kein Medikament oder Pflegemittel zu vergessen!

Die Fahrzeiten sind in allen Anfahrten äußerst knapp berechnet, mit fünf oder höchstens zehn Minuten. Selbst wenn man es von der reinen Fahrzeit schaffen sollte, so muss doch auch ein Parkplatz gefunden und die Kundschaft aufgesucht werden! Dies erinnert mich alles an die Pflegedienste Heuer und Schlüter. Die Arbeit beim Rosa-Kreis war auch nicht von Pappe, aber es konnte eingetragen werden, wenn einmal einige Minuten mehr für die Fahrzeiten und Pflegen benötigt wurden.

Ich bin nicht verwundert, als ich morgens an meinem zweiten Tag bei Scholl meine ehemalige Kollegin Manuela aus der Waldorf-Residenz wiedersehe, denn ich habe schon gestern ihren Namen auf der Mitarbeiterliste entdeckt!

Manuela freut sich, mich wiederzusehen. Dies beruht ganz auf Gegenseitigkeit. Reden kann ich nicht mit ihr, sie nimmt mich in den Arm und flüstert mir ins Ohr: »Annette, wir können uns hier nicht unterhalten. Es sind zu viele neugierige Ohren im Raum und Zeit haben wir auch nicht. Ich muss in zwanzig Minuten bei meiner ersten Patientin sein und vorher noch ›aufrüsten‹. Hast du heute Nachmittag gegen 16 Uhr Zeit? Treffpunkt im Café Angelique in der Fußgängerzone?«

Ja, ich habe Zeit und treffe mich um 16 Uhr mit Manuela im Café, wo wir in Ruhe miteinander reden können.

Manuela hat es ein knappes Jahr im Pflegedienst Schlüter ausgehalten. Bereits am dritten Arbeitstag baute sie einen Verkehrsunfall, zu sehr war sie in Gedanken schon beim nächsten Patienten und in Zeitnot, als sie zu spät einen Radfahrer sah, der sein Fahrrad über eine Kreuzung schob. Dem Mann war Gott sei Dank nichts passiert, aber das Fahrrad war ein Totalschaden. Und Andreas meckerte mächtig mit Manuela.

Eine PDL namens Paula Wilkens gab es schon lange nicht mehr im Pflegedienst Schlüter. Janosch aus Polen war aber noch dort beschäftigt und fuhr fast immer seine »Männertour«.

»Schade, dass wir uns seit unserer gemeinsamen Zeit in der Waldorf-Residenz nie wiedergesehen haben, Manuela!«

»Ich bin kurz nach meiner Kündigung umgezogen, denn ich konnte die hohe Miete für meine Drei-Zimmer-Wohnung in der guten Wohngegend nicht mehr bezahlen. Mein Ex-Mann kommt mit dem Unterhalt leider oft nicht pünktlich rüber und ich bekomme nur noch das Kindergeld und meinen Verdienst aus dem Minijob. Ich hätte dich längst angerufen, aber du bist nicht im Telefonbuch eingetragen!«

»Hier habe ich mir von Randolph Scholl einen 800-Euro-Job aufschwatzen lassen, Manuela!«

»Solch einen Job habe ich auch seit fünf Monaten und arbeite mich für die 630 Euro netto halb tot. Nach der Gleitzonenformel bleiben dir von den 800 Euro genau 630. Kennst du schon die Kunden Dröse, Leimbach und Watzke von Scholl?«

»Nein, kenne ich noch nicht, Manuela!«

»Da hast du auch wirklich nichts verpasst, aber du wirst diese Kunden ganz bestimmt noch kennen lernen. Heute Mittag musste ich zu Frau Watzke und habe ihr das Mittagessen gereicht. Es hat ihr anscheinend nicht geschmeckt, sie behielt den Löffel mit der Erbsensuppe lange im Mund, machte ganz dicke Backen und spuckte die Suppe wieder aus. Mitten in mein Gesicht! Annette, ich bin jetzt 32 Jahre alt und fünf Jahre in der Altenpflege tätig. Mir reicht es total. Viel zu lange quäle ich mich in dem Beruf schon ab. Am 1. Juni fange ich bei einem Discounter als Kassiererin an und räume auch Waren ein. Du glaubst ja gar nicht, wie gut die bezahlen, und die Arbeitsbedingungen kannst du mit der Altenpflege überhaupt nicht vergleichen. Die Konditionen sind gut, da kann ich mich nicht beklagen!«

»Ich hätte mich auch schon längst bei einem Discounter mit den vier Buchstaben im Namen beworben, gerade hat wieder eine Filiale bei mir gegenüber eröffnet. Ich müsste nur über die Hauptstraße gehen. Aber bevor ich es vergesse, lass uns erst einmal unsere Telefonnummern austauschen, Manuela, damit wir uns nicht wieder so lange aus den Augen verlieren!«

»Warum bewirbst du dich nicht beim Discounter, Annette?«

»Ich kaufe da gern viele Artikel ein. Besonders die wöchentlichen Aktionen bieten so manches Schnäppchen von hoher Qualität. Aber wenn doch bloß die Arbeitsbedingungen in unserem Beruf besser wären, könnte ich mir keine schönere Arbeit vorstellen, als alten und kranken Menschen zu helfen. Langweilig wird unsere Arbeit nie. Von Monotonie keine Spur, weil du immer wieder zu anderen Menschen kommst und dich auf die individuellen Umstände einstellen musst. Leider wäre mir eine Arbeit im Supermarkt oder beim Discounter zu monoton. Erstens kann ich nicht so lange an der Kasse sitzen, weil ich viel zu bewegungsaktiv bin, und dann müsste ich mehrere hundert Male am Tag die Kunden mit einem freundlichen ›Haaallo!‹ begrüßen, die Ware über den Scanner ziehen, den Betrag ansagen, kassieren und zum Abschluss des Kassiervorganges jedes Mal ›Einen schönen Tag noch!‹ sagen. Okay, kundenorientiertes Verhalten ist megawichtig, aber die meisten funktionieren doch alle nur noch völlig automatisiert. Eine Kassiererin hat mir mal an einem Montag ein schönes Wochenende gewünscht. Egal wo ich auch einkaufe, ewig höre ich dieses: ›Schön Tach noch!‹ Das geht mir allmählich auf den Keks. Oder beim Schlachter und Bäcker: ›Und außerdem?‹ Das fragen die Verkäuferinnen bestimmt einige Tausend Mal am Tag. Ich würde davon nachts träumen! Die Kunden können doch auch rechtzeitig von allein sagen, ob sie noch etwas brauchen, bevor immer dieses ›Außerdem?‹ und ›Sonst noch?‹ gefragt wird.«

»Die sind verpflichtet, das zu fragen, Annette!«

»Mag sein, Manuela, aber ich kann die Monotonie einfach nicht akzeptieren. An der Kasse wünschte eine Kassiererin vor einer Woche einer jungen, ganz in schwarz gekleideten Frau mit Sonnenbrille ›Einen schönen Tag noch!‹. Die junge Frau fing bitterlich zu weinen an und lief ganz schnell weg. Es war meine Nachbarin, sie hatte erst vor drei Tagen ihren Mann beerdigen müssen.«

»Was hätte die Kassiererin denn sonst zu der Frau sagen sollen? Das gehört doch zur Freundlichkeit, einen schönen Tag zu wünschen!«

»Ist schon richtig, Manuela, aber wenn ich das überall und immer höre, kommen mir die Floskeln total oberflächlich vor. Die Kunden sollten mit Höflichkeit und Wertschätzung bedient werden. Man sollte sie genau beobachten und ihnen auch zuhören. Damit meine ich, wenn ich an der Fleisch- und Wursttheke nach meinem letzten Wunsch ›Vielen Dank, das wär's für heute!‹ gesagt habe und anschließend wieder von der Verkäuferin ›Und außerdem?‹ höre, fühle ich mich nicht richtig wahrgenommen. Ich mag keine Verhaltensmuster, die von einem Automatismus geprägt sind. Oftmals würde ein ›Vielen Dank für den Einkauf!‹, ›Auf Wiedersehen!‹, ›Tschüs!‹, ›Servus!‹, ›Ade!‹ auch reichen, ganz nach Mundart.«

»Sehen wir uns morgen zum Frühdienst wieder bei Scholl in der Baracke zur ›Rüstzeit‹? Ich muss jetzt nach Hause, Annette. Gleich ist es schon 17.30 Uhr. Meine kleine Tochter und ich wollen zu Abend essen. Ich sehe sie leider nur wenige Stunden am Tag.«

»Komm mich doch mal mit deiner kleinen Tochter besuchen! Es würde mich freuen. Ich koche dann etwas Leckeres für uns!«

»Gerne, Annette! Wir telefonieren vorher. Aber jetzt muss ich los! Tschüs!«

In den folgenden zehn Tagen habe ich kein Frei! Ich lerne viele Kunden des Pflegedienstes kennen, ohne dass ich vorher mit einer Kollegin bei ihnen war. Auf meine Anfragen, was bei den Kunden denn zu tun sei und ob es besondere Dinge zu beachten gebe, bekomme ich von meinen Kolleginnen Kurzinfos. Die Kunden Dröse, Leimbach und Watzke lerne ich auch kennen.

Ich habe immer Frühdienste, die meist mit der Pflege einer liebenswerten Dame beginnen, die unter Morbus Parkinson leidet. Das Krankheitsbild bringt es mit sich, dass die Gesichtszüge bei der Krankheit Parkinson maskenhaft erstarrt wirken und die Menschen kaum noch Mimik haben. Das Zittern (der Tremor) in der rechten Hand ist bei meiner Patientin besonders stark und die Frau ist depressiv, jedoch vollorientiert. Gern würde es die Patientin sehen, wenn ich morgens noch einige Minuten nach der Pflege bei ihr bleiben würde, um mit ihr einen Kaffee zu trinken.

»Liebe Frau Ahrens, leider muss ich weiter. Mein Tourenplan gibt mir keine Zeit für eine Pause. Gut, dass wir beide uns immer gern und rege während der Pflege unterhalten!«

Die Einsatz-Tagespläne, von mir auch Tourenpläne genannt, sind eine Frechheit, was die zugebilligte Arbeitszeit für die Mitarbeiterinnen angeht! Dort steht: *6.10–6.25 Rüstzeit*. Dies bedeutet, man muss sich auf den Dienst vorbereiten und mindestens fünfzehn Minuten vorher ohne Bezahlung erscheinen, um den Pflegekoffer zu packen! Die Fahrzeiten sind fast alle im Fünf-Minuten-Takt berechnet. Bereits um 6.30 Uhr ist die erste Patientin zur Versorgung eingetragen!

Die Klientel des Pflegedienstes ist sehr schwierig, die pflegeleichte Frau Ahrens ist die Ausnahme. Es finden sich unter den

Kunden des Randolph Scholl viele Patienten/-innen mit schweren Persönlichkeitsstörungen.

Zum Beispiel meine »Freundin«, Frau Dröse. Sie leidet unter einer »Morbus Pick«-Demenzform mit paranoid-schizophrenen Zügen. Jeden Morgen graut mir davor, die Frau zu besuchen, denn ich weiß, was mich dort erwartet. Sie lebt allein in ihrer Zwei-Zimmer-Wohnung, hat sich meist die Schutzhose vom Leib gerissen und das Bett eingekotet und eingenässt. Oftmals hat sie auch den Kleiderschrank des Schlafzimmers ausgeräumt. Die Frau ist insulinpflichtige Diabetikerin und jeden Morgen muss bei ihr eine Blutzucker-Kontrolle durchgeführt werden.

Vorher mache ich aber eine kleine »Inspektion« der Neubauwohnung. Dies geschieht, indem ich einen kurzen Blick durch die Wohnung werfe. Auf den Fliesen im Flur ist Frau Dröse meist durch ihren Kot getreten. Die ganze Wohnung riecht bestialisch nach Urin und Kot. Der Stoffbezug der Wohnzimmer-Garnitur ist nass – ich möchte nicht wissen, wie viele Liter Urin bereits in den zwei Jahren ihrer Pflegebedürftigkeit hier versickert sind. Ich lege neue Krankenunterlagen auf die Garnitur, soweit welche vorhanden sind, und lüfte den Raum. Die Stimmung der Patientin ist fast immer euphorisch, es scheint, als lebten mehrere Persönlichkeiten in ihr. Sie spricht mit vielen Stimmen, mal hell und freundlich, dann wieder männlich-dunkel mit einem tiefen Bass.

Zuerst kümmere ich mich um die BZ-Messung und verabreiche anschließend das Insulin. Bevor ich mit der Frau an der Hand ins Bad zur Grundpflege gehen kann, muss ich hier saubermachen, den Kot und die Schutzhose entfernen sowie die Fliesen aufwischen, schließlich das Bett abziehen und schnell eine Waschmaschine anstellen. Wie kann man eine so hilflose Person noch allein in ihrer Wohnung lassen? Auch wenn der Pflegedienst dreimal täglich kommt, ist dies meiner Meinung nach nicht zu vertreten.

Nachdem Frau Dröse geduscht und angekleidet wurde, wird das Frühstück zubereitet. Der Kühlschrank der Frau ist oft leer – oder es findet sich nur ein Zipfel fetter Leber- oder Rotwurst. Zweimal musste ich schon zur Nachbarin rüberlaufen und um ein paar Scheiben Brot bitten. Der Sohn und die Schwiegertochter haben ein »dickes Fell«. Sie kaufen, wenn überhaupt, nur absolute

Billigartikel, die keineswegs auf die Zuckererkrankung der Frau Rücksicht nehmen. Auch diese Problematik ist der Pflegedienstleitung bekannt. Einmal rief ich sogar den Sohn an und sagte, dass kaum noch Lebensmittel im Kühlschrank seiner Mutter vorrätig seien. »Ja, da kümmere ich mich drum«, antwortete er. Obwohl ich bei unserer Patientin sehr rationell und konzentriert arbeite, brauche ich jeden Morgen fast eine Stunde für die Arbeit.

Die nächste Patientin steht für 8.20 Uhr auf der Liste! Frau Leimbach! Die Frau ist gehbehindert und kann noch im Rollstuhl selbstständig ihre Wohnung verlassen. Eine schwere, komplexe Persönlichkeitsstörung ist auch bei ihr vorhanden: das Borderline-Syndrom (engl. border = Grenze, hier zwischen normalem und bösartigem Verhalten, was sich in instabilien Emotionen und Affekthandlungen ausdrückt). Von einer Kollegin habe ich nur eine Kurzinfo über die Frau erhalten. Ich bin einfach ins kalte Wasser geworfen worden, weiß nicht, was mich hier erwartet. Außer, dass ich ihre »Kinder« versorgen muss, womit die sieben Katzen gemeint sind, die in der Zwei-Zimmer-Wohnung mit der Frau leben.

Der Anblick dieser Frau ist grotesk! Sie sitzt im Bett und fühlt sich augenscheinlich als eine Indianerin! Eine lange schwarze Kunsthaarperücke mit rotem Stirnband hat sie sich aufgesetzt und mit einer weißen Feder geschmückt. Die Augen sind mit einem schwarzen Kajalstift wüst umrandet und der rote Lippenstift im Gesicht verschmiert. Maskenhaft starrt mich die Patientin an und erwidert meinen Morgengruß und meine Ansprache nicht.

»Zuerst versorgen Sie meine Kinder! Sie bekommen heute Entenfleisch in Jelly und Thunfisch, öffnen Sie drei Dosen Katzenfutter«, herrscht sie mich an. »Und wehe, meine ›Kinder‹ laufen weg! Das Fenster in der Küche bleibt geschlossen! Und die Küchentür auch! Diese ›Kinder‹ verstehen sich mit den anderen nicht!«

Wahnsinn! Im Schlafzimmer der Frau stehen zwei große Katzenkratzbäume und zwei Katzentoiletten. Zwei »Kinder« sitzen auf ihrer Bettdecke und die beiden anderen sitzen auf den Kratzbäumen. In der winzigen Küche sitzen zwei weitere Katzen auf dem Küchentisch, eine andere neben der Kaffeemaschine! Es stinkt unbeschreiblich, hier wurde schon ewig nicht mehr gelüftet. Pfui Teufel! Aus falsch verstandener Tierliebe und Egoismus werden die armen Kreaturen unter solchen erbärmlichen Verhältnissen gehalten. Die Tiere tun mir unglaublich leid.

Als Erstes öffne ich das Küchenfenster, indem ich es in Kippstellung bringe. Danach entferne ich das angetrocknete Katzenfutter aus den diversen Näpfen und säubere diese, stelle den Tieren frisches Wasser hin und mache die drei Katzentoiletten in der Wohnung sauber. Wie schrecklich ekelig! Weiße Würmer tummeln sich in dem Katzenkot, die letzte Wurmkur der Tiere muss wohl schon lange her sein. Ich bin fest entschlossen, später den Tierschutz anzurufen!

Bevor ich die psychisch schwer gestörte Frau mit der Grundpflege versorge, stelle ich die Kaffeemaschine an, denn hier muss ich auch das Frühstück für die Kundin vorbereiten. Frau Waldmann aus dem Pflegedienst Schlüter war eine nette Person im Vergleich zu dieser Frau!

Der nächste Kunde ist Herr Böger! Als mir die Ehefrau die Tür öffnet, wirkt diese sichtlich nervös. »Schon wieder schickt der Pflegedienst eine neue Mitarbeiterin. Sie können ja nichts dafür, dass immer neue Pflegekräfte anfangen ... Bitte nehmen Sie nichts, was immer mein Mann sagt und tut, persönlich. Es ist mir alles so peinlich und furchtbar unangenehm«, sagt die Ehefrau bei der Begrüßung.

»Keine Sorge, Frau Böger, die Symptomatik des TS ist mir bekannt. Ich sehe alles, was auf mich zukommt, mit professioneller Distanz! Mir ist auch bekannt, dass die Pflegebedürftigkeit Ihres Mannes nichts mit TS zu tun hat.«

Mit TS-Krankheit ist hier das Tourette-Syndrom gemeint, wie so oft in der Medizin nach seinem Entdecker benannt. Das TS wurde erstmals 1885 von dem französischen Neurologen Gilles de la Tourette beschrieben.

Herrn Böger finde ich im Badezimmer nackt stehend unter der Dusche vor. Als mich Herr Böger sieht, schneidet er Grimassen und steckt mir weit die Zunge heraus. Meine Ansprache spricht er mir mehrmals nach, mit meinen Worten. Plötzlich macht er wilde Schleuderbewegungen mit seinem Kopf und fängt an zu quieken wie ein kleines Ferkel. Dann klappert er mit seinen Zähnen.

Ich rede mit Herrn Böger mit einem völlig unbeeindruckten Tonfall und teile ihm mit, dass ich ihn jetzt duschen möchte und danach seine gewohnte Nassrasur durchführen werde. Wie gut, dass ich vorher schon etwas vom Tourette-Syndrom gelesen habe! Was jetzt kommt, nennt man Koprolalie, der Ausstoß aggressiver und obszöner Wörter! Ich möchte dies hier nicht wiedergeben ... Nur ein vokaler *Tic* kehrt immer wieder: »Fick, Fuck, Fotz!« Herr Böger hat eine ausgeprägte multiple Ticstörung, die sich in vielfältiger Kombination von motorischen, vokalen und sensitiven Tics zeigen kann! Während ich ihn dusche, tippt unser Patient jetzt auch noch mit dem Zeigefinger immer wieder auf meine rechte Brust und sagt: »Das ist der Fick, Fuck, Fotz!«

Zugegeben: Aufgrund seiner Erkrankung ist Herr Böger ein Unsympath. Aber ich sage mir innerlich immer: Er kann ja nichts dafür! Solche Menschen sind oft gesellschaftlich total isoliert. Wenn die Mitmenschen über diese Krankheit nicht Bescheid wissen, ist es ganz normal, dass man sich provoziert fühlt! Besonders durch die Koprolalie und das Berühren (Touching). Es fällt sehr schwer, diese Erkrankung des Gehirns zu tolerieren.

All das könnte ich ertragen, wenn ich mehr Zeit hätte und dieses elende Hetzen und Jagen nicht wäre. Ich bin von der vielen Arbeit und der Schnelligkeit, in der ich diese bewältigen muss, schon total durchgeschwitzt, trinke im Auto nur kurz aus meiner Wasserflasche. Keine Zeit für eine Pause. Es ist zum Kotzen in der ambulanten Alten- und Krankenpflege, überall dasselbe! Ich fühle mich im Pflegedienst Scholl absolut unwohl und total ausgebeutet. Es ist für mich so klar wie das Amen in der Kirche, dass ich hier nicht lange bleiben werde!

Die nächste Patientin, Frau Watzke, gibt mir während eines langen Frühdienstes Anfang Juni 2006 den Rest! Sie wohnt in einer für mich widerlichen Wohngegend, gleich hinterm Schlachthof, wo ich sonst nie hinfahren würde, aber das nur nebenbei. Ich soll der Kundin das Mittagessen vorbeibringen und ihr die Nahrung und das Trinken reichen. Vorher muss die Schutzhose der alkoholkranken und fast völlig gelähmten Frau kontrolliert werden, die sich nach ihrem Schlaganfall fast immer im Bett befindet. Auf mein Klingeln öffnet mir eine Tochter der Frau die Tür. Sie trägt einen Morgenmantel, Badelatschen und hat eine Zigarette im Mund.

»Guten Tag, Annette Rehwald vom Pflegedienst. Ich bringe das Mittagessen für Ihre Mutter.«

»Tach, kommen Sie rein. Meine Mutter liegt im Bett, gerade eben hat sie das ganze Bett vollgekotzt und die Hose ist auch schon wieder vollgeschissen«, sagt die Tochter zu mir.

So ist es auch. Frau Watzke hat eine starke Alkoholfahne und spricht unverständliche Worte, lallt mich nur an. Die Tochter hat sich in die Küche verzogen.

Nachdem ich gesehen habe, was bei der Mutter zu tun ist, betrete ich nun auch die mit blau-grauem Zigarettenqualm geschwängerte Küchenluft. Hier wurde gerade ein Frühschoppen gemacht, auf dem Küchentisch steht eine ganze Batterie mit leeren und vollen Bierflaschen sowie eine leere Flasche Korn. Vier Brüder der Tochter mit Morgenmantel sind versammelt und schon recht angeheitert. Ein Kleinkind sitzt nur mit voller Windel bekleidet und barfuß neben einem Schäferhund auf dem Fußboden in der Küche und schreit. Ich spreche die Tochter an:

»Entschuldigung, können Sie bitte mal kommen und mir zeigen, wo ich alles finde, was ich für die Pflege Ihrer Mutter benötige? Ich brauche einen Müllbeutel, Waschschüssel etc. Welches Handtuch soll ich benutzen? Können Sie bitte vielleicht mal frische Bettwäsche herauslegen? Dann kann ich schon das Bett abziehen!«

Widerwillig zeigt mir die Tochter, wo ich die Pflegeutensilien finde.

Nachdem ich Frau Watzke gesäubert, gewaschen und das Bett frisch bezogen habe, gehe ich wieder in die Küche zu der Großfamilie. Ich wende mich abermals an die Tochter:

»Sie könnten mal so nett sein und Ihrer Mutter jetzt das Mittagessen und Trinken reichen, ich habe alles gesäubert und ihrer Mutter eine neue Schutzhose angezogen! Ich bin hier schon gut zwanzig Minuten am Arbeiten und habe noch ein anderes Mittagessen auszuliefern!«

»Ja, wenn's denn sein muss, aber das machen doch sonst immer die vom Pflegedienst, ey!«

Gegen 13 Uhr bin ich von meiner langen Frühdienst-Tour zurück im Büro des Pflegedienstes und völlig bedient von allem. Ich mache jetzt einer Bürokraft gegenüber eine Äußerung, die Folgen haben wird:

»Mein Gott, um es mal ganz einfach auszudrücken, was ist die Familie Watzke asozial! Und überhaupt, was habt ihr hier bloß für eine Klientel? So was bin ich aus der Waldorf-Residenz nicht gewohnt!«

Was ich bis dahin nicht weiß: Frau Leimbach hat sich über mich beschwert, weil ich das Küchenfenster geöffnet habe! Und die Tochter von Frau Watzke hat sich bei Randolph Scholl über mich beschwert, weil sie ihrer Mutter das Mittagessen reichen sollte!

Am nächsten Tag habe ich nur einen kurzen Frühdienst, bin kurz nach zehn Uhr im Büro des Pflegedienstes und werde von der Ehefrau des Pflegedienstinhabers mit eisiger Miene empfangen.

»Bitte lesen Sie sich das durch und quittieren den Erhalt des Schreibens! Wir sind der Meinung, dass Sie nicht zu uns passen!«

Ich setze mich und halte einen Brief in meinen Händen, in dem steht:

Fristgemäße Kündigung!

Sehr geehrte Frau Rehwald,
nach einigen Vorkommnissen in den letzten Tagen und Ihren Äußerungen gegenüber Patienten und über Patienten kündige ich Ihnen hiermit fristgemäß.
Sie sind leider nicht in der Lage, den Ansprüchen unserer Patienten und dem guten Ruf unseres Pflegedienstes gerecht zu werden.
Sie werden für die Kündigungsfrist von 14 Tagen von der Arbeit unter Fortzahlung der Bezüge freigestellt.

Mit freundlichen Grüßen
Randolph Scholl

Für ganz kurze Zeit verschlägt es mir die Sprache!

Dann antworte ich: »Lieber ein Ende mit Schrecken als ein Schrecken ohne Ende! Ich bin sehr froh und erleichtert über den Erhalt der Kündigung und konnte mich wirklich nicht mit einigen Kunden Ihres Pflegedienstes anfreunden. Sie sind nur meiner Kündigung zuvorgekommen. Vielen Dank dafür! Es ist richtig, dass es mir in Ihrem Pflegedienst überhaupt nicht gefallen hat, wenn ich an die nichtbezahlte ›Rüstzeit‹ und die überaus ›großzügige‹ Berechnung der Fahr- und Wegezeiten denke. Außerdem missfiel es mir, dass hier während der Arbeit keine Dienstkleidung getragen wird. Nochmals vielen Dank für die Kündigung!«

Ohne Händedruck und ohne weitere Beachtung von Frau Scholl verlasse ich den Stützpunkt des Pflegedienstes und betrete diesen nie wieder!

Meine Einmaligen

Nach meinem Rausschmiss aus dem Pflegedienst Randolph Scholl entscheide ich mich, nicht auf direktem Weg nach Hause zu fahren, sondern meine Eltern zu besuchen. Bestimmt hat meine Mutter noch etwas Leckeres für mich zu essen. Außerdem möchte ich ihr wie so oft mein Herz ausschütten und erzählen, was ich mal wieder erlebt habe.

Meine Eltern empfangen mich herzlich. Nachdem ich eine erfrischende Kirschsuppe gegessen habe, möchten sie wissen, wo ich gerade herkomme. Ich erzähle alles, was ich im Pflegedienst erlebt habe.

»Du musst dir keine Sorgen machen, Annette! Bleib erst mal zu Hause und ruh dich aus. Manni verdient doch genug für euch beide. Kümmere dich um Bruno, das Haus und den Garten, da hast du schon genug zu tun. Außerdem hast du nette Bekannte und deinen Schwimmverein.«

»Ich fühle mich aber noch zu jung, um ständig zu Hause zu sein, und möchte auch ein wenig für die eigene Tasche verdienen, damit ich nicht alles von Manfreds Konto abheben muss. Außerdem weiß ich, dass ich mit meinem Beruf vielen Menschen helfen kann. – Ich könnte ja mal zu Henny und Ferdi fahren ... Stell dir vor, ich habe Onkel Ferdi vor drei Tagen beim Einkauf getroffen. Sein Einkaufswagen war so überladen, dass er ihn kaum schieben konnte. Da hatte er einen Großeinkauf gemacht. Unvorstellbar! Eine ganze Palette Kaffeesahne, alles große Dosen, zehn große Dosen Haut-Creme, Toilettenpapier, Taschentücher, alles Maxi-Packungen, so dass er kaum noch über den Einkaufswagen schauen konnte. ›War alles im Sonderangebot, da muss man doch zuschlagen!‹, hat er gesagt. Ich glaube, dass es Tante Henny nicht besonders gutgeht. Auf meine Frage nach ihrem Befinden schüttelte er nur den Kopf und sah sehr traurig aus. ›Das Gedächtnis, das Gedächtnis, oh, Annette ... Es wird immer schlimmer mit ihr‹, hat er geantwortet.«

»Ich will nicht, dass du in diesen Dreckstall gehst!« Mein Vater hat diesen Satz plötzlich so hart und schroff ausgesprochen, dass es mich verletzt. Es ist ein Befehl, der keinen Widerspruch duldet.

»Papa, ich finde es nett, dass du dir Gedanken um mich machst. Trotzdem werde ich heute Onkel Ferdi anrufen und mich für einen Besuch ankündigen. Ich muss schauen, ob er und Henny Hilfe braucht, denn ich habe so ein ungutes Gefühl.«

»Tu, was du nicht lassen kannst, du hast dir ja noch nie etwas verbieten lassen. Ich glaube nicht, dass dir überhaupt die Tür geöffnet wird. Pass auf, dass du in dem Dreck nicht krank wirst. Ich war vor fünf Jahren zuletzt dort, da stank es bestialisch. Solch einen Schweinestall habe ich noch nie zuvor gesehen. Bin gleich wieder gegangen.«

Jetzt meldet sich meine Mutter zu Wort. Ihre sonst so sanftmütige Stimme hat einen energischen Tonfall: »Überlege es dir gut, mein Kind, ob du da wirklich hingehen willst. Ich war zuletzt dort gewesen, bevor Tante Lilly aus Florida zu Besuch kam. Das war 1998. Noch nie zuvor hatte ich eine schlimmere Toilette gesehen. Ich schrubbte mir die Finger wund und selbst mit dem schärfsten WC-Reiniger bekam ich diese Schweinerei nicht mehr weg. An den Gardinenbrettern klebten meterlange Spinnweben, die ich entfernen musste. Die schwarzen Feudel, was die Gardinen sein sollten, musste ich einweichen und zweimal in der Waschmaschine waschen. Onkel Ferdinand war wie immer sehr großzügig und gab mir für meine Hilfe 100 Mark. Für alles Geld in der Welt würde ich da nicht mehr hingehen, nachdem mir eine fette Kellerspinne fast über die Hand gelaufen wäre. Du kennst meine Spinnen-Phobie! Im ganzen Haus laufen diese ekeligen Viecher herum.«

Am Abend rufe ich Onkel Ferdi an. »Hallo, Onkel Ferdi, hier ist Annette. Na, hast du deinen Großeinkauf auch im Kofferraum verstauen können?« Wir beide müssen lachen. »Ich möchte gerne einmal zu euch kommen, habe schon ein paar Mal bei euch geklingelt, als ich in der Parkallee war. Aber es hat niemand geöffnet.«

»Ach, Annette, es ist mir peinlich, wenn plötzlich Besuch vor der Tür steht. Wir hatten gerade wohl nicht aufgeräumt.«

»Es ist mir egal, ob ihr aufgeräumt habt. Also, kann ich morgen Mittag mal kurz vorbeischauen, sagen wir gegen zwölf Uhr? Erinnerst du dich noch? Zuletzt war ich im Frühling 1998 bei euch, als Tante Lilly aus Florida bei mir war.«

»Also gut, Annette. Dann komm morgen Mittag um zwölf vorbei. Ich werde dir die Tür öffnen.«

Um Ihnen, meine lieben Leser und Leserinnen, einen Kurzeindruck über meine Großtante Henriette und ihren Mann Ferdinand zu verschaffen, muss ich einen weiten Sprung zurück in meine Kindheit machen, anders kann ich diese beiden nicht beschreiben ... Henriette wurde 1915 geboren und ist die jüngste Schwester meines Großvaters Friedrich, der 1909 auf die Welt kam. Henriettes Ehemann Ferdinand ist Jahrgang 1914. Meine geliebte Oma Elfriede stammt wie ihr Ehemann Friedrich aus dem Jahrgang 1909.

»Herzi, wollen wir eine Fahrradtour machen? Das Wetter ist so herrlich.«

»Ja, Oma, gerne. Da hätte ich große Lust zu.«

»Wo möchtest du denn hin? Wir könnten auch noch einen Abstecher zu Onkel Heinz und Tante Klara machen, oder aber Tante Lieschen besuchen ...«

»Bloß das nicht, Oma, da mag ich nicht hin, weil ich dort immer ganz stillsitzen muss und wehe, ich komme mal an eines ihrer selbstbestickten Kissenbezüge. Tante Lieschen stellt sich immer so an, und mir ist langweilig dort. Ich möchte mit dir zu Tante Henriette und Onkel Ferdinand fahren!«

Meine geliebte Oma Elfriede las mir als einziges Enkelkind jeden Wunsch von den Augen ab und verwöhnte mich abgöttisch, sehr zum Leidwesen meiner Eltern. Zärtlich nannte sie mich »Herzi«.

»Alles, aber das nicht. Verlang nicht von mir, mit dir zu Henriette und Ferdinand zu fahren. Mein letzter Besuch vor einem halben Jahr reicht mir noch!«

»Warum nicht, Oma, warum nicht?« Ich konnte als Kind sehr gut »pratzen« und ließ nicht locker.

»Wir finden dort nicht einen einzigen halbwegs sauberen Platz, wo wir uns hinsetzen können. Alles ist voller Hundehaare und überall sind schmutzige Wolldecken. Außerdem dauerte es letztes

Mal zwei Stunden, bis Henriette endlich mal Kaffee gekocht hatte, den ich dann aus einer völlig verdreckten Tasse trinken musste. Pfui, Teufel! Ich bekomme in dem Stall auch keine Luft, so stinkt es dort nach Mottenkugeln. Ein Haus ist das ja nicht, in dem die beiden leben! Das Haus hat nur die Küche und das Wohnzimmer, was sie auch als Schlafzimmer nutzen! Alles ist so beengt ... dabei haben sie Geld wie Heu. Ferdinand musste alles so klein bauen lassen, weil Henny es so wollte. Sie hatte tatsächlich nach dem Krieg Angst, Flüchtlinge bei sich aufnehmen zu müssen. Deshalb ist alles so winzig. Mitten im Wohnzimmer steht ein Schrank und dahinter sind ihre Betten.«

»Dann lade Tante Henny und Onkel Ferdi zu uns ein. Ich möchte so gerne ›Greif‹ einmal wiedersehen. Außerdem sind sie sehr nett. Letztes Mal hat mir Tante Henny fünf Tafeln Schokolade mitgebracht!«

»Ja, und mir hat Ferdinand auch wieder was mitgebracht, drei große Kisten mit geräuchertem Heilbutt, nur große Mittelstücke, Schillerlocken, Makrelen und dann noch die ganzen Fischkonserven, frisches Seeteufelfilet und frische Seezungen. Zugegeben, es ist alles nur vom Feinsten, aber wer kann das aufessen? Wir nicht! Uns hängt der ganze Fisch schon zum Halse raus. Habe alles in der Nachbarschaft verteilt, nachdem die beiden weg waren. Die Nachbarn haben sich gefreut, das hättest du mal sehen sollen.«

»Also, lädst du sie nun wieder ein oder nicht, Omi?«

»Aber nur bei schönem Wetter, Herzi. Dann können wir auf der Terrasse sitzen und der große Schäferhund kann hier frei im Garten herumlaufen. Außerdem wird mein Haus nicht mit Mottenkugelgeruch verpestet. Ich backe dann wieder eine große Torte. Letztes Mal haben die beiden fast meine ganze Schokoladentorte verputzt, es blieben nur drei Stücke übrig. Ferdinand besucht uns gern, doch leider kommt auch jedes Mal die Henriette mit, obwohl Opa seine Schwester gefressen hat wie zehn Stücke grüne Seife. Die ist halt dreist und tut so, als sei früher nichts gewesen.«

Das war im Jahr 1968. Ich war zu diesem Zeitpunkt zehn Jahre alt.

Wir schreiben jetzt das Jahr 2006. Es ist ein schöner Tag, Anfang Juni, mittags um zwölf Uhr, als auf mein Läuten die Haustür geöffnet wird.

Als ich die Stufen hinauf zur Haustür gehe, steigt mir ein eigenartiger Geruch in die Nase. Es riecht nach Moder, Fäulnis und nach etwas anderem, scharfem, was ich noch nicht beurteilen kann. Ferdinand wirkt erschöpft, als er mich an der Haustür empfängt. Sein volles Gesicht ist verschwitzt und er hat Mühe, ein paar Schritte mit seinem massigen Körper zu gehen. Er hinkt und stöhnt beim Gehen, stützt sich auf einen Handstock. Sein Oberhemd muss wohl ursprünglich eine hellblaue Farbe gehabt haben, das lässt sich erahnen. Jetzt ist es dunkelblau-schwarz. Hinter der Haustür verbirgt sich ein Miniflur von geschätzten vier Quadratmetern. An der Wand steht ein kleiner, zierlicher Schrank aus den 1950er-Jahren. Hinter fast undurchsichtigen, matten Glasscheiben des Schrankes erkenne ich viele Plastikblumen und Figuren. Mitten im Flur steht ein Drehsessel aus schwarzem Kunstleder. Der Wäscheberg auf dem Sessel hat eine stattliche Höhe. Er reicht mir über den Kopf.

»Komm rein, mien Deern«, sagt er.

Ich brauche eine Minute, um zu realisieren, was meine Augen jetzt sehen. Und ich suche nach einem Taschentuch in meiner Handtasche, um es mir vor die Nase zu halten. Ein ätzender, beißender Geruch steigt mir in die Nase. Es riecht nach hochkonzentriertem Salmiak, nach Urin, Kot, Moder. Das Atmen fällt mir schwer und ich halte die Luft an, solange ich kann. Ich bin total allergisch gegen diesen beißenden Gestank. Meine Nase beginnt sofort zu schmerzen, als würde man mir zwei Stricknadeln bis in die Stirnhöhle durch die Nasenlöcher schieben.

»Annette, ich weiß, hier sieht es schlimm aus. Schon vor Jahren wollte ich einem Maler Bescheid sagen, hier mal die Wände zu streichen, aber wie sollen wir dieses Zimmer ausräumen und wohin mit den ganzen Sachen? Wir haben ja gar keinen Platz.«

»Du wolltest einem Maler Bescheid sagen? Ich fürchte, der kann dir auch nicht mehr weiterhelfen, Onkel Ferdi. Die ganzen Wände sind rabenschwarz. Das kommt von der Feuchtigkeit. Es ist schwarzer Schimmelpilz. Das Mauerwerk muss feucht sein, weil das Dach undicht ist.«

»Setz dich erst mal hin, mein Kind. Was hast du denn auf dem Herzen?«

Ich erzähle Ferdinand von meiner Umschulung, die ich vor ein paar Jahren erfolgreich abgeschlossen habe, und dass ich mich jetzt Pflegefachkraft nennen darf. »Ich wollte dich und Tante Henny konkret fragen, ob ihr beide Hilfe braucht und ob ihr schon eine Pflegestufe habt. Dann ... könnte ich euch vielleicht pflegen und das Pflegegeld bekommen. Es würde mir Freude machen, in der Familie zu helfen, statt für fremde Leute zu arbeiten. Übrigens, wo ist Tante Henny überhaupt?«

»Gleich, Annette, gleich ... kannst du Henny begrüßen. Sie hat sich gerade wieder auf ihr Sofa gelegt. Ich bin am Ende meiner Kräfte, beide Kniegelenke sind von der verdammten Arthrose verschlissen und außerdem habe ich höllische Schmerzen beim Gehen, weil auch die Gelenkschmiere in den Kniegelenken fehlt, da reiben sich die Knochen aufeinander. Kann schon gar nicht mehr an meinem Handstock laufen. Und dann Tante Henny ... Alles muss ich machen: Einkaufen, Kochen, Waschen, Saubermachen ... Schau mal meine Finger an, die sind krumm wie Maulwurfkrallen, so stark ist die Gicht in den Fingern.«

»Kann Tante Henny sich denn noch allein waschen?«

»Frag bloß das nicht, Annette! Sie lässt sich von mir nicht waschen und außerdem kann ich auch gar nicht so lange stehen und überhaupt, ich kann sie nicht pflegen. Seit längerer Zeit macht sie auch immer daneben! Es ist furchtbar. Ich bin verzweifelt, wollte schon kurzen Prozess mit uns machen.«

»Was meinst du denn damit, Onkel Ferdi?«

Ferdinand macht eine schnelle Handbewegung. Er fährt sich mit seinem krummen Zeigefinger quer über den Hals. »Erst Henny und dann ich. Ich würde ›es‹ bei ihr machen, während sie schläft ... Sie schläft immer tief und fest. Wir wollen doch nicht ins Heim, nicht ins Heim, Annette! Dann lieber tot als ins Heim. Früher gab es Siechenheime, die fanden wir ganz schrecklich. Ich habe Angst vor dem Gesundheitsamt. Wenn die sehen, wie wir hier leben, werden wir abgeholt und ins Pflegeheim gesteckt. Das werde ich aber verhindern, glaube mir.«

»Das ist ja ganz furchtbar, was ich höre. Aber warum kommt denn kein Pflegedienst zu euch?«

»Hör bloß auf, von einem Pflegedienst zu reden. 1995 hatte Henny einen schweren Herzinfarkt. Nachdem sie aus dem Krankenhaus entlassen wurde, kam für zwei Wochen ein Pflegedienst und hat sie gewaschen und angezogen. Wir beantragten da auch eine Pflegestufe, die aber abgelehnt wurde. Seit dieser Zeit habe ich nichts mehr beantragt und will damit auch nichts mehr zu tun haben, verstehst du? Und wir öffnen auch nur noch ganz selten die Tür, wenn es mal klingelt.«

»Darf ich jetzt mal zu Tante Henny?«

»Ja, Annette, aber erschrick nicht. Sie friert ständig und sieht furchtbar aus! Auf dem linken Ohr ist sie fast taub. Alle Hörgeräte sind kaputtgegangen. Du musst laut und deutlich mit ihr sprechen, sonst versteht sie nichts.«

Ich öffne die schmale Tür und betrete das Wohnzimmer, in dem Tante Henny sein muss. Zuerst sehe ich nur Berge von Papiertaschentüchern, die überall herumliegen. Neue und auch benutzte. Mitten im winzigen Raum steht ein kleiner, altmodischer Nussbaum-Wohnzimmerschrank, der aber ganz von Schimmel überzogen ist. Hinter den Schrank schaue ich noch nicht. Noch nicht! Rechts in der Ecke steht auf einem kleinen Tisch ein großer Fernseher – mit einer derart verstaubten Mattscheibe, dass hier kein Fernsehen mehr möglich ist. Neben dem Fenster muss ein kleiner Tisch stehen, den ich aber nicht sehe. Überall liegen Rollen mit Toilettenpapier und stapelweise Papiertaschentücher darüber, sowie Zeitungen, alte Brillen, Hörgeräte, Brillenetuis und Gebisse, ja diverse Zahnober- und Unterprothesen. Geradeaus an der Wand sehe ich nur Wolldecken, die sich zu einem hohen Berg aufgetürmt haben. Die halbe Tapete hängt dunkelbraun und feucht von der Wand, von Pilzen zersetzt. Links an der Wand ist ein Bücherregal mit vielen Büchern. Die Buchrücken und -seiten sind von Feuchtigkeit und Schimmelpilz zerfressen. Wenn nur dieser Gestank nicht wäre, lange halte ich den nicht mehr aus.

Unter dem Berg von Wolldecken und Kissen, auf denen sich viele große rostfarbene und hellbraune Flecken befinden, schaut ein kleines, schmales Gesicht hervor und blickt mich aus grauen, trüben Augen an. Es scheint Tante Henny zu sein. Der Teint ihres Spitzmausgesichtes sieht eigenartig gescheckt aus und ist sehr dunkel.

Ich spreche sie klar und deutlich an: »Hallo, Tante Henny, erkennst du mich noch? Ich bin Annette. Die Enkeltochter von deinem Bruder Friedrich!«

Die Augen werden klarer und bekommen einen Glanz. Mit der Unbefangenheit eines Kindes fängt Henny laut zu lachen an. Zwei dünne Ärmchen strecken sich mir freudig entgegen. Hennys Hände sind so zart und schlank, dass sie ohne große Kraftanstrengung mühelos auch von einer schwachen Person zerdrückt werden könnten.

»Hallo, mein Engel! Annette, ja, ich erkenne dich. Lange habe ich dich nicht mehr gesehen. Du bist ein wenig dicker geworden, hast aber immer noch eine schöne Figur. Wie geht es meinem Bruder Friedrich, dem riesengroßen, widerlichen Mistvieh? Friedrich und ich hassen uns aufrichtig und aus tiefsten Herzen, aber dich mochte ich schon immer, seit du ein kleines Mädchen warst. Was machst du hier?«

»Tante Henriette, ich bin hier grad in der Nähe gewesen und möchte schauen, wie es euch so geht.«

»Ich komm nicht hoch, Annette.«

Zuerst schlage ich vorsichtig diverse Wolldecken zurück und sehe, dass Henny voll bekleidet auf dem Berg von Lumpen liegt. Sie stinkt unvorstellbar. Ich erkenne, dass sie mehrere kunterbunte Pullover übereinander trägt, darüber eine dunkle Kittelschürze. Die Beine umschlingen dunkelbraune, dicke Wollstrümpfe.

Ich richte ihren kleinen Körper langsam auf. Sie wird auf den Berg mit den Wolldecken gedreht und sitzt gerade. »Und jetzt beide Füße fest auf den Boden stellen, Tante Henny.« Nachdem ich sie mobilisiert habe, nehme ich ihre schmale Hand und führe sie durch die enge Tür in das dunkle Loch, was die Küche sein soll.

Was jetzt passiert, ist so grotesk, dass ich aus Verlegenheit und Scham laut lachen muss. Henny sieht Ferdinand, den sie seit 1934 kennt und mit dem sie seit 1939 verheiratet ist, erhebt zackig ihren rechten Arm zum Hitlergruß und beginnt laut zu singen: »Heil dir im Siegerkranz, heil dir im Siegerkranz ...«

»Sieg Heil, Sieg Heil, Sieg Heil!«, erwidert Ferdinand mit dunkel-markanter Stimme.

Ich bin total verstört und mein Lachen muss idiotisch klingen.

»Mach dir keine Sorgen«, sagt Ferdinand, »Henny lebt immer noch in ihrer Nazi-Welt. Sie weiß gar nicht, dass der ›braune Teufel‹ schon lange tot ist. Für sie ist die Welt stehen geblieben und dies ist nur ein Ritual, was ich mit ihr spiele. Ich wurde nämlich in amerikanischer Kriegsgefangenschaft von den Amerikanern erfolgreich ›demokratisiert‹, wenn du verstehst, was ich meine. Das hat mir später einen heiß begehrten Posten eingebracht.«

Henny ist so schwach, dass sie kaum gehen kann. Ihre Füße in den schmierigen alten Fellhausschuhen schlurfen über die von Motten und Milben zerfressene Auslegware. Vielleicht war das mal vor fünfzig Jahren so was wie eine Auslegware ... In meiner Nase kribbelt und sticht es unaufhörlich weiter. Ich muss hier so schnell wie möglich raus.

»Na, Onkel Ferdi, ich glaube, ihr könntet ein wenig Hilfe wohl gut gebrauchen, oder?«

»Hilfe? Annette, willst du uns wirklich helfen? Hier bei uns wollte sich bisher niemand die Hände schmutzig machen ... Deine Eltern nicht und auch nicht der andere Neffe mit seiner affektierten Frau, die mit den langen, rot lackierten Fingernägeln. Worauf bilden die sich eigentlich etwas ein? Wilfried und Sigrid besitzen ja nicht einmal ein Auto. Jahrelang sind wir mit ihnen spazieren gefahren und wir haben sie jedes Mal am Wochenende zum Essen eingeladen. Seit zehn Jahren haben die sich aber auch nicht mehr blicken lassen.«

»Wir haben uns in den letzten Jahren per Zufall ein paar Mal gesehen, beim Schlachter, auf dem Parkplatz beim Discounter ... Immer habe ich dich gefragt, ob ihr Hilfe braucht. Immer hast du geantwortet: ›Danke, Annette, wir kommen gut klar! Wenn man die Hilfsangebote der anderen Menschen stets ablehnt, muss man sich nicht wundern, wenn sich diese zurückziehen, Onkel Ferdi. Darüber solltest du mal etwas selbstkritisch nachdenken. – Und jetzt lass mich bitte noch einen schnellen Blick ins Badezimmer werfen, ja?«

Oh, Annette, ich befürchte ... das wird dir nicht gefallen.«

»Onkel Ferdi, so etwas habe ich in meinem ganzen Leben noch nicht gesehen ... das ist ja unmöglich! Warum hast du denn nicht längst eine neue Toilette und Toilettenbrille einbauen lassen? Der Kot auf der Toilettenbrille ist zentimeterdick und fest verkrustet! Ich erkenne keine Keramik in der Toilette, alles ist dunkelbraunschwarz! Und das heiße Wasser läuft auch nicht ... Es kommt nur kaltes Wasser! Mein Gott, das gibt es doch wohl nicht ... Das glaube ich nicht, was ich hier sehe ... Und dann das Waschbecken, oh nein, total schwarz!«

»Annette der Heißwasserboiler ist schon lange defekt. Das Gas geht immer aus. Ja, und die Toilette ... nun ja, ich kann das nicht mehr alles sauber machen, Tante Henny kann nichts mehr halten und sie macht ständig daneben. Ich könnte mal einen alten Kumpel fragen, der wohnt hier gleich um die Ecke. Der hat handwerkliches Geschick ...«

»Bitte frage ihn noch heute, Onkel Ferdi, noch heute, gleich sofort, wenn ich weg bin, ja? Ich brauche heißes, fließendes Wasser und eine neue Toilettenbrille, sonst kann ich hier nichts für euch tun ...«

»Mach ich, Annette, mach ich. Gleich versuch ich ihn mal anzurufen ...«

»Hoffentlich. Es ist hier fünf Minuten vor zwölf, Onkel Ferdi, fünf Minuten vor zwölf, verstehst du, was ich meine? Menschen mit weniger Abwehrkräften wären in diesem Hause schon lange gestorben, mausetot! Ich muss dringend an die frische Luft, in meiner Nase explodiert alles ... Der schwarze Schimmelpilz und die Milben ... Außerdem habe ich noch eine Menge zu tun. Morgen früh um sieben Uhr bin ich wieder bei euch. Ich bringe dann auch ein leichtes, frischbezogenes Daunenbett und ein frisch bezogenes Kopfkissen für Tante Henny aus meinem Hause mit sowie einen Stapel frischer Handtücher und Waschhandschuhe.«

»Und ein Milchbrötchen für Tante Henny und zwei normale Brötchen für mich, bitte, vom Bäcker, Annette. Du bist unser Retter in größter Not!«

Als ich Ferdi umarme, kann er seine Tränen vor Dankbarkeit nicht mehr halten. Beim Abschied faltet er seine Hände und schüttelt diese.

Es ist 14.15 Uhr. Meine Apotheke hat durchgehend geöffnet.

»Guten Tag, ich hätte gern ein großes Paket Vinyl-Handschuhe, Größe L, kein Latex, sowie ein großes Paket Krankenunterlagen, ein großes Paket Pants, Größe S, zwei große Flaschen Desinfektionsmittel für die Hände ...«

»Haben Sie ein Rezept für die Krankenunterlagen und Pants?«

»Nein, ich zahle das privat und benötige diese Dinge auch sofort, bitte!«

Gleich neben der Apotheke befindet sich auch die Praxis meiner HNO-Ärztin. Es ist 14.35 Uhr und die Praxis hat schon geöffnet.

»Guten Tag, ich bin Annette Rehwald. Ich habe leider keinen Termin, aber ganz akute Beschwerden. Ich muss dringend mit Frau Doktor sprechen!«

»Bitte setzen Sie sich ins Wartezimmer. Es wird aber eine Weile dauern, bis Sie aufgerufen werden!«

Ich schildere meiner Ärztin in Kurzversion die Verhältnisse im Hause meiner Großtante und meine Beschwerden. »Ich halte dieses Stechen in der Nase nicht mehr aus, Frau Doktor!«

»Sie dürfen dieses Haus nicht mehr betreten. Unter gar keinen Umständen! Mit einer Schimmelpilzallergie ist nicht zu spaßen ... und gefährlich für die Atemwege. Gehen Sie nicht mehr in dieses Haus!«

»Ich *muss*, Frau Doktor, ich *muss*, denn ich kann die beiden hilflosen alten Menschen nicht ihrem Schicksal überlassen. Sie haben massive Selbstversorgungsdefizite und benötigen dringend Hilfe. Ganz schnell muss ich eine saubere und sichere Bleibe für die beiden finden. In dieser totalen Verwahrlosung mit Gesundheitsgefährdung können sie nicht mehr lange überleben.«

»Ich schreibe Ihnen jetzt ein Medikament auf, das die gereizten Nervenenden in Ihrer Nase beruhigen wird. Bitte nehmen Sie davon dreimal täglich eine Tablette. Alles, alles Gute und viel Erfolg!«

Sogleich löse ich das Rezept in der Apotheke ein.

Mein nächster Weg führt mich in einen Drogeriemarkt. Dort kaufe ich unter anderem: ein Paar baumwollgefütterte Haushaltshandschuhe, Waschlotion, Körperlotion mit Urea, antibakterielles Mundwasser, Gebissreiniger, Deo, Shampoo, eine Haarkur, zwei Mülleimer mit Deckel, Müllbeutel, Schimmelpilzentferner, Scheuermilch und Desinfektionsreiniger.

Ich nehme mir fest vor, am nächsten Tag meinen Fotoapparat mitzunehmen – das muss ich in Bildern festhalten, was ich gesehen habe, sonst glaubt mir dies später kein Mensch. *Henriette und Ferdinand sind Messies, von der ganz schlimmen Sorte!* Und dazu noch kauf- und sammelsüchtig, wie ich später noch erfahren werde.

In meinem Kleiderschrank finde ich noch einen flauschig-warmen Jogginganzug, T-Shirts sowie weiche Tennissocken. Die Sachen hat mein Sohn getragen, als er zwölf Jahre alt war. Diese Sachen könnten Henny passen. Wie schön, ich finde auch noch ein paar federleichte Turnschuhe Größe 38. Mein Sohn hatte einen Tick: Es mussten immer bestimmte Mode-Marken gekauft werden. Hier ist ein solches Paar. Auch die Schuhe könnten Henny passen.

Ich beschließe, meinen Fotoapparat doch nicht mitzunehmen. Henny würde sich nichts dabei denken, wenn ich Fotos mache, aber Ferdi schon ... Es könnte seine Würde verletzen und das möchte ich nicht.

Am nächsten Morgen um sieben Uhr steht Ferdi schon vor der Haustür und begrüßt mich ... »Meine Güte, Annette, auf der Ladefläche deines Wagens hat ja ein Ochse Platz!«

»Ja, Onkel Ferdi, aber das ist schon ein älteres Modell. Der Wagen gehört meinem Mann, erinnerst du dich noch an ihn? Einmal vor einigen Jahren hast du ihn bei meinen Eltern kennen gelernt. Ist das dein Combi, der auf der Auffahrt steht? Ein schicker Wagen.«

»Natürlich erinnere ich mich an Manni. Er war Tante Henny und mir sehr sympathisch. Den Wagen habe ich mir erst vor acht Monaten gekauft. Ich kaufe diese Marke seit Jahrzehnten. Der Service meines Autohauses ist auch exzellent. Es ist wie immer ein Neuwagen und ich fahre wirklich nur noch zum Einkaufen. Der hat erst wenige Kilometer gelaufen. Das Autofahren fällt mir immer schwerer. Ich habe meinen Führerschein seit 1935. Das waren noch Zeiten, Annette. Damals fuhr so gut wie kein Auto auf den Straßen. Während meiner Führerscheinprüfung sind mir nur ganze fünf andere Autos begegnet. Nach bestandener Prüfung bin ich erst mal mit dem Fahrlehrer in ein Gasthaus gefahren und wir haben uns einen zur Brust genommen. Das kann sich heute von den jungen Leuten keiner mehr vorstellen. – Hast du auch an das Milchbrötchen und die Brötchen gedacht? Tante Henny schläft noch, lass sie bloß noch schlafen. Stell dir vor, mein alter Kumpel hat gestern Nachmittag den Heißwasserboiler repariert, der Brenner musste nur gereinigt werden. Er hat mir auch eine neue Toilettenbrille besorgt und angebracht.«

»Das finde ich aber nett, wurde ja auch Zeit.« Für mich denke ich nur: Es nützt euch auch nichts mehr, hier kann kein Mensch leben. Was der alte Kumpel wohl beim Betreten des Hauses gedacht hat? »Hier, Ferdi, vom Bäcker. Ich habe noch an vieles andere gedacht, muss erst mal alles ausladen und ins Haus tragen.«

Auf dem Miniflur deponiere ich den Karton mit den Krankenunterlagen und den Schutzhosen. Dann schrubbe ich etwa zwanzig Minuten das Waschbecken im Bad mit Scheuermilch, bis ich sehe, dass die Keramik hellrosa ist, und kippe Desinfektionsmittel in die Toilette.

Entzückend! Die neue Toilettenbrille ist schon über und über mit frischem gelblichem Kot verschmiert.

Für mich war von Anfang an sonnenklar, dass es in diesem Hause keine Pflege geben kann. Es kann hier auch nicht aufgeräumt oder sauber gemacht werden. Das Haus lässt sich unmöglich renovieren oder sanieren, nein, völlig undenkbar. Hier kann nur noch der große Bagger anrollen ...

Nachdem das Waschbecken gereinigt ist, lege ich weiße Krankenunterlagen auf die Küchenstühle, damit ich mich ohne Ekel hinsetzen kann.

»Ich trinke jetzt einen Kaffee mit dir, Ferdi, und dann hole ich Henny aus ihrem Bett.«

Natürlich habe ich vor dem Kaffeetrinken meinen Kaffeepot mit Scheuermilch ausgewischt und gründlich gespült, sonst hätte ich nicht trinken mögen. Das Brennen und Kribbeln in meiner Nase ist immer noch enorm. Gott sei Dank hat das Stechen dank des Medikaments etwas nachgelassen.

Henny ist wach, freut sich, als sie mich sieht, und will mich umarmen ... Noch umgehe ich das, wegen des Gestanks. Sie liegt vollbekleidet im Bett.

Was jetzt passiert, ist absolut schockierend. Ich blicke Ferdi ernst an und frage forsch: »Wann wurde sie zuletzt gewaschen und sauber eingekleidet?«

Ferdi gerät langsam aus der Fassung, rutscht nervös auf seiner Eckbank hin und her. »Annette, ich weiß das nicht, ganz bestimmt ist es schon lange her. Sie wollte sich doch nie ausziehen, weil sie so fürchterlich friert. Dann hat sie immer noch einen Pullover übergezogen und eine Wollhose!«

Ich ziehe mir ein paar Vinyl-Handschuhe über und beginne ganz langsam und vorsichtig, Henny zu entkleiden! Nach und nach streife ich die Lumpen von ihrem geschundenen, vernachlässigten Körper. Wie eine Zwiebel beginne ich, Henny aus ihrer Haut zu pellen. Den Lumpenberg werfe ich auf den Fußboden. Sie trug drei dunkle Kittelschürzen, fünf Pullover, vier Wollhemden, drei Unterhemden, drei Unterhosen – unbeschreiblich, wie die aussahen –, fünf lange Wollhosen, die ihr bis zum Knie reichten, drei Hüftgürtel mit Strapsen, zwei Röcke und zwei Paar dicke Wollstrümpfe. Als ich ihr das letzte Paar Wollstrümpfe von den Füßen ziehe, kommt mir ein Schwall gelblich-brauner Brühe entgegen ...

Ferdi steht fassungslos daneben. Und dann bückt er sich: »Das kommt jetzt in die Waschmaschine, Annette?«

»Hier wird gar nichts mehr gewaschen, das wird verbrannt, in der Müllverbrennungsanlage! Bring mir sofort einen blauen Sack, aber schnell!« Ich muss wohl im Befehlston gesprochen haben, denn er rennt sofort los.

Dann beginne ich, Henny zu waschen. Duschen oder Baden ist nicht möglich, erstens sieht die Badewanne zu schlimm aus und zweitens kann Henny nicht in die Wanne steigen. Sie ist viel zu schwach. Ich stelle einen Küchenstuhl vor das Waschbecken und beginne mit den Waschungen. Noch niemals habe ich einen Menschen so lange und gründlich gewaschen. Das Wasser ist schwarz vor Dreck und muss immer wieder erneuert werden. Das dunkelbraun-gescheckte Spitzmausgesicht bekommt eine weiße Farbe und Henny strahlt mich an.

»Mein Engel, mein Engel, dich hat der liebe Gott geschickt! Du machst mich sauber.« Sie hebt beide Ärmchen. Die Oberarme sind so dünn, dass ich sie mit einer Hand umgreifen kann. Klarer Fall von Kachexie, denke ich mir. Unterernährung! In den Achselhöhlen ist der Dreck verkrustet. Vorsichtig muss die Kruste eingeweicht, gelöst und abgewaschen werden. Die Füße werden lange gebadet. Die Nägel der Zehen sind so lang, dass sie sich wie Korkenzieher gedreht haben. Nachdem ich Henny mit sauberen Handtüchern, die ich auch mitbrachte, gut abgetrocknet habe, beginne ich mit der Hautpflege. Das hat kein Mensch jemals mehr genossen als meine Großtante. Dann ziehe ich ihr ein T-Shirt an.

»Und dies ist deine neue Unterhose, solche trägst du ab sofort.« Damit ist die Schutzhose gemeint, eine Pant, die man nur überziehen muss, ohne zu verkleben.

»Die ist wunderbar weich und warm, danke, Annette, danke. Der liebe Gott wird dir das nicht vergessen.«

»Ich wasch dir jetzt noch gründlich die Haare, dann kannst du zu deinem Mann gehen und frühstücken.«

Als Henny im flauschigen Jogginganzug zu Ferdi in die Küche tritt, ist sie euphorisch am Lachen und Ferdi wird albern mit ihr: »Nanu, was für eine junge Deern!« Beide singen wieder: »Heil dir im Siegerkranz!«

»Lass sie erst mal was trinken und frühstücken, bevor ich die Mundpflege mache, Ferdi!«

»Tante Henny trinkt nur aus dem Kaffeepot, wo die Enten drauf sind, einen anderen akzeptiert sie nicht. Hol den bitte mal aus dem Küchenschrank!«

Als ich den Küchenschrank öffne, wird mir schlecht. So etwas habe ich noch nicht gesehen! Dieses verdreckte, stinkende Geschirr! In den verschimmelten Plastik-Eierbechern liegen Goldzähne, an denen noch die Zahnwurzeln dran sind – und überhaupt, allmählich verliere ich meine innere Fassung! Äußerlich bleibe ich ruhig.

Ferdinand nimmt eine Maxi-Dose mit der fetten Dosenmilch in die Hand mit den verkrümmten Fingern und schüttet die Dosenmilch in den Kaffeepot, bis dieser halb gefüllt ist. Dann kippt er einen kleinen Schuss Kaffee oben auf die fette Masse und reicht

Henny das Milchbrötchen, was er vorher dick mit Butter bestrichen hat.

»Was machst du denn da? Soll sie das etwa trinken? Das ist doch die schiere Dosenmilch.«

»Ja, Annette, ich ernähre Henny schon lange so, denn sie kann nicht mehr kauen. Die Zahnprothesen passen nicht mehr, die spuckt sie immer wieder aus. Der Kiefer hat sich wohl verformt. Sie braucht doch ein paar Kalorien, sonst verhungert sie mir doch!«

»Das kann doch wohl nicht wahr sein!« Ich spüre, dass meine Stimme lauter wird. »Du kannst doch einen Menschen nicht hauptsächlich von schierer Dosenmilch ernähren! Was denkst du dir eigentlich dabei? Das ist ja völlig abartig! Jetzt wird mir auch klar, weshalb du im Supermarkt eine ganze Palette davon gekauft hast ...«

Ferdi wird ganz nervös. Es ist ihm offensichtlich peinlich, was er sich anhören muss.

»Deshalb sind die Hinterlassenschaften von Tante Henny auch so hellgelb und breiig. Eben habe ich mich wirklich geekelt, Onkel Ferdi. Ganz abgesehen davon, dass die neue Toilettenbrille auch schon mit quittengelbem Kot beschmiert war – nein, ich bin auch noch mit meinem Schuh in einen solchen weichen Haufen getreten! Ab sofort musst du deine Frau zu jedem Toilettengang begleiten. Sie trägt jetzt Schutzhosen. Du musst ihr helfen, verstehst du? Ich kann nicht immer bei euch sein. Henny ist stuhl- und urininkontinent und dement. Hast du den Ausdruck schon mal gehört?«

Ferdi hört sich alles schweigend an und sieht sehr verzweifelt aus.

Ich nehme den Kaffeepot und schütte ihn in der Spüle aus. »Von jetzt an werden wir Henny ganz allmählich an eine normale Kost gewöhnen.« Ich fülle den Kaffeepot halb mit Kaffee, halb mit warmem Wasser, einem Teelöffel Zucker und gebe einen Schuss Dosenmilch darauf. »Lass sie jetzt in Ruhe essen und trinken, gleich gehe ich mit ihr noch mal ins Badezimmer und führe die Mundpflege durch.«

Nachdem ich mit Henny im Bad war, muss sich Ferdinand noch mehr anhören.

»Wer ist euer Zahnarzt? – Aha, kenne ich. Ruf sofort in der Praxis an und sage, dass ich gleich mit deiner Frau komme, hörst du? Es ist ein Notfall. Im Unterkiefer hat Henny nur noch einen verfaulten Zahn und der hängt an einem ›seidenen Faden‹. Such die Versichertenkarte raus! Ich fahre sofort mit ihr zum Zahnarzt.«

Ferdinand ist fertig mit der Welt. Mit zitternden Händen hält er das Stück Pappe in der Hand, auf dem er viele Telefonnummern notiert hat, und ruft sofort beim Zahnarzt an. »Annette, glaube mir«, sagt er mir hinterher, »ich habe sie nicht zum Zahnarzt bekommen. Mit mir wollte sie nicht dorthin!«

Ich nehme Henny an die Hand und hebe sie vorsichtig in meinen hohen Wagen. »Es kann wohl dauern«, sage ich zu Ferdi, »ich weiß nicht, wann wir wiederkommen.«

Der junge Zahnarzt aus der Ukraine ist total nett und charmant. Liebevoll geht er mit Henny um, bringt sie zum Lachen. Nach einer Betäubung wird der Zahn gezogen. Ein heftiger Schrei! Nach drei Sekunden lacht sie schon wieder.

»Herr Doktor, die alte Zahnprothese passt meiner Großtante nicht mehr, sagt ihr Ehemann. Sie benötigt wohl eine neue.«

»Dann kommen Sie bitte in drei Tagen mit der alten Prothese wieder. Ich schaue mir dann alles genau an und gegebenenfalls machen wir neue Abdrücke. Dann bekommen Sie neue Zähne, nicht Frau Wilms?«

Henny lacht. Während meiner vierjährigen Betreuung werde ich noch fünfmal mit ihr zu diesem charmanten Zahnarzt gehen. Henny wird eine neue Zahnprothese bekommen und diese auch oft tragen.

Die nächsten acht Wochen sind so pflege- und betreuungsintensiv, dass ich keine Verwandten und Bekannten mehr besuchen kann. Auch zum Schwimmen gehe ich nicht mehr. Wenn ich tatsächlich ein paar Stunden Zeit für mich habe, bin ich zu erschöpft, um noch irgendwo hinzufahren oder jemanden einzuladen.

Mit meinem Mann auf See telefoniere ich regelmäßig. Er kann oder will mir aber nicht glauben, was ich ihm über meine Großtante und ihren Ehemann erzähle. »Nun übertreibst du aber maßlos, so schlimm kann es doch nicht sein.« Nur einmal vor neun Jahren lernte er die beiden bei meinen Eltern kennen, als diese dort zum Kaffee eingeladen waren. Nun schenkt er mir einfach keinen Glauben – wird aber noch eines Besseren belehrt werden ...

Ab sofort bin ich jeden Morgen ab sieben Uhr bei Henny und Ferdi. Nach der Grundpflege und einem gesunden Frühstück, was ich zubereite, gibt es für mich ständig neue Sachen zu organisieren und zu koordinieren. Ich kann mich hierbei nicht von meinen Emotionen überrollen lassen, denn bei meinen »Einmaligen« ist ein kühler Kopf und strategisches Vorgehen angebracht.

Was ist am wichtigsten und muss zuerst erledigt werden?

Ich überlege. Natürlich! Ich brauche einen glaubhaften Zeugen für alles, der mir dies auch dokumentiert. Das hat höchste Priorität! Ich greife zu einer List, die Ferdi Zeit seines Lebens nicht durchschauen wird. Soll er auch nicht!

Am dritten Tag spreche ich mit ihm unter vier Augen: »Onkel Ferdi, Tante Henny braucht ein Pflegebett und einen Rollator. Wer ist denn euer Hausarzt? Der soll sich das hier mal angucken und alles aufschreiben.« Mir ist natürlich klar, dass es hier kein Pflegebett geben wird, passt auch gar nicht durch die enge Tür.

»Dr. Voss in der Elbestraße.«

»Verstehe.«

Drei Stunden später sitze ich dem Hausarzt gegenüber. Nachdem ich ihm die Vorgänge so kurz und knapp wie möglich geschildert habe, sagt dieser: »Ich kann mich an das Ehepaar überhaupt nicht erinnern. Die waren wohl schon lange nicht mehr in meiner Praxis. Außerdem macht mein junger Kollege jetzt die Hausbesuche.« Der Hausarzt wirkt auf mich kühl und etwas zynisch. Ich fühle mich von seinem stechenden Blick seziert. »Machen Sie bitte einen Termin für den Hausbesuch an der Anmeldung. Wie gesagt, mein Kollege wird dann kommen.«

Am nächsten Tag um zehn Uhr warte ich an der Parkallee direkt vor dem Haus auf den jungen Arzt, um ihn vorzubereiten. »Machen Sie sich auf das Schlimmste gefasst«, sage ich zu ihm, als er schließlich kommt. »Allerdings war es noch viel unvorstellbarer, bevor ich mit meiner Betreuung begann!«

Der Arzt betritt das Haus, hält sich ein Taschentuch vor die Nase. Er reicht Ferdi nicht die Hand, grüßt herablassend und lässt seine Blicke durch das »Haus« schweifen. Er sieht Henny und sagt: »Sie scheint eine sehr zähe und robuste Natur zu haben. Sonst hätte sie das alles nicht überlebt. Ich wette mit Ihnen, dass sie in ihrem Leben noch keine Tablette genommen hat, noch nicht mal eine Kopfschmerztablette.«

Ferdinand nickt zustimmend.

Ich frage den Arzt: »Wollen Sie mal den Blutdruck messen?«

Er blickt auf sein Stethoskop und schaut mich an, als wolle er sagen: Sind Sie noch ganz dicht? Der Arzt ist knallhart und redet nicht lange um den heißen Brei herum, was mir sehr gut in mein Konzept passt: »Na, Herr Wilms, ich muss wohl gar nicht viel sagen, was? Sie wissen doch selbst, dass Sie hier am Ende sind. In diesem Haus kann es keine Pflege geben. Sie haben aber wirklich zu lange gewartet, oder? Die Hilfe von Frau Rehwald kam in letzter Minute. Sie müssen so schnell wie möglich mit Ihrer Frau das Haus verlassen, das ist doch klar, oder? Aus ärztlicher Sicht kann ich nichts für Sie tun, hier ist nur intensive Pflege gefragt. Frau Rehwald, wollen Sie sich weiterhin um die Eheleute Wilms kümmern? Falls nicht, müsste ich die Gesundheitsbehörde informieren.«

Ferdinand fängt bitterlich zu weinen an. So habe ich es nur dieses eine Mal bei ihm gesehen. Ich ergreife seine Hände und halte diese fest.

»Nun wein dich ruhig aus, Onkel Ferdinand, weine! Du solltest Tränen vor Freude weinen, denn ich lasse euch nicht im Stich. Ich werde mich um alles kümmern, das verspreche ich dir!«

Ich begleite den Arzt hinaus auf die Straße.

»Das war ›Top in Town‹! Etwas Schlimmeres habe ich nur einmal gesehen. Da sah ich eine alte Dame in ihrer Wohnung. Sie saß auf der Toilette und war seit etwa vier Wochen tot. – Wenn Sie Hilfsmittel oder eine Verordnung benötigen, kommen Sie in meine Praxis, ich helfe Ihnen dann.« Der Arzt sieht meinen verzweifelten Blick. »Sie schaffen das schon, da habe ich gar keine Bedenken. Jetzt haben Sie was um die Ohren!«

»Herr Doktor, etwas könnten Sie schon für mich tun. Ich benötige ein ärztliches Attest von Ihnen. Schreiben Sie einfach nur auf, was Sie gesehen haben. Das ärztliche Attest brauche ich als

Beweismittel für später, wenn der Medizinische Dienst kommt. Denn wenn die beiden in Sicherheit und Sauberkeit sind, glaubt mir niemand mehr, wie es mal war. Ich zahle das Attest privat.«

»Das mache ich gern, Frau Rehwald, und für Sie weiterhin eine glückliche Hand!«

Zurück im Haus sind Ferdinands Tränen verflogen. Er strahlt mich an und schüttelt vor lauter Dankbarkeit wieder seine Hände. »Annette, du bist die Einzige, die sich um uns gekümmert hat. Die Einzige. Du hast uns das Leben gerettet. In letzter Minute. Du allein sollst alles erben, wenn wir einmal nicht mehr da sind!«

Ich werde etwas verlegen und fange an zu lächeln. Was soll ich denn von denen außer Dreck und Gestank erben, denke ich mir. »Ach, Onkel Ferdi, lass mal gut sein, wenn ich später das Pflegegeld von euch bekomme, ist es schon in Ordnung. Ganz bestimmt werdet ihr diesmal eine Pflegestufe bekommen, das schwöre ich. Außerdem meinst du es ja gut, aber gesprochene Worte zählen leider nicht, nur geschriebene.«

»Annette, du hast schon so viel für uns besorgt und mitgebracht. Das hast du alles ausgelegt. Wie viel hast du denn ausgegeben?«

»Das hält sich in Grenzen. Ich habe alle Belege gesammelt, die zeige ich dir gleich.«

Ferdi hinkt zum Küchenschrank und sucht sein Portemonnaie. Als er es öffnet, sehe ich, dass es prall mit großen Scheinen gefüllt ist. »Reicht das für den Anfang, Annette?«

»Das sind ja weit über 1.000 Euro! So viel habe ich bei weitem nicht ausgegeben.«

»Nimm das Geld, du hast es dir redlich verdient. Kauf alles, was du denkst. Um das Geld brauchst du dich künftig nicht zu sorgen. Wir haben genug davon.«

Noch am gleichen Tag fahre ich zur Krankenkasse der beiden und lasse mir zwei Anträge zur Feststellung auf Pflegebedürftigkeit geben, fülle diese gewissenhaft aus und lasse sie von Henny und Ferdi unterschreiben. Danach fahre ich zu einer weitläufigen Seniorenwohnanlage: Betreutes Wohnen. Die einstöckigen, einzelnen, langen Wohnblocks sind keine Waldorf-Residenz. Das Ambiente ist schlicht und einfach. Dennoch spüre ich eine sehr gute Atmosphäre. Zur Anlage gehört auch ein ehemaliges Casino mit

Klavier, Musikbox sowie eine mit Mahagoniholz vertäfelte Theke. Die Bar ist gemütlich und spiegelverkleidet. Dort haben früher die in Deutschland stationierten amerikanischen GIs gefeiert. Es gibt auch einen großen Festsaal für über dreihundert Personen sowie ein gemütliches Restaurant. Alles hat den Charme der 1950er-Jahre. Die Gemeinschaftsräume sind zweckmäßig eingerichtet, ganz ohne Luxus. Damit könnten Henny und Ferdi auch nichts anfangen. Ein Wintergarten und Pavillions auf den großen Rasenflächen sind auch vorhanden. Was will man mehr! Hier könnte man gut spazieren gehen. Das wäre genau das Richtige.

Ich habe riesiges Glück. Im Haus 4 ist eine Zwei-Zimmer-Wohnung mit Duschbad im Erdgeschoss frei, 43 Quadratmeter, mit Blick auf den Rasen und auf große Bäume, die Schatten spenden. Ich besichtige die kleine Wohnung. Die Außenfenster im Erdgeschoss sind mit dunklem Fliegendraht verkleidet. Der Fliegendraht sieht sehr neu aus. Die Innenwände wurden vor einer Woche frisch gestrichen, nachdem der letzte Mieter verstorben war. In dem einen Zimmer ist neben dem Fenster eine kleine Koch-Ecke mit Spüle und Unterschrank an der Wand untergebracht. Ein Hausnotrufsystem und Telefon sind vorhanden. Außerdem gibt es Einbauschränke, die bis unter die Decke reichen, mit vielen Fächern und Kleiderstangen in beiden Zimmern. Die Miete beträgt monatlich 890 Euro warm. Drei Monatsmieten sind als Kaution zu hinterlegen. Das kleine Appartement ist ab dem 01. Juli bezugsfertig und ich könnte vorher mit der Einrichtung beginnen.

Nach der Besichtigung der Senioren-Wohnanlage gebe ich bei der Krankenkasse die unterschriebenen Anträge ab und kaufe im Mode-Schnäppchen-Markt für Henny noch fünf bequeme Schlupfhosen, Kurzgröße, fünf modische Pullover und zwei schöne Sommerblusen.

Abends muss ich immer ein zweites Mal in den Gestank, da führt kein Weg dran vorbei! Mittags brutzelt Ferdinand etwas oder macht eine Suppe warm. Kochen kann er ganz gut – was die Zutaten angeht, nicht die Hygiene. Er ist durchaus ein Gourmet, der auch oft in guten Restaurants essen war. Gegen 19 Uhr fahre ich zur Abendversorgung zu Ferdi und Henny, mache Abendbrot, entkleide und wasche Henny, begleite sie zur Toilette. Abends und zur Nacht liegt sie immer noch auf ihrem Berg von Dreck-Woll-decken, auf die ich aber saubere Krankenunterlagen gelegt habe, und sie wird von mir mit einer leichten, sauberen Daunendecke zugedeckt.

Inzwischen habe ich auch im Wohnzimmer hinter den Schrank geguckt. Da stehen zwei Betten hintereinander. In dem einen muss wohl früher mal Henny geschlafen haben. Es ist über und über mit gefüllten Plastik-Einkaufstaschen überhäuft. Es müssen Hunderte von Einkaufstaschen sein, immer aus den gleichen vier Kaufhäusern. Das andere Bett, nun ja, ist etwas schwieriger zu beschreiben. Hier würde sich kein Tier freiwillig zur Nachtruhe legen, das glaube ich nicht. Es gibt keine Matratze und kein Fe-derbett, auch kein Kopfkissen. Ferdinand schläft auf ehemaligen Fischkisten aus Styropor, die verschimmelt sind. Darüber liegen ein paar dunkle Wolldecken. Das Linoleum und das hölzerne Bett-gestell sind schwarz vom Schimmelpilz. Ich werde später, wenn beide aus dem Haus sind, noch reichlich Fotos davon machen, unter welchen menschenunwürdigen Bedingungen diese beiden alten Leute gelebt haben. Unvorstellbare Fotos!

Am vierten Tag, acht Uhr: »Es tut mir leid, dass ich so spät hier bin. Mein Wagen sprang nicht an. Ich verstehe das gar nicht, vor kur-zem war er noch in der Inspektion. Bin mit dem Bus gekommen.«

»Dann verkauf die alte Kiste so schnell wie möglich, bevor du noch viel Geld für Reparaturen bezahlen musst. Außerdem kannst du gleich einen Tankwagen hinterherfahren lassen, bei dem Sprit, den der verbraucht.«

»So einfach kann ich den Wagen auch nicht verkaufen, Onkel Ferdi. In drei Wochen kommt Manfred von See. Er soll das dann entscheiden. Aber jetzt muss ich mich um Henny kümmern. Es wird Zeit. Schläft sie noch?«

»Sie ist gerade wach geworden. Hat mal wieder geschlafen wie eine Ratte, tief und fest.«

Ich bemerke, wie Ferdinand fieberhaft den großen Stapel mit Briefumschlägen und alten Zeitungen durchwühlt, der sich auf der Fensterbank in der Küche türmt. Indes nehme ich Henny an die Hand und gehe mit ihr ins Bad zur Grundpflege.

Als ich mit der Arbeit fertig bin, wühlt Ferdinand noch immer in dem Papierberg herum.

»Endlich, ich wusste, dass es hier irgendwo liegen muss. Hier Annette, das ist für dich!« Ferdinand hält mir den Kraftfahrzeugbrief und die Zulassungsbescheinigung seines Wagens entgegen. »Er gehört dir und ich habe auch die Versicherungs-Police gefunden. Du musst nur die Versicherung und Steuer auf deinen Namen anmelden. Allzeit gute Fahrt. Hier hast du auch die Autoschlüssel. Ich werde mich nie wieder hinter das Lenkrad eines Wagens setzen. Komme mit dem hektischen Verkehr nicht mehr zurecht. Ach ja, der Wagen müsste mal durch die Waschanlage und gründlich von innen gereinigt werden. Du weißt ja, ich kann das nicht so gut.«

Ich bin total gerührt. Mir fehlen die Worte. Ich umarme Ferdinand und küsse ihm die Stirn.

Dann erzähle ich vom Betreuten Wohnen und der kleinen Wohnung, die gerade frei geworden ist. »Es eilt, bevor uns ein anderer die Wohnung wegschnappt. Gleich nach dem Frühstück solltest du dir die Wohnanlage und das Appartement mal anschauen. Aber bitte, lieber Onkel Ferdi, zieh dir vorher noch frische, saubere Sachen an. Ich fahre mit dir auch vorher beim Frisör vorbei, zum Haareschneiden. Henny muss die kurze Zeit mal allein bleiben.«

»Die legt sich nach dem Frühstück sowieso wieder hin, im Schlafen hat sie eine Eins! Wir müssen diese Angelegenheit gleich allein regeln. Henny kapiert das nicht mehr, Annette.«

Mit schwungvoller, großer Unterschrift unterschreibt Ferdinand den Mietvertrag. Er leistete in seinem Leben viele Unterschriften, denn Ferdi hatte eine gute Position in der Fischwirtschaft. Er erlebte noch die goldenen Zeiten der deutschen Hochseefischerei und hatte auch viel in den Hafenstädten des benachbarten Auslands zu tun: Rotterdam, Ostende, Antwerpen, Bordeaux. Seine Lieblingsstadt war aber immer Hamburg, wo er sich nach Herzenslust amüsierte, besonders auf der Reeperbahn. »Da habe ich gerne mal 1.000 Mark und mehr in einer Nacht springen lassen ... wenn die Shows gut und die Mädels nett waren«, erzählte er mir einmal.

Seine Ehefrau interessierte dies alles stets wenig. Hauptsache, sie konnte einkaufen ...

Ferdinand drückt den Kugelschreiber fest auf das Papier. Überglücklich und erleichtert strahlt er mich an. »Die Gegend kenne ich gut von früher. Schön, dass wir nicht weit von der Parkallee entfernt sind, dann können wir noch oft zum Haus fahren. Du machst dir ja keine Vorstellungen, was da noch alles herumliegt.«

»Hier, Ihre Schlüssel für die Wohnung, Herr Wilms, und herzlich willkommen bei uns. Ich bin mir ganz sicher, dass Sie sich mit ihrer Frau bei uns wohlfühlen werden«, sagt die Dame aus der Verwaltung.

Ich melde mich zu Wort: »Bitte vergessen Sie nicht, dem Hausmeister mitzuteilen, dass im Bad neben der Toilette noch eine Sicherheitsstange angebracht werden muss. Kann ich, wie abgesprochen, gleich mit der Einrichtung der Wohnung beginnen?«

»Ja, beginnen Sie ruhig damit. Aber der Einzugstermin ist der 01. Juli. Ich sage auch dem Hausmeister Bescheid.«

»Herzlichen Glückwunsch, Onkel Ferdinand. Ich fahre dich jetzt zu deiner Frau, denn ich habe wie immer viel zu tun. Hast du noch was zum Mittag?«

»Selbstgemachte Königsberger Klopse in Kapernsauce, rote Bete und Kartoffeln. Dann bis heute Abend, Annette, und fahr vorsichtig!«

Noch einen Weg habe ich heute vor mir: zur Praxis des Hausarztes. Der Wagen ist ein Traum. Er fährt sich fast wie von selbst.

Der junge Arzt läuft mir vor der Anmeldung fast über die Füße und fragt: »Hallo, Sie wollten bestimmt das Attest abholen, nicht wahr? Ich habe es gerade unterschrieben.«

»Guten Tag, Herr Doktor. Ja, ich möchte das Attest abholen. Sie könnten mir noch einiges für Herrn und Frau Wilms aufschreiben. Ich benötige für Frau Wilms: ein Pflegebett, einen Rollator, einen Duschhocker und als Dauerverordnung: Pants Größe S! Für Herrn Wilms benötige ich: einen Rollator, einen Rollstuhl, am besten, Sie schreiben einen Faltfahrer auf, sowie ein Paar Kompressionsstrümpfe! Er kann nur noch sehr wenige Meter unter starken Schmerzen laufen und seine Beine sind stark ödematös.« Dann erzähle ich ihm von der sauberen, sicheren Bleibe, die ich für die beiden gefunden habe, und wir unterhalten uns noch einige Minuten.

»Ich habe nicht damit gerechnet, dass Sie es so schnell schaffen. Alles Gute für die beiden alten Leute. Warten Sie, nehmen Sie die Rezepte gleich mit und vergessen Sie das Attest nicht. Zahlen Sie bitte die 40 Euro für das Attest an der Anmeldung.«

Es ist soweit. Wir haben den 01. Juli 2006, 15.00 Uhr.

In den letzten drei Wochen habe ich vor Stress fünf Kilo abgenommen. Ich bin total erschöpft und abgespannt, von alldem, was ich zu bedenken und zu tun hatte! Kein Auge habe ich in der letzten Nacht zugemacht. Die vielen Gedanken ließen mich nicht schlafen.

»Komm, Tante Henny, ich mache jetzt mit dir und Ferdinand eine kleine Spazierfahrt. Du fährst doch so gern Auto!«

»Weshalb willst du denn mit uns weg, Annette?«

»Weil ich dem Maler Bescheid gesagt habe, Henny. Der kommt gleich und muss alles ausräumen, wegen der schwarzen Wände, weißt du?« Ferdinand sagt dies forsch und bestimmend. »Der Maler wird lange zu tun haben.«

»Und? Wo fahren wir jetzt hin?«

»In ein schönes, neues Zuhause, lass dich überraschen, Tante Henny«, sage ich sanft. Dann nehme ich sie an die Hand. Bereitwillig lässt sie sich führen, verlässt mit mir das Haus, in dem sie fast sechzig Jahre gewohnt hat, und blickt sich nicht mehr um. Nachdem ich sie in den Wagen gesetzt habe, nehme ich Ferdinand an die Hand, verschließe die Haustür und atme schwer durch.

»Oh Gott, was sie gleich wohl sagen wird?«, macht sich Ferdi Gedanken. »Ich habe ein ganz mulmiges Gefühl, Annette!«

Wenig später sind wir dann angekommen.

»So, dies ist euer neues Zuhause, Tante Henny und Onkel Ferdi. Schaut euch mal um, ob es euch gefällt!«

Ungläubig blickt sich Henny um. Dann beginnt sie zu strahlen und sagt: »Ferdi, schau mal, diese schneeweißen Wände! Unsere vielen Wandteller hängen da auch. Wie die glänzen! Da hängt auch das Kupferbild mit dem schönen Schäferhund-Kopf, den dein Vater für uns als junger Mann gefertigt hat, Annette. Und die roten und gelben Begonien auf den Fensterbänken, mit den weißen Übertöpfen, wunderschön! Guck mal, über der Tür ist eine Girlande. Da steht in großen, bunten Buchstaben: HERZLICH WILLKOMMEN!« Ihre Augen wandern zu der taubenblauen Garnitur aus Mikrofaser und sie setzt sich gleich auf das größere Dreier-Sofa. »Das ist ab sofort mein Sofa. Ihr könnt euch auf das kleinere setzen oder auf den Fernsehsessel. Ferdinand, sag mal, sind wir unseren Schweinestall endlich los?«

»Ja, endlich sind wir unseren Schweinestall los«, antwortet Ferdinand und beide beginnen euphorisch zu lachen.

»Der Fernsehempfang ist gut, habe alles schon ausprobiert. Deinen Fernseher erkennst du wohl nicht wieder, was? Schau mal den Kühlschrank und die Gefrierkombination an, Onkel Ferdi. Es hat sich doch gelohnt, dass ich mir da die Finger wundgeputzt habe. Eine ganze Flasche Schimmelpilzentferner habe ich dafür verbraucht. Wie gut, dass mein Vater und mein Sohn die Sachen gestern bei euch abgeholt haben. Die Geräte sind noch nicht alt und sehr hochwertig. Da steht auch der kleine Tisch, auf dem die Taschentücher und das Toilettenpapier gelegen haben. Die Polstergarnitur mit Federkern ist fast neu. Habe ich sehr günstig erstanden. Da stand eine Kleinanzeige in der Zeitung. Die drei verchromten Küchenstühle und den kleinen ausziehbaren Küchentisch habe ich neu gekauft. – Kommt mal mit ins Schlafzimmer. Neben dem Fenster steht dein Pflegebett, Tante Henny. Das wurde gestern erst vom Sanitätshaus geliefert. Dort liegst du bequemer als auf deinem alten Sofa.«

»Und alles ist sauber bezogen, wunderbar! Hast du die Fußböden frisch gewischt, Annette? Das helle Laminat glänzt so schön.« Henny kommt aus dem Staunen nicht heraus.

»Schau, die weiße Raffgardine hat meine Mama für euch mitgegeben, die ist echt mal teuer gewesen.«

Ferdinand steht vor seinem Bett und schüttelt ungläubig den Kopf. »Das glaube ich nicht, Annette, das glaube ich nicht!« Wo hast du denn dieses Bett her? Das Bettgestell ist aus Kirschbaum.

»Aus dem Bettenfachgeschäft. Es war sehr teuer. Das hochwertigste und komfortabelste Seniorenbett, dazu noch extrabreit. Schau mal, alle Schlafpositionen sind voll elektrisch verstellbar. Leg dich mal auf die Matratze … Die Rechnung wird wohl morgen kommen. Es hat trotz des Rabatts noch über 2000 Euro gekostet.«

Mit seinem vollen Gewicht wirft sich Ferdinand auf das Bett und jubelt.

»Eine Frage hätte ich jetzt mal an dich, Ferdi: Du hast menschenunwürdig auf Fischkisten und im Dreck geschlafen. Warum?«

»Vor sieben Jahren konnte ich das Wasser nicht mehr halten. Meine alte Matratze war völlig durchnässt vom Urin. Ich wurde dann operiert und bekam eine ›Gummiblase‹ eingesetzt.«

»Du meinst bestimmt eine Blasenplastik oder auch Ersatzblase genannt, nicht wahr?«

»Ja, so ein Ding bekam ich. Jedenfalls kann ich seitdem literweise trinken, bevor ich pinkeln muss. Meine alte Matratze habe ich rausgeworfen und mich auf die Fischkisten gelegt. Na ja, das mit dem Schimmelpilz ist immer schlimmer geworden. Was sollte ich machen?«

»Kommt, meine Lieben! Ich habe den Kaffee schon fertig und deine Lieblingskuchen vom Bäcker mitgebracht, Tante Henny: gefüllten Butterkuchen und Schwarzwälder Kirschtorte. Nach dem Kaffeetrinken können wir einen Probelauf mit den Rollatoren machen, die das Sanitätshaus für euch geliefert hat. Danach könntest du dich mal in deinen Rollstuhl setzen, Ferdi. Ich schiebe dich um die Gartenanlagen, die du noch nicht gesehen hast. So weit könntest du nicht mehr laufen.«

Ja, vor diesem großen Tag musste ich an tausend Dinge denken und dann auch erledigen, bevor die beiden ins Betreute Wohnen einziehen, und alles musste schnell gehen. Jetzt aber ist es vollbracht und die beiden scheinen glücklich zu sein.

Beim Kaffeetrinken eröffnet Ferdi ein Gespräch mit mir: »Annette, ich habe vor drei Tagen mit unserem Notar telefoniert. Den kennen wir schon lange, der hat einige Beurkundungen für uns gemacht. Zuletzt im Jahre 2000, als wir unser Grundstück in der Kastanienallee verkauft haben. Ich habe dem Notar klare Anweisungen gegeben, wie er die Verträge aufsetzen soll. Übermorgen um 17 Uhr haben wir drei dort einen Termin, weil du alles erben sollst.«

»Ihr seid einmalig! Ich weiß nicht, was ich sagen soll!«

»Wir sind deine ›Einmaligen‹. In jeder Beziehung. Mit all unseren Vor- und Nachzügen! Du wirst in deinem ganzen Leben wohl kein zweites Exemplar wie uns beide kennen lernen, Annette! Über uns kannst du noch mal ein Buch schreiben!« Er lacht herzlich.

Der ganze Stress, den ich hatte, ist bei mir plötzlich vergessen! Lange und aus tiefster Dankbarkeit umarme und küsse ich meine »Einmaligen«.

Was hatte ich nicht alles vor dem Einzug um die Ohren!

Mit der Pflegedienstleiterin des Betreuten Wohnens hatte ich offen und ehrlich über die beiden Einmaligen gesprochen und das ärztliche Attest sowie die Horror-Fotos aus dem Haus vorgelegt, denn der Medizinische Dienst hatte sich für den 10. Juli zwecks Begutachtung angekündigt. Alle Pflegeleistungskomplexe wurden mit der PDL abgesprochen. Es war mein Wunsch, dass meine Großtante jeden Morgen ausgiebig geduscht wird, zu lange hatte sie auf alles verzichten müssen!

Das Mittagessen sollte jeden Mittag in die kleine Wohnung der beiden gebracht werden. Alle anderen Lebensmittel und Getränke wurden von mir besorgt. Die Wohnung musste ich komplett neu einrichten, denn aus dem Horror-Haus konnte ich bis auf den Fernseher und die Kühlkombination nichts mitnehmen. Die Erinnerungsstücke waren die Wandteller, die ich vorher in meiner Küche erst mal vom Dreck und Schimmel befreien musste. Hatte ich auch an alles gedacht? Bestecke, Geschirr, Wachstuch für den Küchentisch, Kaffeemaschine, Tischlampen, Bettwäsche, Handtücher? Alles da. Sogar einige naturgetreue Schäferhund-Figuren hatte ich mit einem Blumenstrauß auf den Tisch gestellt.

Die beiden Einmaligen waren nicht wiederzuerkennen! Vor dem Bezug der neuen Wohnung sollten sie gepflegt aussehen. Nachdem ich mit meiner Großtante beim Frisör gewesen war, trug sie jetzt einen modernen, kinnlangen Bob-Haarschnitt. Von Natur aus hatte sie wunderschönes volles Haar, was jetzt silbrig glänzte.

Die neuen Zahnprothesen saßen gut und ihr schmeckte das Essen und Trinken, wofür sie sich stundenlang Zeit nahm. Das kleine Spitzmausgesicht war verschwunden, sie hatte Hamsterbäckchen bekommen. Ein neues Hörgerät akzeptierte sie nicht; ihr uraltes Hörgerät war jedoch voll funktionsfähig, nachdem der

Hörgeräteakustiker es gründlich gereinigt und eine neue Batterie eingesetzt hatte.

Bei einer Podologin war ich auch mit meinen Einmaligen, zur medizinischen Fußpflege. Eine kosmetische Fußpflegerin wäre mit den Fußnägeln gewiss überfordert gewesen. Ab sofort wurde die Fußpflegerin von mir alle fünf Wochen zu den beiden bestellt. Sie sollte dort künftig Hausbesuche machen.

Lumpen haben beide nie mehr getragen, denn im Keller gab es die feinsten Sachen im Überfluss. Alles war noch originalverpackt und überall klebte das Preisetikett dran. Die besten Sachen hatte ich vor dem Einzug der Einmaligen in die Schränke des Betreuten Wohnen geräumt.

Die Personalausweise waren seit über 15 Jahren abgelaufen. Ein Fotograf machte neue Passfotos und neue Ausweise wurden von mir mit Vollmacht beantragt.

»Ich lasse euch jetzt allein, denn ich muss mich etwas ausruhen. Der Kühlschrank ist gut bestückt und Getränkekisten stehen neben dem Schrank im Schlafzimmer. Heute Abend und morgen früh kommt die Pflege, um euch zu helfen. Und hier musst du raufdrücken, falls Hilfe benötigt wird. Schlaft gut in euren neuen Betten. Bis Morgen!«

Auch die nächsten beiden Nächte schlafe ich kaum. Immer wieder muss ich an den Notartermin denken. Was soll mit Henny werden? Sie ist doch verwirrt und eine hilflose Person! Und wehe, wenn sie sich noch die Hose vollmacht. Oh Gott!

Gewiss gibt es Momente, in denen Henny bei glasklarem Verstand ist. So genannte »lichte Momente«! Dann weiß sie alles – nur den ganzen Schmutz und ihre lebenslange Kaufsucht hat sie verdrängt.

Selbstbewusst schiebt Ferdinand seinen Rollator in das Amtszimmer des Notars. Er wurde zwei Stunden zuvor von mir glattrasiert und sieht nun mit seinem massigen Körper wie ein befehlsgewohnter Bonze aus. Das Ehepaar Wilms ist dem Notar gut bekannt. Sie sprechen erst mal ein paar Worte auf Plattdeutsch, von denen ich nicht alles verstehe.

»Na, Sie sehen ja gut aus! So habe ich Sie noch nie gesehen! Ihnen geht es wohl gut, was? Bitte nehmen Sie Platz. Ich habe alle

Verträge nach Ihren Anweisungen vorbereitet. Hier ist die Generalvollmacht für Ihre Großnichte und der Schenkungsvertrag über das Grundstück in der Parkallee und das gemeinschaftliche Testament. Ich lese Ihnen gleich alles vor.«

Henny habe ich am Vortag einen sportlichen dunkelblauen Hosenanzug gekauft und zum Notartermin angezogen. Sie sieht darin viel jünger aus, als sie ist. Keine Spur von altmodisch. Die hellbraunen Slipper aus feinem Leder sind elegant. Unter dem Blazer trägt sie einen hellblauen Kashmir-Rolli und eine matt schimmernde dreireihige Perlenkette. Keine Frage, die Frau legt viel Wert auf ihr Äußeres! Nur gut, dass der Notar sie nicht vor ein paar Wochen gesehen hat. Kleider machen Leute.

Ferdinand trägt ein blütenreines weißes Oberhemd. Die Ärmel habe ich ihm ordentlich hochgekrempelt, wie er es liebt. Darüber trägt er einen hellgrauen Pullunder, auch aus feinstem Kaschmir, und eine hochwertige dunkelgraue Samt-Cordhose.

»Haben Sie auch alles verstanden, Herr und Frau Wilms? Bestehen noch Fragen Ihrerseits? Bedenken Sie, dass Sie alle Verträge jederzeit widerrufen können!«

»Es gibt keine Fragen. Genau nach meinen Anweisungen haben Sie alles aufgesetzt«, antwortet Ferdinand energisch und unterschreibt die Dokumente mit seiner schwungvollen, großen Handschrift.

»Dass wir jederzeit alles widerrufen und gemeinsam ändern können, ist mir völlig klar, Herr Doktor. Aber mein Mann und ich werden nichts ändern, ganz bestimmt nicht!« Während Henny diese Worte spricht, schaut sie den Notar aus wachen Augen an. Mit ihrer blankgeputzten großen Brille mit der Hornfassung sieht sie in diesem Augenblick wie eine kluge Eule aus. »Denn meine Großnichte hat uns aus größter Not gerettet. Sie allein soll alles erben, auch unser Grundstück am Rande der Stadt. Aber das ist ja noch kein Bauland. Was nicht ist, kann ja noch werden, nicht wahr?« Sie lacht laut und auch der Notar muss herzhaft lachen.

»Ja, Frau Wilms, auch an das Grundstück am Rande der Stadt habe ich gedacht. Soll ich es Ihnen noch mal vorlesen?«

»Nicht nötig!«

»Wie hieß denn noch mal Ihre Mutter mit Geburtsnamen und wissen Sie noch, wann ihre Mutter geboren wurde?«

Henny antwortet wie aus der Pistole geschossen.

»Es gibt nicht den geringsten Zweifel an der Testierfähigkeit. Dann unterschreiben Sie bitte hier mit vollem Vor- und Nachnamen und mit ihrem Geburtsnamen.«

»Ich bin eine geborene Horstmann, genau wie meine Großnichte Annette«, sagt Henny und unterschreibt alle Dokumente.

Zurück im Betreuten Wohnen gibt es zur Feier des Tages eine Flasche Champagner. Mir fällt ein Riesenstein vom Herzen! Beim Notar war Henny vollorientiert, aber kaum, dass wir im Betreuten Wohnen sind, hat sie schon wieder in die Hose gemacht! Gott sei Dank ist das so reibungslos über die Bühne gegangen!

»Sag mal, Onkel Ferdinand, ihr scheint ziemlich wohlhabend zu sein! Wie kam denn dieser Wohlstand zustande?«

»Nun ja, deine Großtante war lebenslang voll berufstätig. Sie war eine Vollblut-Verkäuferin und sehr geschäftstüchtig obendrein. Erste Verkäuferin und Einkäuferin. Machte den meisten Umsatz. Sie konnte jedem alles verkaufen mit ihrer umgänglichen Art. Selbst in der Wüste hätte sie Sand und in der Arktis Eiswürfel verkaufen können, darauf kannst du Gift nehmen! Viele Kunden ließen sich nur von ihr bedienen. Später war sie auch Kontoristin und Stenotypistin. Aber im Büro war es ihr viel zu langweilig. Wie Henny es geschafft hat, mitten im Krieg und auch nach dem Ende des Zweiten Weltkriegs Grundstücke zu kaufen, frage mich nicht! Als ich aus amerikanischer Kriegsgefangenschaft zurückkehrte, hatte Henny bereits vier Grundstücke gekauft. Die Not der Menschen war riesengroß und wer damals Bohnenkaffee, Schnaps, Zigaretten, Butter, Wurst und Schinken hatte, konnte alles kaufen, glaube mir. Deine Großtante war der Star der Schwarzmärkte, die es damals überall gab, und sie handelte und tauschte. Wir nannten das ›chinchen‹. Henny machte aus Schiet Rosinen. Das Grundstück an der Kastanienallee kaufte sie 1943 für zwei Pakete Bohnenkaffee und sechs Schachteln Zigaretten. Warte, einen Schinken und eine Flasche Korn gab sie auch noch dafür! – Hätte ich bloß den Blödsinn im Jahre 2000 nicht gemacht, mit der Kastanienallee!«

»Wieso, was war denn im Jahre 2000 mit der Kastanienallee?«

»Wir haben es verkauft, für fast 300.000 Mark. Das hat der Notar auch beurkundet, bei dem wir eben waren.«

»300.000 Mark? Das ist doch ein Super-Geld! Welchen Blödsinn habt ihr denn gemacht?«

»Wir haben das ganze Geld gespendet, fast alles für die armen Tiere! Du bist ja auch so tierlieb, Annette. Deshalb mögen wir dich so gern. Schon als kleines Kind wolltest du immer mit unserem ›Greif‹ spazieren gehen, erinnerst du dich? Jedenfalls bekamen zwei Tierheime den Löwenanteil von den 300.000 Mark, ohne Spendenquittung. Ich drückte der Leiterin das viele Geld einfach in die Hand. Ich Vollidiot! Das verzeihe ich mir nie! Aber ich handelte im guten Glauben. Es sollten Pferdeställe von dem Geld gebaut werden. Wir brauchten das Geld nicht, es war sogar eine Belastung für uns. Wem sollten wir das viele Geld denn geben, vielleicht der Verwandtschaft? Es wollte doch keiner mehr etwas mit uns zu tun haben. Wenn ich das alles vorher gewusst hätte, Annette. Dann hättest du jetzt noch 150.000 Euro mehr geerbt. – Zwei Tage nach der Spende rief mich die Leiterin des Tierheims an, der ich das meiste Geld gegeben hatte. Ich konnte fast mein eigenes Wort nicht verstehen, weil es so laut war. Sie sagte: ›Oh, Herr Wilms, wir sind Ihnen ja so unendlich dankbar für alles, jetzt feiern wir eine Party. Hören Sie, wie die Sektkorken knallen?‹ – ›Sie sollen sich davon nicht besaufen, sondern mein Geld den Tieren zukommen lassen‹, antwortete ich.«

Am 07. Juli kommt mein Mann von See. Er kommt aus dem Staunen nicht heraus, als er meinen neuen Wagen sieht und ich ihm die Storys der Einmaligen erzähle. Im Horror-Haus war ich seit dem Auszug vom 01. Juli nicht mehr. Niemals würde ich es wagen, es allein zu betreten. Es wäre mir viel zu gruselig.

Am 08. Juli besuchen wir Henny und Ferdi. Ferdinand fleht meinen Mann an: »Manfred, du musst aber Annette nach allen Kräften unterstützen, das Haus in der Parkallee zu entrümpeln. Allein schafft sie das nicht. Nur ihr müsst mir eins versprechen: Es muss ganz gründlich von euch durchsucht werden, ganz gründlich ... Werft nichts weg, ohne es vorher genau zu untersuchen. Auch keine Zeitungen und keine Kleidung! Überall hat Henny etwas versteckt, für schlechte Zeiten. Ich bin mit allem hoffnungslos überfordert gewesen und will auch nichts mehr davon wissen oder damit zu tun haben. Bis auf eine Sache: Wenn ihr meine ›Eagles‹ findet, ihr wisst schon, die alten großen Ein-Dollar-Münzen mit dem Weißkopfadler drauf, die möchte ich gerne haben. – Jetzt, wo wir so schön wohnen, fällt es mir wie Schuppen von den Augen: Der Mensch ist ein Gewohnheitstier, er gewöhnt sich sogar an den größten Schmutz und Gestank. Das alte Haus will ich nie mehr betreten. Ihr macht das schon!«

In den folgenden vier Wochen arbeiten mein Mann und ich wie die Tiere und wühlen im Dreck. Wir beide tragen eine Mund- und Nasenmaske, die wir jede halbe Stunde wechseln. Ich habe davon reichlich in der Apotheke gekauft. Dünne schwarze Lederhandschuhe schützen unsere Hände und geben uns ein gutes Tastgefühl, wenn wir alles durchsuchen.

Mehr als vier bis fünf Stunden können wir in dem Haus nicht arbeiten, denn länger halten wir es dort nicht aus!

Immer wenn ich den Sachbearbeiter der städtischen Abfallentsorgung anrufe, bekommt dieser einen Lachanfall: »Hallo, ach, Sie sind es wieder, eine große Mulde, einmal holen und bringen, an der Parkallee 274. LKW kommt vorbei ... und fährt gleich in die Müllverbrennungsanlage.«

Wir finden die »Eagles« und noch viel mehr. Henny schlief unter 37 Wolldecken, unter denen es recht lebendig war! Die meisten Tiere sind schon tot, aber einige Käfer, Silberlinge, Asseln und Würmer leben noch! Ganz unten im Sofakasten liegen 17.000 Mark. Die stinken unbeschreiblich, Teile der Scheine sind vom Urin und von den Tieren zerfressen.

Lebende fette Kellerspinnen gibt es in diesem Haus nicht mehr. In den Ecken sehen wir ihre längst vertrockneten Körper.

Im Wohnzimmerschrank finden wir vier Kaffeekannen, randvoll mit DM-Silbermünzen, vom »Heiermann« bis zum 50-Pfennig-Stück. Auf Hennys Bett liegen 197 Einkaufstüten, mit Kassenbons aus den Jahren 1960 bis 1995. In fast allen Tüten sind Mieder, in Rosa, Weiß, Gelb, Blau und alle mit Strapsen. Preis pro Mieder: fast immer 69.95 Mark.

Das Allerschlimmste ist für meinen Mann, die Wolldecken wegzuräumen. Für mich ist die Ausräumung des Küchenschranks am ekeligsten. Da liegen so viele Goldzähne mit Zahnwurzeln dran und Gebisse ...

Im Keller ist die Luft ein wenig besser. Dort hängen, fein säuberlich auf Kleiderbügeln angeordnet, 214 dunkle Kittelschürzen an Wäscheleinen. Im Wandregal stapeln sich die großen Hautcreme-Dosen. Die meisten Cremes sind schon ranzig. Berge von Großpackungen an Taschentüchern und Toilettenpapier gesellen sich hinzu. In einem Beistellschrank liegen über dreihundert Stücke Kernseife. Die Seife ist so alt, dass sie schon zerbröselt.

Später zählen wir nichts mehr nach. Feine Wildledermäntel, alle mit Fell gefüttert, und Schuhe, Schuhe, Schuhe in allen Größen ... Es gab Wochen, da kaufte Henny nur Hausschuhe, dann wieder nur Handtücher und so weiter ... Ferdinand ließ alles durchgehen, weil er seine Ruhe haben wollte. Ruhe und Frieden – mehr wollte er nicht. Und seine Bequemlichkeit ... diese verdammte Dickfelligkeit und Trägheit.

In einem der 172 Schuhkartons liegt dann auch noch ein Stapel ganz alten DM-Geldes, »große Blaue«. Zudem liegen Münzen und Medaillen achtlos im Dreck. Zwei große Krügerrand von 1978 sind auch dabei ... hätte ich nicht als Gold erkannt, aber Ferdinand bemerkt das sofort. Denn wir liefern ihm alles ab, was wir finden.

»Natürlich sind das Krügerrand. Schau mal, auf der Rückseite ist die Antilope. Du musst die Stücke nur vom Juwelier polieren lassen. Schenk doch ein Goldstück deiner Mutter und lass vorher vom Juwelier eine Fassung mit Kettenanhänger anfertigen. Dann wird sich deine Mutter aber freuen! Die hat mir auch vor ein paar Jahren geholfen. Und danke ihr herzlich für die schöne Schlafzimmer-Gardine. D-Mark braucht ihr mir gar nicht mehr zu zeigen. Das alte Geld hat doch überhaupt keinen Wert mehr! Wir haben jetzt den Euro.«

Ferdinand will die Scheine schon zerreißen, da rufe ich sehr laut: »HALT! Und ob das noch einen Wert hat!«

Insgesamt muss ich sieben Mal mit dem Geld, das wir gefunden haben, zur Bank fahren. Vorher habe ich alle Scheine sortiert, gezählt, in mehrere Gefrierbeutel gelegt und mit einem Clip verschlossen. Das Gleiche gilt für die Silbermünzen.

Die Filialleiterin kennt mich schon und ich werde immer gleich ins Hinterzimmer geschickt. Bei einem meiner Besuche sagt sie: »Ein Sprichwort sagt: ›Geld stinkt nicht!‹ Wir beide wissen es besser, nicht wahr? Geld stinkt doch!«

Darüber haben wir dann kräftig gelacht.

Die D-Mark-Münzen und -Scheine werden alle von der Bundeszentralbank in Euro umgetauscht. Inflationsgeld haben wir auch noch gefunden, das hänge ich in einem Bilderrahmen an die Wand.

Hochwertige, noch nie getragene dicke Unterwäsche spende ich dem Seemannsheim, dazu alle neuen Mützen, Schals, Strickhandschuhe, Wollsocken, Lederhandschuhe – ohne, dass wir sie gezählt haben. Im bitterkalten Winter sind die frierenden Seeleute aus warmen Ländern sehr dankbar, denn sie sind arm und für unsere Temperaturen schlecht ausgestattet. Noch Jahre danach werde ich vom Heim zum Sommerfest und zur Weihnachtsfeier eingeladen.

Im Keller steht eine Holzkiste, riesengroß! Wie immer hat Henny ihren Namen mit dickem schwarzem Stift draufgeschrieben und die Straße, wo sie als Kind und junges Mädchen lebte, vermerkt: Henriette Horstmann, Hafenstraße 37. Alles muss Henny so riesengroß als ihr Eigentum kennzeichnen, auch die vielen Koffer im Keller und die Innenwände der Schränke ... Die Holzkiste nenne ich »Titanic-Kiste«. Sie enthält ein Service aus der Königlich Preußischen Manufaktur, eingepackt in Zeitungspapier. Darauf steht: *»Der zerbrochene Krug« von Heinrich von Kleist, Film-Premiere 1937.* Ganz klar: Hennys Aussteuer für die Heirat.

38 alte Koffer, die auf einem Kellerregal liegen, gilt es für meinen Mann und mich noch auszupacken.

Mit den ganzen Nachthemden und Hausschuhen in allen Größen und Variationen und den Handtüchern, Geschirrhandtüchern, Hunderten von Tischdecken, viele fein bestickt, können wir nichts anfangen. Dieser Überfluss und diese Raffgier widert uns an. Was muss das alles einmal für Geld gekostet haben? Ich darf es gar nicht nachrechnen.

Mein Mann durchwühlt und kontrolliert alles. Dann bringt er mir die Wäscheberge in die Garage. Ich habe diese mit großen, leeren Bananenkartons gepflastert, in die ich die einzelnen Stücke legen kann.

Nichts, aber auch gar nichts haben diese beiden »Einmaligen« jemals entsorgt. Hier wurde alles aufbewahrt, jedes Gummiband, jede Brottüte. 200 leere Keksdosen stehen auch im Keller. Und auf dem Küchenschrank sind auch welche.

Das Kaufen ist eine Ersatzbefriedigung, eine Sucht! Henny betrachtete all die Sachen als »Kapitalanlage«. Natürlich spielen auch Verlustängste und die Panik vor schlechten Zeiten eine große Rolle in der Kriegsgeneration, aber Hennys Verhalten ist extrem abnorm und Ferdinand ließ sich davon anstecken. Von jeder Butterfahrt nach Helgoland musste er seiner Frau eine Perlenkette mitbringen. Und Ferdi machte viele »Butterfahrten«. Besonders viele, seitdem er Rentner war. Im Sommer fuhr er oft jede Woche nach Helgoland. Gern in Begleitung meines Großvaters Friedrich. Die beiden mochten sich sehr. Von dem alten Streit, den mein Opa mit seiner jüngsten Schwester Henriette hatte, wollte Ferdinand nichts wissen. Er war immer nur für Ruhe und Frieden. Außerdem wusste Ferdi nur zu gut, dass seine Frau kein Unschuldsengel war. Nein, das war sie beileibe nicht, sondern abgebrüht und durchtrieben. Als mein Opa halbverhungert aus russischer Kriegsgefangenschaft heimkehrte, waren die Eltern verstorben. Alleinerbin des Elternhauses war Henriette. Die anderen Geschwister verzichteten auf ihren Pflichtteil, denn sie waren längst alle vor dem Zweiten Weltkrieg in die USA ausgewandert und es ging ihnen sehr gut. Bis auf Friedrich. Der bekam nach Schätzung des Hauses nur seinen Pflichtteil. Henny erbte das Acht-Mieter-Parteien-Elternhaus und kassierte die Mieten. Mit Fug und Recht, wie Henny meinem Opa frech ins Gesicht sagte: »Aus Dankbarkeit hat ›Mudder‹ mir alles vermacht, weil ich die schönste Grabstätte und den großen Grabstein für ›Vadder‹ gekauft habe. Ich habe viel dafür bezahlt, ich allein, alle anderen Geschwister waren in Amerika und du warst im Krieg!« Henriette war viel zu raffiniert für meinen Opa, der zwar selbst ein ausgebufftes Schlitzohr war. Gegen seine jüngste Schwester aber kam er nicht an. Dafür hasste er sie wie die Pest, über zwanzig Jahre sprachen sie danach kein Wort miteinander. Nur Ferdinand zuliebe duldete mein Opa später die Besuche seiner Schwester.

Einen Tag vor dem Tod der Mutter hatte sich Henny als Alleinerbin eingesetzt und die Mutter hatte auf dem Sterbebett unterschrieben. Ich persönlich habe alle Dokumente im Keller der Parkallee gefunden. Jedes Weckglas, jeden Strumpfhalter, alles hatte Henny fein säuberlich in langen Listen mit der Schreibmaschine getippt und sich als ihr Eigentum von der Mutter bestätigen lassen. Auch der Kohleofen und die Werkbank gehörten ihr. Dieses Luder hatte meinen Opa voll abgezogen und sich alles unter den Nagel gerissen.

Aber zurück zu den Butterfahrten: Nur einmal begleitete Henny ihren Mann über die Nordsee nach Helgoland. Weil sie aber bei der ersten Tour gleich mit der Seekrankheit Bekanntschaft machte, fuhr sie kein zweites Mal mit. Wir haben 122 Perlenketten im Haus gefunden, einreihige, zwei-, dreireihige, glänzend oder perlmutt. Auch ein paar schwarze und blaue Ketten waren darunter. Abartig!

Uns gehen in dem Hause die Augen über und trotz der ganzen Fundstücke ist alles zu viel für uns. Wenn ich nur an die ganzen Schnapsflaschen denke: Es wäre ein Schlaraffenland für Alkoholiker. Im Keller lagern die edelsten Brände, auch eine Flasche Dimple von der ersten Butterfahrt aus dem Jahre 1954! Diesen Whiskey hätte mein Mann gerne gekostet. Leider gleitet ihm die Flasche aus der Hand! Die Weine und Liköre sind nicht mehr trinkbar, außerdem wären sie nicht nach unserem Geschmack. Alle zuckersüß!

Sechs uralte Flaschen Hennessy nehmen wir aber gern. Den Cognac muss ich durch einen Trichter mit Filtertüte geben, denn die Korken lassen sich nicht mehr herausziehen: Sie zerfallen. Ich fülle das edle Getränk in Zierflaschen und biete es einem Nachbars-Ehepaar zum Kosten an. Die beiden besuchen uns am nächsten Tag noch einmal!

Die Gier und Sucht der beiden, etwas zu kaufen, war unstillbar! Es musste alles nur gekauft werden, dann interessierte es sie nicht mehr und die Dinge wurden meistens gar nicht ausgepackt. Wir haben so viele niemals geöffnete und originalverpackte Nylonstrümpfe gefunden, mit Naht, ohne Naht, in allen

Größen, dass vier große Bananenkartons damit gefüllt wurden. Und Hunderte von Schuhspannern und, ach ja, eine ganze Keksdose gefüllt mit Schlüsselanhängern. Da hingen niedliche Teddybären dran. Sie können sich denken, meine lieben Leser und Leserinnen, von welcher Firma die waren. Werbegeschenke von der Dosenmilch.

Die Figuren im Schrank auf dem Mini-Flur waren uralte Hummel-Figuren. Ich habe sie einem Sammler verkauft. Im Schuppen lag unter Lumpen ein schwarzer Lederkoffer, in dem sich ein 72-teiliges Essbesteck aus Gold befand. 24 Karat hartvergoldet. Fünf Eisenkassetten fanden wir auch im Keller. Die Schlüssel waren nicht mehr auffindbar. Da wir so viel zu tun hatten, nahmen wir die Kassetten mit nach Hause. Vier Monate später brachen wir diese auf; ich hatte schlichtweg vergessen, sie zu öffnen, weil unser Keller auch mit Silberleuchtern und den ganzen Kartons mit Briefen und Postkarten aus siebzig Jahren überfüllt war. In der kleinsten Kassette lagen, kunstvoll von Henny gefaltet, nur die »großen blauen« D-Mark-Scheine von ganz früher ...

Einen Garagenflohmarkt machte ich auch noch und konnte einiges verkaufen, besonders viele der neuen Töpfe und Pfannen. Über sechzig dürften es gewesen sein. Einmal fragte mich ein Flohmarkt-Besucher, ob er mal die Toilette benutzen dürfe. »Das geht leider nicht, das Wasser ist schon abgestellt, weil dieses Haus abgerissen wird. Sie können ganz hinten im Garten pinkeln!«, antwortete ich.

Dreimal war auch der Kofferraum meines Wagens voll beladen mit Eimern, in denen alte Farbe, Lacke und Säuren aufbewahrt wurden. Ich lieferte alles beim Giftmobil ab.

Die Gastherme im Keller war ein Markengerät und kaum zwei Jahre alt. Ich ließ diese von dem Meister einer Heizungsbaufirma fachmännisch demontieren und zu mir in meinen Keller schaffen. Sie brachte noch ein paar hundert Euro bei einem späteren Verkauf.

Henny und Ferdi begleiteten mich auch zu einem Geschäft, welches Gold an- und verkauft. Die vielen Goldzähne mit den Zahnwurzeln brachten noch ein paar hundert Euro. Das Geld durfte ich als Geschenk behalten.

Mein Mann war nach der Entrümpelungsaktion so erholungsreif, dass er sich unbezahlten Urlaub nahm und die nächste Reise nicht antrat!

Nach sechs Monaten hat mein Makler das Grundstück immer noch nicht verkauft, trotz vieler Interessenten und der guten Wohnlage. Das »Häuschen« schreckt alle ab! Kurzerhand lasse ich alles abreißen und dem Erdboden gleichmachen sowie neue Muttererde auffahren. Eine Woche später ist das Grundstück verkauft. Der Notar kennt mich noch gut, weil ich mit den »Einmaligen« bei ihm war.

Nun steht auf dem Grundstück eines der schönsten Häuser der Parkallee: eine Villa im mediterranen Stil!

Ferdinand und Henriette bleiben auch nach ihrem Einzug in das Betreute Wohnen äußerst pflege- und betreuungsintensiv. Auf Anhieb bekommt Henriette die Pflegestufe II und Ferdinand die Stufe I erteilt.

Die Mitarbeiterin des Medizinischen Dienstes fragt meine Großtante: »Und wie war das mit der Sauberkeit in Ihrem Hause?«

»Bei mir war immer alles ›pikobello‹, da hätten Sie vom Fußboden essen können, so sauber war alles!«

Ich muss ernst bleiben und beiße mir fast die Zunge ab!

Die beiden entwickeln kein Gefühl für Sauberkeit und Ordnung mehr. Auch die schöne Wohnzimmergarnitur ist nach drei Tagen schon mit Schokolade beschmiert. Ferdinand rasiert sich nie mehr von allein. Er kocht auch nicht mehr. Allerdings macht er bei Bedarf gern Essen in der Mikrowelle heiß, die ich gekauft habe.

Meine »Einmaligen« sind total auf mich fixiert und Ferdinand lässt sich nur vom Pflegedienst die Kompressionsstrümpfe anziehen, den Rücken waschen und die Knöpfe zuknöpfen. »Meine Großnichte macht alles. Sie kümmert sich um alles!«

Den Menü-Service wechsele ich in sechs Wochen viermal. Alles schmeckt ihnen nicht und ist nicht gut genug. Ab sofort koche ich deshalb für beide und besuche sie jeden Tag für ein paar Stunden. Beide sind wieder glücklich und zufrieden über das Essen. Pünktlich muss ich nicht sein, denn sie sind völlig unaufgeregt und haben die Ruhe »mit dem Löffel gefressen«.

Wenn ich tatsächlich mal einen freien Tag nehme, habe ich am nächsten Tag die doppelte Arbeit. Es sammelt sich enorm viel Müll und Wäsche an und ich muss höllisch aufpassen, die kleine Wohnung sauberzuhalten.

Trotzdem bereitet es mir immer eine große Freude, sie zu besuchen. Im Betreuten Wohnen bekomme ich den Spitznamen »Rein-und-Raus«, weil ich so oft rein- und rauslaufe, um etwas zu besorgen. Es ist trotz der intensiven Pflege und Betreuung eine wunderschöne Zeit für mich, denn meine »Einmaligen« haben viel Humor. Wir haben noch jede Menge Spaß und unternehmen so manche schöne Spazierfahrt. Am liebsten an die Küste, wenn die Krabbenkutter in den kleinen Hafen fahren, um die frisch gefangenen Granat anzulanden. Dann ist es die größte Freude der zwei, wenn ich später im Betreuten Wohnen reichlich Granat auspule.

Noch größer ist die Freude der beiden, wenn ich sie abhole und mit zu mir in mein Heim nehme. Beide sind vernarrt in meine Bordeaux-Dogge, Bruno! Kein Fremder ist jemals auf die Idee gekommen, ihn zu streicheln, denn Bruno verhält sich fremden Menschen gegenüber stets distanziert. Wegen seines furchterregenden Äußeren traut sich auch keiner an ihn heran, obwohl dieses Tier gut erzogen ist und einen sehr guten Charakter hat. Völlig unbekümmert halten Henny und Ferdi ihre Hand vor die Schnauze meines Hundes und blicken ihm nicht starr in die Augen, was Tiere meistens nicht mögen, weil sie sich dann provoziert fühlen könnten. Die »Einmaligen« besitzen einen großen Hundeverstand. Ausgiebig schnüffelt Bruno an ihren Händen und nimmt den Geruch der beiden auf. Dann lässt er sich von den beiden genussvoll kraulen und streicheln.

Im Betreuten Wohnen sind beide wegen ihrer freundlichen Art beliebt. Für jeden haben sie ein paar nette und völlig unverbindliche Worte. Besonders Henny. Engeren Kontakt zu anderen Menschen wollen sie aber nicht: »Einen schönen Tag noch allerseits. Wir haben keine Zeit, unsere Großnichte kommt gleich!«

Oft fahren wir zum Essen. Am liebsten in ein Dorf-Gasthaus, wo es traditionelle deutsche Küche gibt, was beide so lieben. Ich achte aber immer darauf, dass wir einen Tisch bekommen, der von anderen Gästen nicht beobachtet werden kann, denn oft spuckt Henny ihr Gebiss in die Suppe oder auf den Bratenteller.

So manches schöne Fest wird auch im Betreuten Wohnen oder bei mir zu Hause gefeiert. Heiligabend zum Beispiel, Weihnachten, Ostern, Geburtstage! Einmal mache ich mir den Spaß, auch Wilfried und Sigrid, den Neffen aus dem anderen Zweig der Familie und seine Frau, einzuladen. Ich lade sie zu Ferdinands 93. Geburtstag am 14. Juli 2007 in das Betreute Wohnen ein, um dort gemeinsam im Casino zu feiern.

Ich habe die beiden vorher noch nie kennen gelernt, denn es haben sich keine familiären Bande aus dem Zweig der Verwandtschaft ergeben. Wilfried und Henny sperren den Mund weit auf, als sie Ferdinand und Henny sehen. Denn die beiden ergeben ein vornehmes und gepflegtes Erscheinungsbild!

»Dass es uns so gut geht, haben wir nur Annette zu verdanken. Sie ist unser Engel und unsere Alleinerbin«, sagt Henny.

Wenn Neid eine grüne Farbe hätte, wären Wilfried und Sigrid jetzt grün im Gesicht geworden. Niemals werden sie sich später wieder melden. Auch keine Kondolenzkarten schreiben ...

»Kennen wir uns aus dem Kaufhaus? Wer seid ihr denn? Ich kenne euch gar nicht, aber es ist trotzdem schön, euch hier zu sehen.«

»Tante Henny, das sind Wilfried und Sigrid.«

»Man kann sich ja auch nicht jeden Namen und jedes Gesicht merken, nicht wahr, Annette?«

Früher hatten beide genug mit sich selbst zu tun und keine Kinder vermisst, die sie nicht hatten. Dafür begleiteten sieben treue Schäferhunde die »Einmaligen« durch ihr Leben.

Ferdinand spürt, dass seine letzten Tage gekommen sind. »Bald wirst du weniger Arbeit haben, Annette, das spüre ich!« Einen Tag später liegt er nach einem schweren Schlaganfall auf der Intensivstation eines Krankenhauses, ohne jemals das Bewusstsein wiederzuerlangen. Nach wenigen Stunden im Krankenhaus macht Ferdi seinen letzten Atemzug. Er scheint mir noch im Tode zuzulächeln. Sein großer Wunsch geht in Erfüllung: »Ein Schlag und weg!«

Ferdinand stirbt Anfang Juli 2008. Am 14. Juli 2008 wäre sein 94. Geburtstag gewesen. An dem Tag lasse ich die Urne mit seiner Asche feierlich beisetzen.

Henny realisiert den Tod ihres Mannes nicht, den sie seit 1934 kennt und mit dem sie fast siebzig Jahre verheiratet war. Sie fragt gar nicht mehr nach ihm. Einmal sagt sie nur: »Ferdi ist einkaufen, der kommt gleich wieder!«

Genauso wenig realisiert sie den Auszug aus der Parkallee. Auf die Frage nach der Parkallee reagiert sie abweisend. »Da habe ich nie gewohnt. Ich habe immer nur bei › Mudder‹ in der Hafenstraße gewohnt.«

Meine Großtante schließt im April 2010 für immer die Augen. Ich besuche sie noch einen Tag vor ihrem Tod im Krankenhaus. Sie winkt mir zum Abschied freudig zu.

Bis auf die wenigen Zahnarztbesuche musste ich mit Henny nie einen Arzt konsultieren. Sie erfreute sich immer bester Gesundheit, bis kurz vor ihrem Tod.

Mit Ferdinand fuhr ich regelmäßig zum Augenarzt, zum Urologen und besonders oft zum Orthopäden. Den Hausarzt in der Elbestraße besuchten wir nicht mehr. Da gab es einen anderen, viel netteren, gleich um die Ecke der neuen Wohnung.

Vielleicht gibt es auch in Ihrer Verwandtschaft Menschen, die dringend Hilfe gebrauchen könnten, meine lieben Leser und Leserinnen. Es lohnt sich in jedem Fall, sich darüber Gedanken zu machen. Ich habe es nicht bereut, wenn da nicht plötzlich dieses eigenartige Pfeifen und Klingeln in meinen Ohren zu hören gewesen wäre, nachdem die beiden sicher untergebracht und das Haus abgerissen war. Ja, meine Befürchtung hat sich bestätigt: Noch heute leide ich unter einem andauernden, nicht therapierbaren Tinnitus ... Das könnte der viele Stress ausgelöst haben, sagen die Ärzte! Am Tage spüre ich den Tinnitus kaum; er macht sich bemerkbar, wenn ich mich zur Ruhe begebe und schlafen möchte. Mit autogenem Training habe ich aber gelernt, diese hohen Frequenzen in meinen Ohren zu tolerieren.

Gewiss, Millionäre waren Ferdi und Henny nicht, aber immerhin! Ich musste noch einiges an Erbschaftssteuer an das Finanzamt bezahlen. Die Schenkungssteuer für die Parkallee war nicht so hoch. Das Finanzamt hatte die Abrisskosten und meine Pflege- und Betreuungsleistungen angerechnet. Ferdinand hinterließ mir ein stattliches Vermögen. Henny aber besaß trotz ihrer Kaufsucht ein Mehrfaches von dem, was Ferdinand gespart hatte.

Bestimmt hätte ich meine »Einmaligen« im Juni 2006 nicht besucht, wenn ich zu der Zeit im Pflegedienst gearbeitet hätte. Wer weiß, was dann aus ihnen und auch aus mir geworden wäre? In dieser Zeit war ich das erste Mal froh, die Ausbildung in der Altenpflege und der rationellen Haushaltsführung gemacht zu haben, sonst wäre ich meinen Aufgaben bei den »Einmaligen« niemals gewachsen gewesen.

Noch heute bin ich dem Pflegedienst Randolph Scholl dankbar, dass ich bei ihm hochkant rausgeflogen bin. Niemals wird er diese Geschichte erfahren. Bestimmt hat er mich schon längst vergessen.

Meine »Einmaligen« sind immer bei mir, bis ans Ende meiner Tage. Ich trage sie in meinem Herzen.

Im Sonnenland

Ferdinands Tod Anfang Juli 2008 verändert viel. So sehr ich es meinem herzensguten und gütigen Großonkel auch wünschte, dass er seine Ehefrau Henriette um ein paar schöne Jahre überleben möge, es kommt anders. Die zähe, zierliche Henriette überlebt ihren Ferdinand, den sie nach seinem Tod und nach fast siebzigjähriger Ehe niemals mehr mit einem Wort erwähnt, um fast zwei Jahre. Das Leben ist eben kein Wunschkonzert!

Glücklich wie ein kleines Kind im Sandkasten lebt Henny in ihrer altersverwirrten Welt. Gewiss ist das traurig auf der einen, tröstend auf der anderen Seite. Ich kenne genügend Menschen, die den Zustand der Altersverwirrtheit nicht so unbeschwert wie Henny erleben. Sie sind oftmals sehr unruhig, depressiv, manchmal sogar aggressiv oder autoaggressiv! Henny ist dies Gott sei Dank nicht. Sogenannte »lichte Momente« hat sie schon seit Weihnachten 2007 nicht mehr. Für Henny bin ich ihre »Mami«, die sich liebevoll um alles kümmert, und so nennt sie mich auch: Mami. Ich nenne sie zärtlich »meine Kleine«.

Ferdinand wurde seit Ende 2007 von Henny nur noch als »Goldstück« bezeichnet, was ihn sichtlich nervte und zermürbte. Gleich nach dem Einzug ins Betreute Wohnen veranlasste ich, dass für Henny zusätzliche Betreuungsleistungen nach dem SGB XI § 45b beantragt wurden. Um Ferdinand eine Auszeit von Henny zu ermöglichen und ihr eine fachliche Betreuung und Beschäftigung zu bieten, wurde sie dreimal in der Woche nach der Grundpflege in einer gerontopsychiatrischen Einrichtung in einem anderen Gebäude auf dem weitläufigen Gelände des Betreuten Wohnens, einer sogenannten Demenzgruppe, betreut, wo sie auch ihr Frühstück einnahm. Mittags wurde meine Großtante wieder zu Ferdinand in die Wohnung begleitet. Doch trotz dieser Entlastung für Ferdinand hatte er gründlich die Nase von dem Zusammenleben mit seiner stark demenziell erkrankten Frau voll.

»Annette, heute hat sich Henny wieder zweimal in die Schutzhose gemacht! Ich habe sie gesäubert, obwohl ich mich ohne Rollator kaum noch auf den Beinen halten kann, und ihr eine saubere Hose angezogen. Das Schlimmste war, dass sie gelacht hat! Ja, sie hat mich nach der Arbeit ausgelacht und gesagt, sie sei immer ganz sauber!«

»Du sollst doch klingeln, wenn Hilfe benötigt wird, Onkel Ferdi!«

»Ich mag nicht klingeln, alles ist mir schon peinlich genug, wenn morgens und abends die Pflegekräfte kommen, um uns zu helfen. Ich möchte vor Scham im Erdboden versinken, wenn Henny die netten polnischen oder russischen Pflegekräfte mit einem Hitlergruß begrüßt und ›Sieg heil‹ sagt. Ich habe Henny schon so oft gesagt, wenn sie dies nicht unterlässt, werde ich ihr den Arm noch einmal abhacken. Sie lacht dann nur. Die Pflegekräfte lassen sich nichts anmerken, sie gehen über das Verhalten von Henny hinweg und sagen höchstens: ›Sie ist ja nicht bei Verstand!‹«

»Ganz unschuldig bist du auch nicht an Hennys Verhalten, Onkel Ferdinand, denn schließlich hast du diese ›Rituale‹, wie du es nanntest, jahrzehntelang mit deiner Frau gepflegt. Jetzt darfst du dich auch nicht darüber wundern, dass es in ihrem kranken Hirn manifestiert ist!«

»Ich habe keine Lust mehr, mit Henny zu leben, und werde trotzdem bis zum bitteren Ende bei ihr bleiben. Hoffentlich ist bald alles vorbei. Ich wünsche mir einen heftigen ›Schlag‹ und möchte dann für immer meine Ruhe haben.«

Der Allmächtige erfüllte Ferdinands Wunsch.

Nach Ferdinands Tod wird gleich eine Höherstufung der Pflegestufe für Henny beantragt. Ich habe die russische PDL Liliana, mit der ich mich bestens verstehe, darum gebeten. Schon drei Wochen nach Antragstellung bekommt Henny die Pflegestufe III zuerkannt. Sie wird ab jetzt auch ganztags in der Demenzgruppe betreut und nimmt dort ihr Mittagessen ein. Danach wird sie mit einem Rollstuhl in ihre Wohnung gefahren, denn laufen kann sie nicht mehr. Nach einem ausgiebigen Mittagsschlaf wird meine Großtante nachmittags wieder von Pflegekräften zur Betreuung abgeholt.

Drei- bis viermal in der Woche besuche ich »meine Kleine« in der Demenzgruppe oder in ihrer Wohnung und schaue nach dem Rechten. Es ist aber nicht mehr erforderlich, jeden Tag ins Betreute Wohnen zu fahren; das Kochen für die »Einmaligen« entfällt und ich sorge weiterhin für eine saubere Wohnung und dass es Henny an nichts mangelt, kümmere mich um ihre Wäsche und um schriftliche Angelegenheiten als Generalbevollmächtigte. Ganz wichtig ist auch, die große Witwenrente mit allen Unterlagen für sie zu beantragen.

Nach Ferdinands Tod habe ich wieder viel Zeit für meine Belange, was ich auch genieße, so sehr ich auch um Ferdi trauere! Finanziell müsste ich mir gewiss keine Sorgen machen, vor allem nach dem Grundstücksverkauf in der Parkallee und der Auszahlung meiner Kapitalversicherung, wenn ich im Jahr davor nicht riesige Dummheiten begangen hätte!

Ganz schlimme Dummheiten! Kaum war das Geld aus dem Verkauf des Grundstücks an der Parkallee vom Notaranderkonto auf meinem Konto eingegangen, bekam ich einen netten Anruf von einem Vermögensanlageberater meines Geldinstituts!

»Frau Rehwald, eine stattliche Summe ist heute auf ihrem Konto eingegangen. So viel Geld sollte doch ›arbeiten‹ und sich fleißig auf den internationalen Finanzmärkten vermehren! Wir könnten Ihnen einige interessante Anlageprodukte vorstellen, die eine richtig gute Rendite versprechen, zum Beispiel einige Aktienfonds und Zertifikate! Wollen wir einen Beratungstermin vereinbaren?«

Im Sommer 2007 kaufte ich einige Aktienfonds und auch noch ein Zertifikat, was sich als hochspekulative Anlage und Pleite statt angekündigter todsicherer Chance mit saftiger Rendite herausstellte. Es war ein Fehler, den ich mir nie verzeihe.

Gott sei Dank begleitete mich mein Mann zu diesem »Beratungsgespräch«. Er warnte mich vor den Anlagen und sagte: »Wenn schon Aktien, dann würde ich doch lieber die Aktie XY kaufen sowie Gold und Silber, das wird weiter im Preis steigen!«

Die Bankberater belächelten meinen Mann nur und sagten: »Aber nein, nicht diese Aktie! Gold und Silber hat längst seinen Höchststand erreicht! Vertrauen Sie unserer großen langjährigen Erfahrung, unserem Wissen und Gespür für die richtigen Anlagen! Wir empfehlen Ihrer Frau doch das vorgestellte Zertifikat und die Fonds. Ihre Frau scheint nicht so ›beratungsresistent‹ zu sein wie Sie!«

Der »großen Erfahrung« und der »guten Beratung« der Finanzberater habe ich es zu verdanken, dass meine Aktienkurse schon im Herbst 2008 einen Tiefflug machen und im Januar 2009 ins Bodenlose fallen. Die Banker waren instinktlos für die Entwicklung des Weltkapitalmarktes. Gespür hatten sie wohl nur für ihre Provisionen!

Mein Mann bewahrte mich vor dem Schlimmsten. Die Banker hätten es gern gesehen, wenn ich auch das Vermögen von Henriette und Ferdinand angelegt hätte, denn immerhin hätte ich als notariell beglaubigte Generalbevollmächtige die Handlungsvollmacht hierzu.

»Ich warne dich davor, Annette! Wenn du unbedingt dein Geld an der Börse verzocken willst, bitteschön! Noch leben Henriette und Ferdinand und das gemeinschaftliche Testament wird erst nach ihrem Tode eröffnet. Das Vermögen der beiden bleibt unangetastet, krisenfest und sicher aufgehoben, sonst bekommen es die Herren ›Berater‹ und auch du, Annette, mit mir zu tun!«

In diesem Falle habe ich Gott sei Dank auf den Rat meines Mannes gehört! Die mir empfohlenen Anlageprodukte bringen wohl eine hohe Provision für die Berater, mir jedoch nur jede Menge Ärger, Sorgen und Kummer!

Die Kurse der Aktie XY und auch das Gold und besonders das Silber, was mein Mann mir empfahl zu kaufen, bekommen einen gewaltigen Höhenflug! So viel hierzu. Ich bin innerlich richtig aufgewühlt, wenn ich hierüber schreibe! Mit Befolgung der Ratschläge meines Mannes, Gold, Silber und die Aktie XY zu kaufen, hätte ich mich garantiert nie wieder als 400-Euro-Kraft in der Altenpflege bewerben müssen ...

Wir haben Mitte Februar 2009.

Der gemeinnützige Träger EGO gehört auch dem Wohlfahrtsspitzenverband an und sucht für das neue Projekt »Sonnenland«, Wohngemeinschaften für Menschen mit Demenz, Pflegehelferinnen. Ich rufe den zuständigen Abteilungsleiter an und teile ihm mit, dass ich bei der EGO auch meine Umschulung gemacht habe und an einem 400-Euro-Job interessiert bin.

»Auf 400-Euro-Basis suchen wir für das Sonnenland eine Nachtwache, für den Tagesdienst ist keine Tätigkeit auf 400 Euro vakant. Würden Sie denn auch nachts arbeiten wollen? Arbeitsbeginn wäre 21 Uhr – Dienstschluss ist nach der Übergabe am nächsten Morgen um sieben Uhr. Die monatliche Arbeitszeit beträgt 55 Stunden. Das bedeutet, Sie hätten abwechselnd fünf oder sechs Nachtdienste im Monat.«

»Sehr gern würde ich nachts arbeiten, das kommt meinem Biorhythmus entgegen. Die Frühdienste und das damit verbundene frühe Aufstehen habe ich immer gehasst! Es kommt mir auch entgegen, dass die Dienste zehn Stunden lang sind, dann muss ich für die 400 Euro nicht so oft zum Dienst erscheinen!«

Nach einer Kurzbewerbung für das Projekt als Nachtwache werde ich drei Tage später zu einem Vorstellungstermin in die Zentrale der EGO eingeladen.

Ich sitze dem kleinen, völlig unscheinbaren, blassen und schmalbrüstigen Abteilungsleiter Herrn Heisendorfer und der äußerst stabilen, resoluten Koordinatorin des Sonnenlandes, Frau Baumann, gegenüber. Der Abteilungsleiter ist distanziert höflich, sachlich und neutral. Das Auftreten der Koordinatorin ist auf eine unangenehme Art und Weise plump und forsch. Sie ist mir auf Anhieb unsympathisch, weil sie meinen Tagesgruß nicht erwidert und sich nicht vorstellt. Sie stellt mir zwar Herr Heisendorfer vor. Doch Frau Baumann nickt mir nur gleichgültig mit dem Kopf zu, als ich vor dem Schreibtisch Platz nehme. Ihr kurz geschorenes Haupt mit den dicken, graumelierten Pferdehaaren erinnert mich mehr an die Borsten einer Stahlbürste als an ein weibliches Wesen. Auch ihr aufgedunsenes Gesicht mit den vielen Stirnfalten und herabhängenden Mundwinkeln hat mehr Ähnlichkeit mit dem Kopf einer Bulldogge als mit dem Antlitz einer Frau.

»Bekommen Sie leicht Angst?«, fragt sie mich herrisch.

»Wie bitte? Könnten Sie Ihre Frage vielleicht etwas konkretisieren? Ich kann damit nicht viel anfangen. Angst soll vor Gefahren warnen. Wenn es einen begründeten Anlass zur Angst gibt, habe ich diese auch, obwohl ich meine, recht selbstbewusst und auch nicht ängstlich zu sein!«

»Ich frage Sie dies deshalb, weil schon viele Nachtwachen im Sonnenland nach kurzer Zeit wieder gekündigt haben! Sie sind dort ganz allein auf sich gestellt, haben die volle Verantwortung für die Menschen, die dort wohnen, und müssen während der Kontrollgänge immer durch das Treppenhaus laufen – das hat viele vor Ihnen abgeschreckt!«

»Wir werden es mit Frau Rehwald als Nachtwache versuchen«, funkt der Abteilungsleiter der Koordinatorin dazwischen. »Ich lasse Ihren Arbeitsvertrag vorbereiten, den Sie später unterschreiben können. Zur betriebsärztlichen Untersuchung bekommen Sie auch noch einen Termin. Wie alle Arbeitsverträge bei uns ist auch Ihrer zunächst für die Dauer eines Jahres befristet. Sie werden zum 01. März 2009 als Nachtwache im Sonnenland eingestellt, befristet bis zum 28.02.2010.«

Die Koordinatorin des Sonnenlandes wendet sich abermals an mich und fragt: »Haben Sie heute Abend schon etwas vor? Falls nicht, könnten Sie sich eine Nacht von einer anderen Nachtwache einarbeiten lassen. Jetzt haben wir noch zwei Wohngemeinschaften, bald wird in der zweiten Etage eine dritte Wohngemeinschaft für Menschen mit Demenz eingerichtet. Also, haben Sie Zeit? Dann kommen Sie bitte kurz vor 21 Uhr ins Erdgeschoss des Sonnenlandes, dort findet dann die Übergabe an die Nachtwache statt.«

Brigitte ist eine »alte Häsin«! Sie arbeitet mich am Abend und in der folgenden Nacht im Sonnenland als Nachtwache ein. Sie steht kurz vor Vollendung ihres 62. Lebensjahres und ist schon in Rente gegangen. Im Sonnenland verdient sie sich ein zusätzliches Taschengeld von 400 Euro. Über zwanzig Jahre hat Brigitte als Hauptnachtwache im größten Krankenhaus der Stadt gearbeitet. Auf dem Gebiet der Kranken- und Altenpflege macht ihr so leicht niemand etwas vor. Außerdem ist Brigitte ruhig, gelassen, abgeklärt und hat ihren eigenen stoischen Humor.

Ich muss mir während der Nacht viele Notizen machen. Wer wohnt wo? Wie heißen die Bewohnerinnen und wie die wenigen männlichen Bewohner? Auf was muss ich besonders achten? Wer braucht die größte Hilfe und Beaufsichtigung? Welche Toilettengänge wann und mit wem? Wie sind die Gewohnheiten und Eigenarten der hilflosen Menschen? Wann sollen die

Kontrollgänge durchgeführt werden? Die Antwort lautet: Alle zwei Stunden, fünfmal in der Nacht, wenn Zeit dazu vorhanden ist! Das heißt im Klartext: wenn meine Hilfe nicht dringend von einem oder mehreren Menschen benötigt wird, so dass ich auch Zeit für einen Kontrollgang habe. Schließlich kann ich immer nur an einer Stelle gleichzeitig sein und mich nicht vierteilen!

Ich lasse mir außerdem von Brigitte einen Grundriss der Wohngemeinschaften geben. Im ersten Moment ist alles zu unübersehbar für mich, was sich jedoch im Laufe der Nacht ändert.

»Als ich hier vor fast einem Jahr anfing, gab es nur die Wohngemeinschaft I im Erdgeschoss, kurz WG I genannt. Damals gab es noch keine Nachtwachen oder Nachtdienste, nein, die EGO titulierte die Nachtdienste als Nachtbereitschaften, kurz NB genannt. Ich musste für 400 Euro acht NBs machen!«

»Das kann ich kaum glauben, Brigitte! Und du als dreijährig Examinierte hast acht Nächte, also 80 Stunden, für 400 Euro gearbeitet? Kaum zu fassen, diese Konditionen!«

Das Sonnenland ist ein zweistöckiger ehemaliger Wohnblock einer städtischen Wohnungsgesellschaft im Süden der Stadt. Die EGO hat diesen Wohnblock langfristig gemietet und zu Wohngemeinschaften für Demenzkranke umbauen lassen. Jede WG bietet Platz für acht Demenzkranke. Acht Zimmer für die Bewohner/-innen, einen großen Gemeinschaftswohnbereich mit offener Wohnküche, zwei kleinere Bäder mit Duschen und ein großes Bad mit Wanne, ein Büro, Abstellräume für hauswirtschaftliche Geräte und Lebensmittel. Der Grundriss ist auf jeder Ebene gleich. Nur im Erdgeschoss ist das Büro winzig. Dafür gibt es eine Personaltoilette. Nur hier! Jede Wohngemeinschaft ist laut Grundriss 420 Quadratmeter groß, mal drei macht das 1.260 Quadratmeter!

Rechts vom Gemeinschaftsbereich geht es in einen kleinen Flur, von dem drei Türen zu den Zimmern der Bewohner/-innen führen, sowie zum großen Badezimmer. Links vom großen Esszimmer führt ein langer Flur zu fünf Zimmern und zwei kleineren Bädern, in denen es keine Badewanne, sondern nur Duschen gibt. Im Erdgeschoss führt eine Terrasse in einen kleinen Garten. Dort stehen ein paar Bänke, ein Strandkorb und Gartenmöbel. Es sind auch einige Blumenbeete und ein kleiner Weg zum Rundgang angelegt.

In den beiden oberen Etagen gibt es keine Balkone. Jede WG ist über das unübersichtliche Treppenhaus und über einen langen offenen Laubengang zu erreichen. Ein großer Fahrstuhl befindet sich auch im Treppenhaus, welches auch in den Kellerbereich, der labyrinthähnlich ist, hinunterführt. Aber dort habe ich als Nachtwache nichts zu suchen und will dort auch gar nicht hin! Ein Blick mit Brigitte in den Keller hat mir gereicht.

Die EGO beschäftigt im Sonnenland nur Nachtwachen auf 400-Euro-Basis! Und zwar eine Nachtwache in der Nacht für alle drei Wohngemeinschaften für maximal 24 hochgradig demenziell erkrankte Menschen. Eine Nachtwache!

Die Demenz der Bewohner/-innen ist bereits so weit fortgeschritten, dass es keine Telefone oder Klingeln im Zimmer der Menschen gibt, diese können gar nicht mehr telefonieren oder nach einer Pflegekraft klingeln!

Im Hochparterre des Treppenhauses befindet sich der Eingang zur ›Westerstube‹, wo am Tage in der Woche Demenzkranke betreut werden, die noch zu Hause bei ihren Angehörigen wohnen und zur Tagespflege hergebracht werden. Nachts ist dort die Tür verschlossen und alles zappenduster.

Durch das Treppenhaus erreicht man über einen langen offenen Laubengang jede WG. Am Ende des Ganges muss eine Glastür aufgeschlossen werden, die auf einen kleinen Vorflur führt. Von dort aus muss eine zweite Glastür mit einem schwer zu drehenden Türknauf geöffnet werden, die in den Gemeinschaftswohnbereich führt. Gegenüber dem Eingangsbereich führt eine andere Tür, die auch stets verschlossen sein muss, auf einen anderen, kürzeren offenen Laubengang, an dessen Ende sich eine unverschlossene Tür an ein anderes, noch viel unübersichtlicheres Treppenhaus anschließt, was im Notfall als Fluchtweg dienen soll. Ich gehe nur ein einziges Mal mit einer anderen Nachtwache in dieses Treppenhaus: mit Pamela, die mich zehn Tage später eine zweite Nacht einarbeitet, als es bereits die WG III im zweiten Stock gibt. Ich bin mal wieder neugierig und will wissen, wohin diese Tür führt. Das dahinterliegende Treppenhaus ist voller Bauschutt, dort hätte niemand der Bewohner/-innen im Fall eines Brandes eine reelle Chance zur Flucht. Uns kommt es dort noch gruseliger vor als im anderen Treppenhaus. Nie wieder werde ich es betreten!

Die EGO deklariert das Pflegeheim als Wohngemeinschaft für Demenzkranke. Brigitte sagt mir, es handele sich hier nicht um Bewohner/-innen, die dort leben, sondern um Mieter/-innen einer privaten Wohngemeinschaft. Dann unterliege man angeblich nicht dem Heimgesetz!

»Das hört sich ja alles schön und gut an, Brigitte. Aber ich bin mir da nicht sicher, ob eine sogenannte private Wohngemeinschaft nicht dem Heimgesetz unterliegt. So privat ist das Ganze hier ja nicht. Die EGO ist der Träger, da beißt keine Maus einen Faden ab! Diese Menschen der Wohngemeinschaft sind völlig hilflos und können Gefahren nicht mehr erkennen. Sie bedürfen der Aufsicht und Pflege rund um die Uhr. Es gibt kaum jemanden, der nicht Pflegestufe III hat. Die Pflegeleistungen werden ja auch von der EGO erbracht. Und dann gibt es nur eine Nachtwache für drei Etagen, die man nur über das gruselige Treppenhaus erreichen kann. Wir als Nachtwachen tragen die volle Verantwortung für diese Menschen und müssen für Ruhe und Sicherheit sorgen und den Menschen ein Gefühl von Geborgenheit vermitteln! Als Lohn bekommen wir dafür einen Stundenlohn von 7,2727 Euro, habe ich mir ausgerechnet. Ohne Nachtzuschläge! Wir sind ja nur ›Minijobber‹.«

»Bleibst du wenigstens als Nachtwache, Annette? In dem einen Jahr habe ich schon vier Männer und zehn Frauen als Nachtwache eingearbeitet, die meisten haben sich gar nicht mehr gemeldet oder blicken lassen. Andere waren nur wenige Nächte hier im Einsatz. Allmählich denke ich, dass ich etwas falsch mache.«

»Nein, um Himmels Willen, Brigitte! Du machst alles richtig und ich kann und muss noch viel von dir lernen. Sag mal, warum machst du nie das große Licht im Treppenhaus an, wenn du deine Kontrollgänge läufst? Diese hellgrüne, matte Notbeleuchtung ist echt scheußlich und noch gruseliger als nötig. Hast du eigentlich gar keine Angst? Gegenüber, keine fünfzig Meter entfernt, ist der Bahndamm und der kleine Bahnhof. Die ganze Nacht donnern auf den Gleisen die endlos erscheinenden Lindwürmer der Güterzüge an unserem Wohnblock vorbei. Keiner würde dich hier hören, wenn du im Treppenhaus um Hilfe schreist. Durch die Unterführung ist eben schon wieder ein PKW ohne Beleuchtung gefahren. Dort ist es stockdunkel. Welche Gestalten treiben sich hier nachts herum? Wird unter der Unterführung gedealt oder werden dort andere krumme Geschäfte gemacht?«

»Annette, ich denke darüber gar nicht nach. Das ist vielleicht besser so! Ich habe schon viele merkwürdige Beobachtungen während meiner Nächte hier gemacht. Einmal wurden sogar Einschusslöcher in einer Fensterscheibe im ersten Stock entdeckt.«

»Aus der Dunkelheit kann man uns auch genau beobachten, wenn wir durchs Treppenhaus laufen. Und in den WGs sind auch nicht überall Vorhänge oder Rollos! Also, ich mache mir die große Treppenhausbeleuchtung an, Brigitte. Schließlich will ich sehen, wenn mir jemand gegenübersteht. Über den offenen Laubengang im Erdgeschoss kann jeder auch noch so unsportliche Gauner ins Treppenhaus gelangen und sich verstecken! Vielleicht vermuten einige Junkies, dass hier Medikamente und Geld zu holen sind!«

»Annette, mach mir jetzt keine weitere Angst. Ich versuche, alles zu verdrängen, unsere Arbeit ist schon hart genug. Irgendwo ist garantiert wieder jemand völlig orientierungslos auf Wanderschaft. Ständig müssen wir Schutzhosen wechseln, Lagerungen oder Toilettengänge mit unseren Bewohnern durchführen oder die Menschen beruhigen. Du bist übrigens nicht die Einzige, die sich hier fürchtet. Die Nachtwache Monika läuft nur mit Pfefferspray in der Tasche durchs Treppenhaus! Pamela geht noch etwas härter zur Sache, um sich zu schützen. Sag das bloß keinem weiter! Es ist vertraulich und auch nicht ganz legal. Sie läuft mit einem Neun-Millimeter-Automatik-Gasrevolver in der Jackentasche durchs Treppenhaus und schließt die Waffe gleich immer in den Büros ein, wo sie den Revolver auf den Schreibtisch legt!«

»Hast du während deiner Nachtwachen schon mal einen Rettungswagen oder Notarzt rufen müssen?«

»Nein, Gott sei Dank musste ich das noch nicht. Nur zweimal musste ich die Rufbereitschaft der EGO anrufen, es gab so viel zu tun. Einmal bekam ich einen Bewohner nicht mehr aufgerichtet, der auf dem Fußboden lag. Gestorben ist auch noch keiner während meiner Dienste im Sonnenland. Alle Telefonnummern, auch von der Rufbereitschaft, hängen an der Wand in den Büros. Übrigens auch die Dienstpläne, die du ja schon gesehen hast.«

Am 01. März 2009 habe ich meine erste Nacht als Nachtwache im Sonnenland. Ich erscheine bereits überpünktlich gegen 20.30 Uhr und habe Gelegenheit, meine Kolleginnen aus dem Spätdienst kennen zu lernen, die aber alle noch voll zu tun haben. Es arbeiten nur Frauen im Sonnenland, fast ausschließlich Pflegehelferinnen.

In der ersten Nacht muss ich gleich eine Feuerprobe bestehen. Ich fühle mich als der einsamste Mensch der Welt, als sich meine Kolleginnen gegen 21.15 Uhr nach der Dienstübergabe von mir verabschieden. Auf jeder WG hat nur eine Mitarbeiterin Dienst für die Pflege und Betreuung von acht Demenzkranken. Auch die Zubereitung der kalten und warmen Mahlzeiten muss von den Pflegekräften übernommen werden. Hierzu gehören auch das Decken des Tisches, das Abräumen und der Abwasch. Es ist zwar eine Geschirrspülmaschine vorhanden, die muss aber auch ein- und ausgeräumt werden. Die Bewohner/-innen sollen zwar angeleitet werden, hierbei zu helfen, aber das kann kaum noch einer, und wenn, haben die Mitarbeiterinnen meist die doppelte Arbeit, alles an die richtige Stelle zu legen.

Eine Kollegin mit PKW ist zudem für den wöchentlichen Großeinkauf in ihrer jeweiligen WG zuständig. Hierfür bekommt sie eine Arbeitsstunde angerechnet. Die Mitarbeiterinnen am Tage und Abend beneide ich nicht. Im Gegenteil: Sie tun mir leid. Alle sind von der totalen Arbeitsbelastung gezeichnet und froh, wenn sie Feierabend haben.

»Eine ruhige Nacht, Annette!«, wünschen mir alle, als sie gehen. Nicht ahnend, dass es anders kommen soll ...

»Bitte achtet darauf, dass die Außentür des Hauses richtig geschlossen ist«, sage ich meinen Kolleginnen zum Abschied. Die Bewohner/-innen sind alle auf ihren Zimmern und es ist ruhig.

»Alle schlafen schon, bis auf Frau Feldhoff«, sagt meine Kollegin aus der WG I im Erdgeschoss, wo ich mich jetzt befinde.

Zuerst gehe ich zur Terrassentür und fasse diese an. Verdammt! Sie ist unverschlossen! Sofort verschließe ich die Tür zum Garten.

Es darf einfach nicht vergessen werden, diese zur Nacht abzuschließen. Morgen früh bei der Dienstübergabe an den Frühdienst werde ich das ansprechen.

Auf leisen Sohlen laufe ich durch die Nacht im Sonnenland. Ich trage federleichte und bequeme geschlossene Laufschuhe. Außerdem trage ich meine private Dienstkleidung: eine weiße lange »Pflegehose« mit tiefen Taschen, in denen sich immer Vinyl-Handschuhe der Größe L befinden, denn ich muss oft während meines Dienstes Handschuhe überziehen! Die tiefen Taschen meiner Diensthose bieten auch Platz für die drei Schlüsselbunde: Jede WG hat andere Schlüssel, und für den Eingangsbereich, fürs Büro und die Wirtschaftsräume gibt es wiederum andere! An einem Schlüsselbund befindet sich zusätzlich ein Magnet. Damit löse ich die Fixierungsbauchgurte von zwei Bewohnerinnen, wenn ich sie in der Nacht lagere, die Schutzhose wechsle oder zur Toilette führe. Die besagten Bewohnerinnen werden mit richterlicher Anordnung vom Spätdienst zur Nacht fixiert.

Die Türen zu den Zimmern der Bewohner/-innen werden bei meinen Kontrollgängen langsam und vorsichtig geöffnet. Leider knarren einige Türen; der Hausmeister muss die Scharniere mal ölen. Das werde ich auch ins Dienstbuch eintragen. Niemand wird von mir geweckt, der ruhig schläft.

Wenn alles ruhig ist, werfe ich einen Blick in die Dokumentationen, besonders in die Tagesberichte, und lese nach, was sich in den letzten Tagen ereignet hat. Es dauert nicht lange, bis ich einen Überblick habe. Schnell ziehe ich eine Akte nach der anderen. In der Akte von Frau Feldhoff steht, dass sie vor drei Tagen das Mobiliar in der Wohnküche demoliert hat. Frau Weinberger hat vorgestern die türkische Kollegin Aische in die rechte Hand gebissen und an den Haaren gerissen!

Es ist jetzt 2.15 Uhr und ich hatte schon jede Menge zu tun! Die ehemalige Zahnärztin, Frau Friedjoff war wach und sehr unruhig. Von der netten Dame geht keine Aggression aus. Frau Friedjoff stellt aber tausend Fragen in der Nacht, denn ihr ist ganz bewusst, dass sie nicht mehr klar denken kann!

»Schwester, sagen Sie mal, wo bin ich hier eigentlich? Wer hat veranlasst, dass ich hier untergebracht wurde?«

»Sie sind hier im Sonnenland, Frau Friedjoff. Ihre beiden Söhne haben Ihnen dieses neue Zuhause gesucht, damit sie nicht alleine sind und Hilfe bekommen, wenn die von Ihnen benötigt wird!«

»Was? Habe ich Kinder? Zwei Söhne? Wie schrecklich! Ich kann mich an gar nichts erinnern! Mein Gott, ich verliere meinen Verstand!«

Mit Frau Friedjoff sprach ich bestimmt zehn Minuten und sie kam langsam zur Ruhe.

»Trinken Sie bitte noch etwas Wasser! Ich habe Ihnen ein großes Glas mit frischem Wasser auf den Nachttisch gestellt. Als Ärztin wissen Sie doch genau, dass wir ausreichend Flüssigkeit zu uns nehmen müssen. Ich muss mich jetzt um andere Patienten kümmern, komme aber ganz bestimmt in der Nacht noch öfter zu Ihnen und schaue, ob Sie gut schlafen!«

»Was? Schwester, bitte bleiben Sie noch einen Moment! Bin ich Ärztin?«

»Ja, Frau Friedjoff, Sie haben doch als junge Frau Zahnmedizin in Hamburg studiert und hatten später Ihre eigene Zahnarztpraxis!«

»Ich glaube es nicht! Ich bin Ärztin! Dann habe ich bestimmt früher ganz gut verdient, was?« Frau Friedjoff und ich lachten herzlich.

»Und jetzt wünsche ich Ihnen eine gute Nacht, es ist schon sehr spät!«

Diese Gespräche in der einen oder anderen Form sind eine endlose Schleife. Sie wiederholen sich immer wieder. Wie fast alle Bewohner/-innen muss ich auch Frau Friedjoff zur Toilette begleiten und danach eine Schutzhose überziehen. Die drei Männer und achtzehn Frauen in den WGs sind alle urininkontinent. Bei vielen besteht auch eine Stuhlinkontinenz! Oft muss in der Nacht auch von mir der Fußboden gewischt werden, wenn jemand allein die Toilette aufsuchen wollte und daneben gemacht hat.

Ich muss jetzt hoch, in die WG III. Ach, du liebe Zeit! Frau Rösler kommt mir auf dem langen Flur vollständig bekleidet mit ihrem Lebensgefährten entgegen. Beide sind »gestiefelt« und mit Wintermänteln bekleidet. Sie halten sich an ihren Rollatoren fest und schieben an mir vorbei. Es ist 2.30 Uhr in der Nacht.

»Guten Morgen«, sagen beide aus einem Guss. »Ich muss jetzt zu meinem Frauenarzt«, sagt die Frau. Zugleich ist unten in der WG II höllischer Lärm zu hören. Ich weiß, wer den verursacht. Es ist die fixierte Frau Conrad, die rhythmisch mit der Hand auf ihre Bettkante schlägt. Es ist ihre Art, sich zu artikulieren, wenn sie ein Bedürfnis hat. Bestimmt muss sie zur Toilette. Aber eines nach dem anderen.

Frau Rösler lässt sich nicht beirren! Sie will partout jetzt zu ihrem Frauenarzt und versucht, die verschlossene Eingangstür zu öffnen. Sie beginnt zu toben, schreit wie verrückt und schlägt um sich. Hier darf ich Bedarfsmedikation geben, die der Neurologe im Falle eines Falles angeordnet hat. Leichter gesagt, als getan. Frau Rösler weigert sich, die Beruhigungstropfen, die ich ihr reiche, einzunehmen. Sie schlägt mir das Medizinbecherchen aus der Hand! Der Lebensgefährte schreit Frau Rösler an, sie solle Ruhe geben. Zwei andere Bewohnerinnen stehen nun auch im Eingangsbereich und schauen belustigt und ratlos zu!

Die ganze Nacht ist Action! Hier tanzt der Bär! Das sind ganz normale Vorfälle, die sich ständig im Ablauf wiederholen. Außergewöhnlich ist nur der Aggressionsschub von Frau Bodenhagen. Sie hat morgens um 3.00 Uhr in ihrem Zimmer die Tischplatte auseinandergenommen und schlägt diese nun immer gegen die Wand. Als ich ihr Zimmer betrete, beruhigt sie sich sofort und legt sich ins Bett, nachdem ich der nackten Frau eine Schutzhose und ein Nachthemd übergezogen habe. Kaum habe ich ihr Zimmer verlassen, geht das ganze Theater wieder von vorn los! Die Frau soll unbedingt am nächsten Tag einem Neurologen vorgestellt werden, damit dieser entscheidet, ob etwas an der Medikation geändert werden kann. Dies wird von mir dokumentiert. Die Tischplatte schaffe ich in den Abstellraum und schließe die Tür ab. Immer wird die Tür zum Hauswirtschafts- und Lebensmittelraum verschlossen, sonst passiert es schon einmal, dass in die Wäschekörbe uriniert wird!

Der Zustand der Frau Bodenhagen ist untragbar, auch für die anderen Menschen in der WG. Alle hat sie wach gemacht, bis auf zwei Bewohnerinnen, die fest schlafen! Zwei Tage später wird Frau Bodenhagen deshalb auf die Neurologie eines

Krankenhauses eingewiesen. Sie bleibt drei Wochen dort und wird mit einer PEG-Sonde entlassen. Frau Bodenhagen läuft nicht mehr herum, kann sie nicht mehr. Ihre Beine haben sich zu sehr kontrahiert.

Wenige Monate nach meinem Dienstbeginn haben wir außer Herrn Gruber noch drei weitere Bewohnerinnen mit einer PEG-Sonde zu versorgen. Bei allen soll die Sondennahrung laut Plan gleichzeitig angelegt werden ... IRRE! Außerdem ist das Sonnenland jetzt mit 24 Demenzkranken voll belegt!

Ich habe also keine Langeweile in der Nacht. Meine Kanne mit schwarzem Tee trinke ich im Laufe der Stunden aus und esse auch zwei belegte Brote, die ich mir von zu Hause mitgebracht habe. Die Nacht ist fast vorbei, vier Uhr morgens. Mir graut jedes Mal, wenn ich durch das Treppenhaus laufen muss! Das matte, grüne Licht der Notbeleuchtung schimmert unheimlich und geheimnisvoll. Große Treppenhausbeleuchtung an und durch, aber flott! Mehrere Male in der Nacht ist das Sonnenland von außen in helles Licht getaucht, weil die Außenbewegungsmelder einen Impuls bekommen haben, vielleicht von umherlaufenden Katzen oder Kaninchen, wer kann das wissen?

Als ich im Erdgeschoss bin, ist dort auch wieder einiges los! Frau Feldhoff sitzt an einem Tisch und »schreibt«! Es sind Wortfetzen, die keinen Satz ergeben. Ich spreche sie ruhig an, streichle ihr den Rücken und stelle der Frau ein großes Glas mit Limonade auf den Tisch. Ich kann und will die Frau nicht mobilisieren, sie wiegt fast 100 Kilo. Ich lasse sie weiterhin »schreiben«. Wenn sie von allein aufsteht, kann ich versuchen, sie zu ihrem Bett zu begleiten. Jetzt nicht!

Frau Gehrlich will gerade in den großen Müllbehälter, der in der offenen Küche steht, urinieren. Den Deckel hat sie schon abgenommen und will sich auf den Müllbehälter setzen, als ich sie freundlich anspreche und sie an die Hand nehme, um mit ihr eine Toilette aufzusuchen.

Frau Weinberger ist auch wach, das weiß ich genau. Kein Mensch im Sonnenland artikuliert sich wie sie:

»Bäääh, beeeh, bäääh!« Ich betrete ihr Zimmer und blicke in die trüben, eisgrauen Augen der Frau, die mich mit ihrem Blick durchbohren. »Dumme Ziege! Blöde Kuh! Dumme Sau!« Es ist die Art von Frau Weinberger, sich so zu äußern, anders kann sie es nicht. Die Schutzhose der Frau ist klitschnass, ich muss mich an die Arbeit machen. Frau Weinberger formt ihre Hände zu Raubtierkrallen! Vorsicht! Jetzt will sie mir an die Haare!

Frau Nessler aus der WG II hat sich in der Nacht zweimal massiv eingekotet, obwohl ich zweimal einen Toilettengang mit ihr gemacht habe. Das Bett muss ich auch frisch beziehen. Dies sind alles normale Vorgänge im Sonnenland.

Jetzt koche ich zwei große Kannen Kaffee, es ist 5.45 Uhr. Ich fülle ihn in Thermoskannen und stelle Kaffeepötte, Zucker sowie Dosenmilch auf den runden Tisch der WG II im Eingangsbereich: für meine Kolleginnen des Frühdienstes. Meine Notizen über die Vorgänge der Nacht lege ich auch auf den Tisch. Bestimmt kommt noch die eine oder andere Notiz dazu, damit ich bei der Dienstübergabe nichts vergesse. Es wurde von mir sowieso alles in den Akten dokumentiert, aber für die Übergabe an den Frühdienst habe ich meine Kurznotizen, so komme ich am besten klar.

Kurz vor sechs Uhr muss ich wieder hoch in die WG III, Sondennahrung bei Herrn Gruber anlegen. Der Mann ist so klapperdürr, dass man glaubt, er bestehe nur aus Haut und Knochen. Hoffentlich reißt er nicht wieder den Sondenständer um und demontiert die Sonde! Heute Nacht lag er nur mit Handtüchern umwickelt in der Badewanne des großen Badezimmers. Ich erschrak ein wenig, als ich ihn dort liegen sah, konnte ihn aber schnell aus der Wanne heben und wieder ins Bett legen. Herr Gruber hat ein ganz sanftes Wesen. Vor sechs Monaten erlitt er während seines Urlaubs in Süddeutschland einen schweren Herzinfarkt. Der Notarzt reanimierte ihn sehr lange. Das Gehirn war zu lange mit Sauerstoff unterversorgt, was die abnormen Handlungsweisen des Herrn Gruber erklärt. Zweimal stand er auch mitten in der Nacht vor dem Bett der Frau Herrmann und erschreckte die Dame gewaltig! Natürlich macht er dies nicht absichtlich, denn er ist sich seines Handelns nicht bewusst. Besonders nachts treten bei ihm die Verhaltensauffälligkeiten auf, während er am Tage oft schläfrig ist. Seine psychische Veränderung, das Hirnorganische Psychosyndrom (HOPS), ist die Folge einer Erkrankung des Gehirns, welches viele Ursachen haben kann. In seinem Fall war Hypoxie (Sauerstoffmangel im Gehirn) der Auslöser.

Eine Erinnerung an sein früheres Leben hat »Charly«, wie Herr Gruber von uns Pflegerinnen liebevoll genannt wird, nicht mehr. Die Zeit, in der er viele Jahre als examinierter Krankenpfleger im Krankenhaus arbeitete, ist aus seinem Gedächtnis gestrichen. Die beiden Söhne, die Enkelkinder und auch die Schwiegertöchter besuchen »Charly« regelmäßig in seiner Wohngruppe. Die Söhne baten auch die Pflegekräfte darum, ihren Vater »Charly« zu nennen, weil er zeit seines Lebens diesen Spitznamen trug.

Der Fahrer der Bäckerei, die das Sonnenland dreimal wöchentlich mit frischen Backwaren beliefert, hat auch eben geklingelt. Jetzt stellt er alle Bleche mit Kuchen und alle Körbe voll Brot ins Treppenhaus. Ich gehe gleich hinunter und nehme die inzwischen ausgetragenen Zeitungen und Backwaren mit in die WG des Erdgeschosses. Die Kolleginnen suchen sich dann selbst aus, was sie für ihre WG benötigen.

Morgens um 6.20 Uhr kommt als Erste meine Kollegin Meike. Sie ist etwas korpulent und schon mächtig am Schwitzen. »Wenn ich an die viele Arbeit denke, Annette, die gleich auf mich zukommt, wird mir ganz anders. Es ist leichter, einen Sack Flöhe zu hüten, als ganz allein acht Demenzkranke zu pflegen und zu versorgen! Aber die Arbeit als Nachtwache möchte ich schon gar nicht machen. Bei der Verantwortung, die ihr jede Nacht ganz allein habt! Ich würde mich hier nachts auch zu Tode fürchten!«

»Trink erst einmal einen Kaffee, Meike! Ich hoffe, dass ich ihn stark genug gekocht habe. Du bist schon so früh hier, ich habe noch einiges zu dokumentieren. Die Übergabe machen wir dann, wenn alle anderen Kolleginnen hier sind.«

Im Sonnenland arbeitete ich ein Jahr als Nachtwache und erlebte gewiss einiges. Ich verlängerte meinen Arbeitsvertrag auch nicht, denn es reichte mir.

Inzwischen hatten sich auch meine Aktienfonds einigermaßen erholt. Nie würde ich so etwas noch einmal abschließen, schon gar nicht dieses Zertifikat.

Auf der ersten Dienstbesprechung Ende März brachte ich zur Sprache, dass es keinen einzigen Feuerlöscher im Sonnenland gibt. Skandalös!

»Ja, aber wir haben doch einige Rauchmelder in den Gemeinschaftsräumen«, sagte die neue Koordinatorin: Frau Ulke, die Frau Baumann vertrat, weil diese schon ein paar Wochen wegen eines Rückenleidens arbeitsunfähig gemeldet war.

»Es ist ein Skandal, dass es hier keinen einzigen Feuerlöscher gibt!«, entgegnete ich.

Der blasse Abteilungsleiter war bei der Dienstbesprechung auch anwesend.

Ich hatte noch viel mehr zu sagen, zum Beispiel: »Für die persönliche Sicherheit der Nachtwachen ist hier nicht gesorgt! Jeder kann über den offenen Laubengang im Erdgeschoss klettern und sich im Treppenhaus verstecken. Alle Bewohner und Bewohnerinnen hier sind hilflose Menschen. Was ist, wenn der Nachtwache etwas zustoßen sollte?«

Die EGO besorgte aufgrund meiner Intervention für jede WG im Sonnenland einen Feuerlöscher. Diese befanden sich an einer Wandhalterung in den Hauswirtschaftsräumen. Außerdem tat die EGO etwas meiner Meinung nach ganz Lächerliches, um für die Sicherheit der Nachtwachen zu sorgen: Der offene Laubengang im Erdgeschoss wurde mit einem dünnen Nylonnetz »vergittert«. Es war, wie ich meine, ein Katzengitter, was mit jedem Taschenmesser leicht durchtrennt werden kann! Die EGO sorgte auch nach meiner Kritik dafür, dass in der WG III Vorhänge und Rollos angebracht wurden. Nachts war ich dort bisher wie auf dem Präsentierteller und jeder hätte mich von außen aus der Dunkelheit gut beobachten können.

Einige Monate später bekamen wir Nachtwachen auch ein Diensthandy, was wir stets während des Dienstes am Leibe tragen mussten.

Künftig begleitete mich mein treuer Bruno, wenn ich durch das Treppenhaus laufen musste, denn Hunde waren im Sonnenland erlaubt, ja sogar erwünscht! Eine Kollegin brachte gern ihren Pudel mit, eine andere ihren Rauhaardackel, eine dritte ihren Dalmatiner. Ich als Nachtwache brachte meinen ausgebildeten

Schutzhund, meine geliebte Bordeaux-Dogge Bruno, mit. Mit ihm an meiner Seite hatte ich keine Angst mehr! Bruno hielt sich nur in Bereichen auf, in die kein Bewohner und keine Bewohnerin hinkam: Gern lag er im Frühling und Sommer auf den offenen Laubengängen oder im Herbst und Winter im Vorflur.

Das Personal im Sonnenland wechselte wie im Taubenschlag. Oft gingen Krankmeldungen ein, dann mussten die anderen Mitarbeiterinnen noch mehr Überstunden machen und auf die wenigen freien Tage verzichten.

Die plumpe und allzu forsche Koordinatorin war auch schon lange nicht mehr da. Es sollen einige Merkwürdigkeiten und Unregelmäßigkeiten in ihrer Buchführung und Personalführung aufgetreten sein, hörte ich munkeln. Rein buchhalterisch mochte sie eine Niete gewesen sein. Im Schrank ihres Büros lag eine große Plastiktüte, die mit losen Einkaufsbelegen und anderen Quittungen vollgestopft war! Menschlich war Frau Baumann außerdem ein Mistvieh! Sie machte eigenartige Eintragungen ins Dienstbuch wie: »Der Bürostuhl ist mein Arbeitsgerät. Niemand verstellt die Sitzhöhe! Verstanden?«

Einmal schrieb ich eine Eintragung über einen Bewohner ins Dienstbuch, worauf sie antwortete:»Bewohner? Gibt es hier nicht. Nur Mieter und Mieterinnen, klar?«

Die unglaublichsten Frechheiten erlaubte sie sich mit zwei anderen Mitarbeiterinnen: »Sagen Sie, welche Kita besucht Ihre Tochter? Ich muss da mal eben anrufen, weil Ihre Tochter heute länger betreut werden muss. Sie können noch keinen Feierabend machen, wir haben zu viel zu tun!«

Das härteste Stück leistete sich das herrische Weib mit einer anderen Mitarbeiterin, deren Ehemann gerade vor knapp zwei Wochen verstorben war: »Die Urnenbeisetzung Ihres Mannes müssen Sie verschieben! Es ist ja sowieso nur eine Seebestattung. Mit der Urne und dem Schiff können Sie auch später aufs Meer hinausfahren. Ich habe Ihnen zu diesem Termin Dienst eingetragen, es geht nicht anders.« Die Mitarbeiterin erlitt einen Nervenzusammenbruch und wird vielleicht noch heute psychotherapeutisch betreut.

Meine Kolleginnen aus dem Tagesdienst erzählten mir so einiges. Gerade weil das Betriebsklima nett war, erschien ich auch gern oberpünktlich zum Dienst. Einige Mitarbeiterinnen brachten auch für Bruno etwas mit, mal einen großen Kauknochen aus Büffelhaut, mal ein paar Hundekekse.

Im Sonnenland gab es außer der Koordinatorin keine Zicken. Wir hielten alle zusammen und halfen uns gegenseitig. Während meiner Nachtwache räumte ich auch so manches Mal eine Geschirrspülmaschine aus, legte trockene Wäsche zusammen und jagte Wäsche durch die Waschmaschine.

Ich hatte auch ein Herz für die vielen großen und kleinen Grünpflanzen in den drei WGs. Pflanzen leiden bekanntlich stumm. Sie können weder stöhnen noch schreien. Die Pflanzen hätten dies aber getan, wenn sie es gekonnt hätten! Die meisten waren kurz vor dem Verdursten, andere fast abgesoffen, so hoch stand das Wasser in den Blumenübertöpfen. Der Tagesdienst war schon überfordert genug. Nur ganz selten wurde zu zweit in einer WG gearbeitet, wenn zum Beispiel eine Praktikantin aus einer Altenpflegeschule half.

So manchen Sturz von den Bewohnern/-innen konnte ich gerade noch rechtzeitig verhindern. Ich musste auch nie den Notarzt oder Rettungswagen rufen. Glück gehabt! Auch gestorben ist während meiner Dienste niemand. Im Sterben lagen aber in meiner Zeit als Nachtwache einige. An den Todeskampf von Frau Richardson erinnere ich mich nur ungern und mit Grausen!

»Annette, jetzt geht es wohl wirklich mit Frau Richardson zu Ende. Wir haben das ja schon oft gedacht, aber nun ist es wohl bald soweit.« Meine Kollegin Meike war ganz ergriffen, während sie mir dies erzählte. Meike hatte noch mehr zu sagen: »Stell dir vor, die Hausärztin von Frau Richardson war heute Mittag zu einem Hausbesuch hier. Sie stand am Bett der Patientin und untersuchte sie auch gar nicht mehr. Sie sagte nur, dass Frau Richardson hier ja gut aufgehoben sei. Wir dürfen der sterbenden Frau keine schmerzstillenden oder beruhigenden Medikamente verabreichen. Die Hausärztin hat nichts verordnet. Dabei stöhnt und schreit die arme Frau vor Schmerzen!«

»Liegt eine Patientenverfügung von Frau Richardson vor, Meike?«

»Leider nein!«

»Gott bewahre mich vor solch einem Arzt oder solch einer Ärztin, wenn es mit mir zu Ende gehen sollte, Meike. Ich werde eine Patientenverfügung erlassen, solange ich noch klar im Kopf bin und Zeit dazu habe. Das muss jeder ganz allein für sich entscheiden. Ich weiß genau, was ich will! Palliativ soll alles für mich getan werden, um meine Schmerzen und Leiden zu lindern! Alles! Ich will aber keine lebensverlängernden Maßnahmen wie eine PEG-Sonde! Das muss jeder ganz allein mit sich ausmachen.«

Der Todeskampf der Frau Richardson zog sich über vier Tage und drei Nächte dahin. Sie litt schrecklich!

So viel über einige meiner Erlebnisse im Sonnenland. Heute soll es in jeder WG eine Koordinatorin geben, wie man mir erzählte. Unsere Stadt ist ja ein »Dorf«. Hier kennt man so viele Leute, die was wissen und erzählen! In der Nacht soll aber immer noch eine einzige Nachtwache für die drei Wohngemeinschaften zuständig sein. *Ich hoffe, dass sich das ganz schnell ändert!*

Zu der netten Nachtwache Brigitte halte ich noch immer Kontakt. Sie hat inzwischen auch, wie so viele andere, aufgehört, im Sonnenland zu arbeiten. Personal wird dort oft gesucht, ich lese die Anzeigen in der Zeitung: »Pflegehelferinnen für das Sonnenland gesucht!«

Der größte Feind der Pflege

Ich möchte in meinem Buch einen kleinen Teil dazu beitragen, dass sich die Wertschätzung und Attraktivität der Pflegeberufe verbessert. Dies ist mir ein Herzenswunsch!

Die Wertschätzung und Attraktivität eines Berufes drückt sich vor allem in der Bezahlung und den Konditionen der Arbeitsbedingungen sowie in der Wahrnehmung und Anerkennung des Volkes aus. Es ist in meinen Augen ein Unding, dass viele Schreib-, Reinigungs- oder Verkaufskräfte besser verdienen als die Menschen, die tagtäglich die Schwächsten, nämlich die Alten, Kranken und Sterbenden, versorgen. Ein Schreibfehler oder ein Raum, der mangelhaft geputzt wurde, können verschmerzt werden. Fehlkäufe können umgetauscht werden! Ein Fehler in der Pflege von Menschen kann dagegen fatale Folgen haben!

Jeder von uns, der privat oder beruflich mit dem Zug oder Flugzeug verreisen möchte/muss, wird wohl daran denken, ob man auch pünktlich ans Ziel kommt ... Es könnte durchaus passieren, dass einmal wieder die Lokführer oder Piloten, vielleicht auch das Bodenpersonal der Flughäfen gerade in Streik für bessere Bezahlung und Arbeitsbedingungen treten!

Stellen Sie sich bitte einmal vor, es ist morgens um sieben Uhr und kein Pflegepersonal in den ambulanten und stationären Einrichtungen ist erschienen! Der Gedanke daran, dass die vielen alten, kranken, pflegebedürftigen und vielleicht auch sterbenden Menschen unversorgt und hilflos auf Hilfe warten müssten, wäre unerträglich. Das reinste Horrorszenario! Wer sollte die Menschen versorgen, wenn nicht die Pflegekräfte?

Ich glaube nicht, dass dieser Zustand jemals eintreten wird. Gott sei Dank, oder auch leider! Denn dann würde sich bestimmt ganz schnell etwas an den unzumutbaren Arbeitsbedingungen in der Altenpflege ändern. Auch die Pflegebedürftigen würden von einer Verbesserung der Arbeitsbedingungen der Pflegekräfte kurz- oder langfristig profitieren. Durch Überforderung und permanenten Zeitdruck wird oft nicht so gut gearbeitet, wie es nötig wäre ... Auch das Thema »Gewalt in der Altenpflege wegen Überforderung« darf kein Tabu mehr sein!

Es ist mir keine Berufsgruppe bekannt, die leidensfähiger wäre als die der Pflegekräfte in der Altenpflege! Dies kommt nicht von ungefähr. Viel zu wenige meiner Kollegen/-innen sind gewerkschaftlich organisiert. Allein ist der Mensch viel wehr- und hilfloser als in einem Kollektiv! Viel zu viel lassen sich die Pflegekräfte gefallen, nur, um ihren Arbeitsplatz nicht aufs Spiel zu setzen. Warum eigentlich? Dringend und unentbehrlich werden besonders Pflegefachkräfte gebraucht, jetzt und in Zukunft noch viel mehr.

Besonders die Kollegen/-innen aus Osteuropa arbeiten oft zu Dumpinglöhnen, die dann von allen anderen akzeptiert werden müssen, die in der Pflege arbeiten. Damit muss ein für allemal Schluss sein: Fairer Lohn für alle Pflegekräfte! Der Niedriglohnsektor muss aus der Pflege verschwinden. Wer nicht für den Hungerlohn arbeiten möchte, wird von arbeitswilligen Pflegekräften, die – wie bereits erwähnt – oft aus Osteuropa kommen, ersetzt. Das ist Fakt.

Unerträglich ist es, dass vielfach zwölf oder noch mehr Tage in der Altenpflege gearbeitet werden muss, um ein oder zwei freie Tage zu haben! Kaum jemand kann sich in der Zeit von der anstrengenden Arbeit erholen und der Freizeitwert ist gleich NULL! Es versteht sich von selbst, dass – wie in vielen anderen Berufen auch – am Wochenende, an Feiertagen und nachts im Dienste der Menschen gearbeitet werden muss ... eben nur nicht zwölf Tage hintereinander, bevor man sich ausruhen kann.

Geregelte Pausen müssen fester Bestandteil der Altenpflege werden und diese Pausen sowie angemessene Fahr- und Wegezeiten müssen in den Einsatzplänen unbedingt berücksichtigt werden! Ganz egal, wie hoch das Pflegeaufkommen ist und wie viele Menschen gepflegt und betreut werden müssen. Mehr Pflegepersonal muss eingestellt werden, Schluss mit der chronischen Unterbesetzung!

Selbstverständlich kann keine Pause eingelegt werden, wenn man gerade mit der Pflege eines Menschen beschäftigt ist. Pause nach Vorschrift wie an einem Büroarbeitsplatz oder in der Fabrik kann es nicht geben, aber die Zeiten für Pausen müssen einkalkuliert werden, damit die Pflege im Akkord aufhört.

Viele Pflegen in möglichst kurzer Zeit und von so wenig Pflegekräften wie möglich – dies ist leider oft Standard in deutschen ambulanten und stationären Pflegeeinrichtungen. *Die Profit-Gier der Betreiber ist oft zu groß, es muss sich ja rechnen!*

Der Personalschlüssel sollte vom Gesetzgeber vorgeschrieben werden: Wie viele Menschen und mit welchen Leistungskomplexen dürfen in welcher Zeit gepflegt werden? Wie hoch ist das Potenzial an dreijährig Examinierten in einer Einrichtung? Wie hoch ist das Potenzial an Pflegehilfskräften, die vielleicht auch noch wegen Mangel an Fachkräften Behandlungspflege durchführen müssen?

Der medizinische Dienst der Krankenkassen sollte unbedingt ohne Voranmeldung in den Pflegeeinrichtungen erscheinen und tatsächlich die Arbeit der Pflegekräfte kontrollieren, von Beginn bis Ende des Dienstes. Nicht nur auf dem Papier anhand der abgehakten Leistungskomplexe oder Eintragungen in diversen Pflegeformularen!

Der größte Feind der Altenpflege ist also hiermit schon enttarnt, auch wenn er auf den ersten Blick unsichtbar und ungreifbar ist! Aber eben nur für Desinteressierte und Augen, die diesen Feind nicht sehen wollen.

Der größte Feind ist die chronische Unterbesetzung des Pflegepersonals und der daraus resultierende permanente Zeitdruck!

Schauen Sie doch bitte einmal in die meist abgearbeiteten und gehetzten Gesichter der Altenpfleger/-innen! Wer von ihnen hat denn noch Zeit für ein Gespräch, das auch schon mal zehn Minuten dauern könnte, sei es mit den Angehörigen oder Pflegebedürftigen? Von Personen in Leitungsfunktionen, PDLs oder Heimleitungen, spreche ich hier nicht!

Der Gesetzgeber hat 2010 einen Mindestlohn von 8,50 Euro in der Altenpflege festgelegt (in Ostdeutschland: 7,50 Euro). Vorher mussten viele Pflegekräfte für weit weniger arbeiten! Der Mindestlohn ist viel zu gering in Bezug auf die Verantwortung und Belastung in dem Beruf. Viele Reinigungskräfte verdienen besser! Die Gesellschaft darf sich also nicht wundern, wenn immer weniger junge Menschen einen Pflegeberuf erlernen und ergreifen möchten ...

Fakt ist auch: je jünger der Eintritt in einen Pflegeberuf, desto kürzer die Verweildauer in dem Beruf. Die Älteren pflegen meist weiter, aus Angst vor einer fehlenden beruflichen Perspektive.

Ich selbst habe mich auch nicht mit Ruhm bekleckert, was die aktive Verweildauer in meinem Beruf angeht. Lange hielt ich es nirgendwo aus und oft wechselte ich den Arbeitsplatz, in der Hoffnung, anderswo bessere Bedingungen vorzufinden. Fehlanzeige! Die Vollzeit- und Halbtagskräfte taten mir immer leid, die dringend auf den Verdienst der »Minilöhne« angewiesen waren, um ihren Lebensunterhalt zu bestreiten.

Mir sträubten sich die Nackenhaare, wenn ich bei gesellschaftlichen Anlässen von oberflächlichen Leuten Aussagen wie diese zu hören bekam:

»Sie arbeiten in der Altenpflege? Wie schön, dass es solche Menschen gibt, die sich aufopfern! Solche muss es ja auch geben, die anderen den Hintern abwischen mögen. Wissen Sie, wir haben unsere Oma auch vor ein paar Monaten in ein Pflegeheim gebracht. Es war nicht mehr zumutbar für uns, mit ihr zu leben. Unsere Oma wurde ja immer verwirrter. Zuerst dachten wir, sie sei nur etwas vergesslich oder tüddelig, später war sie dann völlig durchgedreht. Das konnten wir nicht mehr aushalten! Wie schön, dass es Menschen wie Sie gibt, die sich um diese Leute kümmern. Es werden ja immer mehr dement. In der Altenpflege sollte man nur arbeiten, wenn man sich wirklich mit viel Liebe, einem Helfersyndrom und Opferbereitschaft um die alten Menschen kümmern möchte. Leider ist die Bezahlung in dem Beruf nicht so gut.«

Was für ein Quatsch! Lieben sollte man im Normalfall seinen Lebenspartner oder seine Lebenspartnerin, die eigenen Kinder, die Eltern, Geschwister ... Wenn fremde Menschen von fremden Menschen gepflegt werden, sind Wertschätzung, Empathie, fachliches Können und Wissen gefragt! Es geht hier nicht um Liebe, das wäre ja wohl ein bisschen zu viel verlangt. Ich spreche von Verständnis, Einfühlsamkeit für die Leiden der Pflegebedürftigen, sei es physisch, verursacht durch Schmerzen, oder psychisch, zum Beispiel durch Verzweiflung und Vereinsamung. Niemand darf derb und mechanisch gepflegt werden, bitte immer mit Gefühl für jeden Einzelnen! Meine Devise war, die Menschen so zu pflegen, wie ich es mir selbst wünschen würde, gepflegt zu werden, wenn ich einmal alt und pflegebedürftig sein sollte!

Helfersyndrom? Natürlich gibt es viele Pflegekräfte, die unter einem sogenannten »Helfersyndrom« leiden, sich auch für unentbehrlich halten ... Keine(r) pflegt Frau Meyer, Herrn Schmidt so gut wie ich! Ich bin der/die Lieblingspfleger/-in meiner Patienten/-innen. Natürlich gibt es auch solche Kollegen/-innen, die so denken ... Ich gehörte nicht dazu!

Thema Opferbereitschaft! Das Wort allein sagt schon alles aus, für Menschen, die nachdenken können! Wenn ich ein Opfer bin oder mich zu einem Opfer mache, dann werde ich schwach und beginne zu leiden! Wer schwach ist und leidet, hat kaum noch Kraft und könnte leicht am Leidensdruck zugrunde gehen! Hier ist professionelle Distanz gefragt. Schlagartig würden die Krankmeldungen der Pflegekräfte rapide sinken, wenn die aufgeführten unzumutbaren Arbeitsbedingungen abgeschafft würden: mehr Personal, keine Fahrzeiten zu den Patienten im Fünf-Minuten-Takt, weniger hetzen und jagen, mehr Zeit für die zu Pflegenden, weniger Burnout, mehr Freude am Beruf durch eine angemessene Entlohnung und Freizeit. Dann würden sich auch viele junge Leute gern in einem Pflegeberuf ausbilden lassen und nicht, wie heute, nach zwei oder drei Jahren Berufsausübung das Handtuch werfen und sich nach einer anderen Tätigkeit umsehen. Man bedenke auch den volkswirtschaftlichen Schaden, der durch die Ausbildungskosten entsteht, wenn die Verweildauer im Beruf so kurz ist.

Der Weg zu besseren Konditionen der Pflegeberufe wird noch lang und steinig sein, aber ich gebe die Hoffnung auf bessere Zeiten nicht auf. Deshalb habe ich auch dieses Buch geschrieben, um meinen kleinen Beitrag für eine Verbesserung in der Altenpflege zu leisten.

Nachwort

Ich könnte noch so einiges von dem berichten, was ich in der Altenpflege erlebt habe. Zum Beispiel über meinen Großvater väterlicherseits, Friedrich, auch »der Große« genannt, obwohl er von kleinem Wuchs war. An ihm bissen sich alle aus meiner Familie die Zähne aus!

Henriette hatte schon Recht: Friedrich war widerlich!

Da gab es auch noch »meinen General«, der tatsächlich mit einem General verwandt war, oder Heinrich, zu dem ich gerade noch rechtzeitig gerufen wurde, um ihm zu helfen!

Aber jedes Buch muss einmal ein Ende haben, vielleicht schreibe ich zu einem späteren Zeitpunkt noch darüber.

Heute, im Jahr 2012, bin ich nicht mehr in der ambulanten oder stationären Altenpflege tätig, sondern kümmere mich jeden Tag um meine pflegebedürftigen Eltern, denn ich möchte, dass sie so lange wie möglich in ihrer vertrauten Umgebung wohnen bleiben können. Somit verhindere ich einen Heimaufenthalt und sorge dafür, dass meine Eltern ihr Haus und besonders den schönen Garten nicht aufgeben müssen.

Ein Pflegedienst besucht meine Eltern auch, aber nur, wenn ich mit meinem Mann, der sich nun im Ruhestand befindet, verreist bin.

Mein Mann war es auch, der mich ermutigt hat, über die Arbeitsbedingungen in der Altenpflege und über meine Erlebnisse zu schreiben, sonst wäre dieses Buch nie erschienen. Ich danke ihm dafür!

Einem anderen großartigen Menschen und hervorragenden Arzt, mit dem ich schon lange freundschaftlich verbunden bin, gilt an dieser Stelle auch mein herzlicher Dank! Damit der »Schwester Annette« trotz aller Sorgfalt keine Fehler beim Beschreiben der vielen Krankheitsbilder unterlaufen, bat ich den Arzt meines Vertrauens, einen Neurochirurgen und Arzt für spezielle Schmerztherapie, um Durchsicht meines Manuskriptes. Somit bin ich sicher, dass aus der Sicht der Pflegekraft »Annette« alles medizinisch korrekt beschrieben wurde.

Herrn Manuel Dotzauer vom KellnerVerlag danke ich für sein einfühlsames Lektorat, für seine Geduld und seinen Humor, mit dem er das manchmal überschäumende Temperament der »Annette« ertragen hat. Er hatte einfach immer ein offenes Ohr für mich!

Ich möchte selbstverständlich an dieser Stelle ganz besonders Ihnen, meine lieben Leser und Leserinnen danken, dass Sie mich mit dem Lesen dieses Buches einen Teil meines Weges in der Altenpflege begleitet haben.

Annette Rehwald

Rat und Tat

Ich wurde oft gefragt, wie ich handeln und worauf ich achten würde, wenn es unumgänglich wäre, meine Eltern in einer Pflegeeinrichtung unterzubringen. Auch diese Fragen kamen oft: Wie finde ich den richtigen Pflegedienst, der zu mir passt? Was wäre mir später einmal wichtig, wenn ich selbst alt und pflegebedürftig sein sollte?

Patentrezepte auf diese Fragen kann es nicht geben, bestenfalls einige Empfehlungen, um große Enttäuschungen zu vermeiden oder auszugrenzen.

Es geht immer um Menschen, um ihre individuellen Bedürfnisse, Wünsche, Interessen und Hoffnungen, im Alter gut gepflegt, betreut und würdevoll aufgehoben zu sein. Ein Kuchen wird aller Voraussicht nach gelingen, wenn man die richtigen Zutaten nimmt und genau die Zubreitung beachtet – doch so einfach kann es beim Thema Pflegedienst oder Pflegeheim keine Antworten geben.

Der Gedanke an eine Unterbringung in einer Altenpflegeeinrichtung versetzt viele Menschen in Angst und Schrecken! Dies muss es aber nicht, wenn Sie richtig vorbereitet sind. Viele Menschen wären in einer stationären Einrichtung, wo ständig Pflege, Hilfe, Beschäftigungs- und Freizeitangebote zur Verfügung stehen, wenn diese benötigt oder gewünscht werden, weitaus besser aufgehoben, als einsam und allein zu Hause auf nötige Pflege und Abwechslung zu warten. Die Auswahl an Institutionen ist riesig und eine Entscheidung für ein Pflegeheim, ein Betreutes Wohnen, eine Senioren-Residenz oder Senioren-Wohngemeinschaft muss nicht zwangsläufig die »letzte Instanz« sein, wo man im Alter untergebracht ist. Nein, bei Unzufriedenheit und wenn Sie sich dort unglücklich fühlen, können Sie den Vertrag kündigen und in eine andere Institution ziehen, wo es Ihnen vielleicht besser gefallen wird.

Hier meine persönlichen Empfehlungen:

- Machen Sie sich vorher Überlegungen und schreiben diese auf. Was ist Ihnen wichtig? Welche Art von Hilfe wird benötigt? Wurde bereits eine Pflegestufe erteilt oder muss erst der Antrag auf Erteilung einer Pflegebedürftigkeit gestellt werden? Die Pflegeversicherung (SGB XI) ist in den Krankenkassen (SGB V) integriert. Von dort kann man sich Informationsmaterial und einen Antrag abholen oder zusenden lassen.

- Wenn Sie Angehörige pflegen, führen Sie ein Pflegetagebuch! Es bringt Ihnen und der pflegebedürftigen Person nur Vorteile, wenn Sie es gewissenhaft und übersichtlich machen. Damit dokumentieren Sie ihren tatsächlich geleisteten Pflege- und Betreuungsaufwand. Jede Pflegeminute zählt. Davon hängt es ab, ob eine Pflegestufe erteilt wird oder nicht! Machen Sie sich über die gesetzlich definierten Grundvoraussetzungen (Wer ist pflegebedürftig?) zwecks Erteilung einer Pflegestufe vertraut! Führen Sie das »Buch« (ein großer Schreibblock mit Spalten eignet sich gut) über mehrere Wochen, bevor sich der MDK (Medizinischer Dienst der Krankenkassen) zwecks Begutachtung zu einem Hausbesuch ankündigt. Haben Sie keine Scheu vor den Eintragungen, kurze Stichworte reichen aus, mit Angabe des Datums und immer mit der Uhrzeit, also mit Beginn und Ende der Pflege! Tragen Sie auch hauswirtschaftliche Versorgungen, Handreichungen und Hilfen ein, die für Sie selbstverständlich sind, wie zum Beispiel:
12.30–12.40 Uhr: Habe Mutter/Vater zur Toilette begleitet, danach die Kleidung gerichtet, zum Händewaschen angeleitet
12.45–13.25 Uhr: Das Mittagessen angerichtet, Trinken und Nahrung gereicht, diverse Flaschen und Dosen geöffnet, Geschirr abgewaschen, Müll entsorgt
13.25–13.30 Uhr: Mutter/Vater ins Bett zum Mittagsschlaf begleitet, gelagert
13.45–14.10 Uhr: Habe für Mutter/Vater eingekauft
Legen Sie Ihr Tagebuch dann dem MDK vor, wenn der Hausbesuch gemacht wird!

- Bundesweit wurden Pflegestützpunkte eingerichtet. Dort bekommt man kostenlose, neutrale und umfangreiche Information und Beratung von kompetenten Angestellten. Vereinbaren Sie einen Beratungstermin.

- Nutzen Sie den Faktor Zeit, solange Sie Gelegenheit dazu haben. Zeit ist unbezahlbar und ermöglicht Ihnen, sich in Ruhe zu informieren und Vergleichsmöglichkeiten anzustellen. Vergleichen Sie in Ruhe die Angebote! Lassen Sie sich Broschüren und umfangreiche Unterlagen über Leistungen und Preise geben! Besichtigen Sie mehrere Institutionen. Wer unter Zeitdruck steht, muss oft das Erstbeste nehmen und kann froh sein, überhaupt einen Pflegeplatz gefunden zu haben. Oftmals kann die Unterbringung in einem gewünschten Pflegeheim nicht erfolgen, weil keine Pflegekapazitäten frei sind und das Heim voll ausgebucht ist. Hier könnte man sich zum Beispiel schon rechtzeitig auf eine Warteliste setzen lassen, wenn genügend Zeit vor der Unterbringung vorhanden ist.

- Vereinbaren Sie ein Wohnen auf Probe! Das kann ich in jedem Falle empfehlen, zumindest für vierzehn Tage. Nach ein paar Wochen können Sie beurteilen, ob Ihnen das Essen schmeckt, die Auswahl der Speisen und Getränke eine Vielfalt bietet und vieles mehr: Welche Betreuungsangebote gibt es? Kann ich meine Interessen dort ausleben? Gefallen mir die Räumlichkeiten? Ist alles liebevoll dekoriert? Wenn ich gern an die frische Luft gehen oder geführt werden möchte, gefällt mir die Umgebung, der Garten? Welche kulturellen Angebote werden gemacht? Werden regelmäßig Ausflüge oder vielleicht auch ein Einkaufsservice angeboten? Gibt es sogar einen Fahrer oder eine Fahrerin mit Kleinbus, um mobile Bewohner/-innen einmal wöchentlich zum nächstgelegenen Supermarkt zu bringen? Dieses Angebot der »Waldorf-Residenz« hat mir sehr gut gefallen. Und nach einem »Probewohnen« werden Sie viele Erkenntnisse haben ...

- Vor allem werden Sie einen Eindruck von der Atmosphäre des Hauses gewonnen haben. Welcher Geist wohnt in dem

Hause? Bekommen Sie nette, individuelle Ansprache? Wie ist die Pflege? Eher »satt und sauber« unter großem Zeitdruck oder individuell und ohne Hast und Eile?

- Haben Sie einen Eindruck über das Betriebsklima gewonnen? Gibt es Mitbewohner/-innen, mit denen Sie sich gern unterhalten?
  Einmal musste ich innerlich lachen; äußerlich ließ ich mir nichts anmerken. Es war in der Waldorf-Residenz. Eine Dame, die erst kürzlich dort eingezogen war, machte mir gegenüber folgende Äußerung: »Ich bin hier ausschließlich wegen kultivierter Gespräche am Kamin eingezogen!«
  Fakt war, dass niemand, der sich kultiviert unterhalten konnte, etwas mit der Dame zu tun haben wollte. Andere waren wegen ihrer Demenzerkrankung gar nicht mehr in der Lage, sich mit der besagten Bewohnerin am Kamin gepflegt zu unterhalten.

- Wie geht man mit den Menschen mit erheblich eingeschränkter Alltagskompetenz (Demenzkranke) um, die sich nicht mehr richtig artikulieren können? Respektvoll und mit Würde wäre wünschenswert. »Hallo, Oma, jetzt wollen ›wir‹ uns mal waschen und anziehen!« Oder: »Na, Opa, jetzt wollen ›wir‹ mal essen!« Das würde auf mich keinen guten Eindruck machen.

- Wirkt das Pflegepersonal ständig gehetzt und hat keine Zeit, auf eine Frage richtig einzugehen? Wird man schnell mit Antworten abgespeist? »Das kann ich Ihnen nicht beantworten, ich habe jetzt keine Zeit? Fragen Sie meine Kollegin usw.« Wird dort von »Füttern« gesprochen? Das finde ich ganz schrecklich. Leider gebrauchen immer noch viele Pflegekräfte diesen Begriff. Tiere werden gefüttert, Menschen wird die Nahrung gereicht!

- Gibt es in dem Pflegeheim einen Heimbeirat? Wie hoch ist der Anteil an demenziell Erkrankten? Erkundigen Sie sich nach dem Personalschlüssel! Wie viele Menschen werden dort gepflegt von wie vielen Pflegekräften? Wie hoch ist der Anteil an dreijährig examiniertem Personal?

- Seien Sie einfach neugierig! Dies gilt für Angehörige und für Pflegebedürftige, soweit sie in der Lage sind, all diese Fragen zu stellen! Wer fragt, führt! Im positiven Sinne. Stellen Sie ohne Scheu und Hemmungen bei der Heimleitung freundlich und sachlich viele Fragen und geben Sie sich nicht mit einer ausweichenden Antwort zufrieden. Sie sind Kunde und kein Bittsteller! Alles, was man Ihnen schriftlich geben kann, hat mehr Wert als die nettesten Worte und schönsten Beschreibungen.

- Ein alter vollorientierter Mensch wird sich ganz bestimmt nicht glücklich in einem Altenwohnheim fühlen, wenn dort fast ausschließlich Demenzkranke wohnen! Wenn Sie die Natur und einen schönen Garten lieben, werden Sie sich höchstwahrscheinlich in einem Pflegeheim mitten in der Stadt, wo es nur eine große, gepflasterte Terrasse und keinen Garten gibt, nicht so wohlfühlen. In einem Pflegeheim drei Kilometer weiter mit einem wunderschönen Garten und Teich sind Sie wahrscheinlich zufriedener. Ein Schachspieler freut sich über ein großes Schachbrett im Garten und Menschen, die auch gerne Schach spielen, dem Skatspieler ergeht es genauso, wenn Spielpartner/-innen gefunden werden.

- Sie mochten Tiere schon immer besonders gern? Das Haus, was Sie gerade besichtigen, bietet schöne Räumlichkeiten und dort läuft als Maskottchen ein kleiner, niedlicher Hund herum, der Ihnen gleich ans Herz gewachsen ist? Im Eingangsbereich ist eine große, wunderschöne Voliere mit Sittichen, Kanarienvögeln und anderen exotischen Vögeln? Gerade dies könnte ausschlaggebend sein, dass Sie sich für dieses Haus entscheiden werden!

- Besuchen Sie gern und regelmäßig den Gottesdienst? Findet in dem Haus, das Sie besichtigen, auch regelmäßig ein Gottesdienst statt?

- Wie wäre es mit einer Modenschau für sportliche oder elegante Senioren/-innen? Findet manchmal auch eine Modenschau in dem Haus statt, für das Sie sich interessieren? Oder interessieren Sie sich lieber für den nostalgischen Film, der gerade im großen Gemeinschaftsraum vorgeführt wird? Bitteschön!

Jeder soll seine Interessen ausleben. Eine gute Institution ist bemüht, den Bewohnerinnen und Bewohnern viel Abwechslung und Zerstreuung zu bieten.

- Hier sind eindeutig die Interessen eines jeden Einzelnen gefragt. Achten Sie auf Ihre Interessen und ob diese in dem Heim Ihrer Wahl Berücksichtigung finden würden. Dies ist ein wichtiger Indikator, ob Sie sich dort wohlfühlen werden.

- Eine medizinische Fußpflege sollte nach Terminabsprache in jedes Haus kommen. Vielleicht kommt auch ein Frisör oder eine Frisörin regelmäßig ins Haus Ihrer Wahl oder es gibt einen Salon, der für Frisörbesuche zur Verfügung steht.

- Für Personen mit erheblich eingeschränkter Alltagskompetenz besteht die Möglichkeit, zusätzliche Betreuungsleistungen nach dem Sozialgesetzbuch SGB XI § 45b zu beantragen. Hierfür stehen bis zu 2.400 Euro jährlich zur Verfügung. Dies gilt für ambulante und stationäre Betreuungsleistungen, auch für Personen, die noch keine Pflegestufe haben. Wurde noch keine Pflegestufe genehmigt, spricht man von der Pflegestufe 0.

- Betreuungs- und Beschäftigungsangebote wie Gedächtnistraining, Singen, Vorlesungen von Gedichten und Geschichten, Backen, Malen, Basteln, Bingo, Gemeinschaftsspiele, Sitzgymnastik mit weichen Bällen und großen Tüchern sollten zum Standardangebot einer guten Einrichtung gehören. Kontrollieren Sie als Angehörige(r), in welchem Umfang, wann und wie oft dies angeboten und auch durchgeführt wird! Es ist nur ein guter Rat.

- Sie möchten Ihr Haus verkaufen, weil es Ihnen zu viel Arbeit macht und sie diese nicht mehr bewältigen können oder möchten? Ansonsten sind Sie aber noch recht fit und vital und lieben ein geschmackvolles Ambiente? Sie sind ein Gourmet, lieben kulturelle Veranstaltungen, gehen auch gern schwimmen, in die Sauna und kegeln? Bei Pflegebedürftigkeit würde Ihnen professionelle Pflege und Hilfe rund um die Uhr zur Verfügung stehen? Sie müssen nicht auf jeden Euro achten und lieben ein wenig Luxus? Dann wäre gewiss die ›Waldorf-Residenz‹ keine schlechte Wahl.

- Sie lieben es schlicht und einfach, wollen nur so viel Hilfe wie nötig und so viel Freiheit wie möglich? Dann wäre vielleicht das Betreute Wohnen, wo ich Henriette und Ferdinand unterbrachte, das Richtige für Sie. Erkundigen Sie sich, ob Sie auch bei einer eventuellen späteren Schwerstpflegebedürftigkeit dort wohnen bleiben und fachlich gut gepflegt werden können.

- Ihr(e) Angehörige(r) ist schwerstpflegebedürftig, braucht Pflege rund um die Uhr und ist z. B. an Morbus Alzheimer erkrankt? Dann wäre vielleicht eine Unterbringung auf einer Pflegestation angebracht, die den Menschen gute Räumlichkeiten, viel Betreuung und Beschäftigungsangebote bieten kann – sowie Pflegepersonal, was nicht unterbesetzt ist, sondern genügend Zeit hat für die Pflege der Menschen. Das sollte immer der Fall sein, unabhängig von der Pflegestation! Ich meine damit, dass morgens nicht fünfundzwanzig Menschen von zwei Pflegekräften gepflegt werden müssen.

Ich möchte nur viele Beispiele zur richtigen Entscheidung geben, damit später Enttäuschungen vermieden werden können.

Dies gilt auch für die Auswahl eines Pflegedienstes:

- Ganz in Ihrer Nähe oder auch ein paar Kilometer weiter gibt es einen Pflegedienst, von dem Sie schon viel Gutes gehört haben? Das Personal wechselt dort auch nicht ständig? Nur zu, erkundigen Sie sich bei der Pflegedienstleitung und tragen Sie ihre Interessen und den Umfang der benötigten Pflege vor.

- Falls Sie es wünschen, grenzen Sie das Pflegepersonal, welches zu Ihnen kommen soll, auf wenige Personen ein und lassen Sie sich das schriftlich im Pflegevertrag zusichern. Eine Eingrenzung auf fünf Personen wäre realistisch, ein oder zwei Personen können Sie nicht ständig besuchen, da diese auch mal freie Tage haben, in Urlaub sind oder krankheitsbedingt ausfallen.

- Sie benötigen »nur« Hilfe bei der Grundpflege nach dem Sozialgesetzbuch (SGB XI) und wünschen einmal in der Woche eine hauswirtschaftliche Versorgung? Dann ist es nicht zwingend erforderlich, von dreijährig examiniertem Pflegepersonal aufgesucht zu werden. Auch Zubereitung einer Mahlzeit, Hilfestellung bei der Mobilisation, Hilfe bei der Nahrungsaufnahme sowie Hilfestellung beim Toilettengang, also bei der Blasen- und Darmentleerung, muss nicht von einer dreijährig examinierten Pflegefachkraft übernommen werden.

- Wenn aber Behandlungspflege nach dem SGB V bei Ihnen erforderlich ist, lassen Sie sich von der Pflegedienstleitung eine schriftliche Zusicherung geben, dass Sie nur von dreijährig examiniertem Personal gepflegt werden. Auch dies ist nur mein persönlicher Ratschlag.

- Sie wünschen ein Hausnotrufsystem? Kann ich zu Ihrer Sicherheit sehr empfehlen – im Falle eines Falles.

- Außerdem benötigen Sie vielleicht einen Menüservice, der jeden Mittag ein warmes Essen zu Ihnen frei Haus liefert? Viele Pflegedienste bieten dies zu unterschiedlichen Konditionen an. Vergleichen lohnt sich.

- Zum Schluss habe ich noch eine Bitte im Namen meiner allzu oft gestressten Kollegen und Kolleginnen: Zeigen Sie etwas Verständnis, wenn nicht Glockenschlag acht Uhr oder zwanzig Uhr, wie mit Ihnen in der Anfahrzeit vereinbart, bei Ihnen geklingelt oder die Tür aufgeschlossen werden kann. Seien Sie etwas tolerant, wenn aus dringenden Gründen die Kollegen/-innen etwas früher (selten), vielleicht aber zehn oder fünfzehn Minuten später bei Ihnen eintreffen. Eine Toleranz von 15 bis 20 Minuten Verspätung wäre ganz lieb, ansonsten bitten Sie um einen kurzen Anruf, falls es noch später werden sollte. Es kann immer ein Notfall eintreten oder eine Pflege etwas länger dauern – bedenken Sie bitte den enormen Zeitdruck, unter dem das Pflegepersonal oft steht.

- Mein letzter Rat richtet sich an die Politiker/-innen aller Parteien: Die Pflege muss und soll dringend reformiert werden, darin sind sich alle Parteien einig. Nur über die praktische Umsetzung dieses heißen Eisens ist noch keine Einigkeit ersichtlich.

Der neueste Impuls kam von Niedersachsens Sozialministerin Aygül Özkan. Sie startete am 17.02.2012 in Hannover die landesweite Kampagne: <u>Mensch Alter – Du bist meine Zukunft!</u> Mit dieser plakativen Kampagne wird händeringend auch unter www.mensch-alter.de dafür geworben, dass sich junge Menschen für einen Ausbildungsplatz in der Altenpflege bewerben! In meinen Augen ist dies ein verzweifelter Appell und Hilferuf, weil uns allen bald der »Pflegekollaps« aus Mangel an Fachkräften droht, wenn sich nichts an den Arbeitsbedingungen in der Pflegebranche ändert!

Brauchen wir wirklich so viele Pflegekräfte?

Über eine Sache habe ich mir unendlich viele Gedanken gemacht, den Kopf zerbrochen und bin zu keiner mich befriedigenden Antwort gekommen. In dieser Angelegenheit habe ich auch Mitarbeiter/-innen von Pflegestützpunkten um Erklärungen gebeten. Alle verstanden, was ich meine, doch niemand hatte eine Antwort! <u>Es geht um die Diskrepanz zwischen Pflegegeld (für pflegende Angehörige) und Pflegesachleistungen (bekommen professionelle Pflegedienste). Ich wünsche eine Gleichstellung von Pflegegeld und Pflegesachleistungen!</u> Warum sollen sich pflegende Angehörige für 440 € im Monat oft bis ans Ende ihrer Kraft für einen Angehörigen mit der Pflegestufe II »aufopfern«, wenn ein professioneller Pflegedienst hierfür 1.100 € abrechnen darf? Wenn ich den Text des SGB XI über den Hilfebedarf der einzelnen Pflegestufen wortwörtlich nehme, besteht z. B. bei der Pflegestufe II ein täglicher Hilfebedarf von mindestens 180 Minuten, davon mindestens 120 Minuten für die Grundpflege! <u>Kennen Sie einen ambulanten oder stationären Pflegedienst, der tagtäglich einen Menschen mit Pflegestufe II mindestens 180 Minuten versorgt? Ich kenne keinen Pflegedienst, der so viel Zeit hat ... Schauen Sie sich doch die Eintragungen über die Uhrzeiten</u>

in den Pflege-Tagesberichten an! Würde sich ein Pflegedienst so viel Zeit nehmen, müsste der bestimmt schnell seine »Rollläden« herunterlassen und schließen, weil auf diese Weise kein betriebswirtschaftliches Arbeiten funktioniert! Hier beißt sich die Katze in den Schwanz. Auf der einen Seite muss der gesetzlich vorgeschriebene tagtägliche Hilfebedarf glaubhaft nachgewiesen werden, um überhaupt eine Pflegestufe zu bekommen. In der Praxis ist es dann oft: HOPP, HOPP, Pflege im Schweinsgalopp!

Viele Töchter/Schwiegertöchter würden vielleicht gern ihren Halbtags- oder Mini-Job aufgeben und in der Familie ihre Angehörigen pflegen, wenn hierfür ein finanzieller Anreiz und ausgleichende Gerechtigkeit geschaffen würde! Dann könnten viele alte und pflegebedürftige Menschen in ihrer vertrauten familiären Umgebung bleiben. Es ist heute leider immer noch so, dass die Pflege der Angehörigen meistens an den Frauen hängen bleibt und von Frauen übernommen werden muss. Arbeitsplätze wären auch frei, wenn die Angehörigen vorübergehend pflegen, und weniger professionelles Pflegepersonal würde benötigt! Über die praktische Umsetzung, Finanzierbarkeit und Transparenz, auch um die Kontrolle der erbrachten Leistungen, könnten sich dann klügere Leute als ich den Kopf zerbrechen ... Ich bin gespannt, ob über diesen Gedanken/Vorschlag mal öffentlich kontrovers diskutiert wird! Einen Versuch ist es doch wert, oder?

Hilfreiche und wertvolle Tipps finden Sie auch unter
www.pflegelotse.de

Herzlichst, Ihre
Annette Rehwald

Leistungen nach SGB XI
– Sozialgesetzbuch 11 –

»Pflegebedürftig sind Personen, wenn sie wegen einer körperlichen, geistigen oder seelischen Krankheit oder Behinderung für die gewöhnlichen und regelmäßig wiederkehrenden Verrichtungen im Ablauf des täglichen Lebens auf Dauer, voraussichtlich für mindestens sechs Monate, in erheblichen Maße der Pflege bedürfen.«

Die Voraussetzung für Anerkennung einer Pflegestufe ist die schriftliche Beantragung. Zu diesem Zeitpunkt muss bereits Pflegebedürftigkeit bestehen und der Versicherte muss in den letzten Zehn Jahren der Antragstellung mindestens zwei Jahre lang pflegeversichert gewesen sein. Die anschließende **Einordnung in Pflegestufen** versucht, den Schweregrad der Pflegebedürftigkeit einer Person einzuschätzen. Dies wird vom MDK, dem Medizinischen Dienst der Krankenkassen, vorgenommen. Doch ab wann gehört man der Pflegestufe I an und was ist ein so genannter Härtefall? Hier ein kurzer Überblick:

Pflegestufe 0 (inoffiziell für leicht Pflegebedürftige):
Wurde Pflegebedürftigkeit festgestellt, liegt aber die Zeitaufwandsschwelle für einen Pflegebedürftigen unter dem Mindestaufwand für Pflegestufe I, so wird er in die Pflegestufe 0 eingestuft.

Pflegestufe I (erheblich Pflegebedürftige):
Jemand gehört der Pflegestufe I an, wenn er bei der Körperpflege, der Ernährung oder der Mobilität für wenigstens zwei Verrichtungen mindestens einmal täglich Hilfen benötigt, z. B. beim morgendlichen Aufstehen und der anschließenden Morgentoilette oder am Abend beim Zubettgehen und der Nachtmedikation. Der durchschnittliche Zeitaufwand dieser Hilfen muss bei der Pflegestufe I mindestens 90 Minuten betragen, wobei mehr als 45 Minuten auf die Grundpflege entfallen müssen. Außerdem müssen in dieser und den nachfolgenden Stufen mehrfach in der

Woche Hilfen bei der hauswirtschaftlichen Versorgung benötigt werden, also bei Einkäufen, Reinigung der Kleidung und der Wohnung usw.

Pflegestufe II (Schwerpflegebedürftige):

Die Pflegestufe II gilt für Menschen, die bei den o. g. täglichen Verrichtungen mindestens dreimal täglich zu verschiedenen Tageszeiten Hilfen benötigen. Der durchschnittliche Zeitaufwand pro Tag muss bei dieser Pflegestufe drei Stunden betragen, davon mindestens zwei Stunden für die Grundpflege.

Pflegestufe III (Schwerstpflegebedürftige):

Bei der Pflegestufe III benötigt die jeweilige Person täglich und rund um die Uhr, auch nachts, Hilfen bei den täglichen Verrichtungen. Der durchschnittliche Zeitaufwand pro Tag muss bei dieser Pflegestufe fünf Stunden betragen, mit mindestens vier Stunden für die Grundpflege.

Härtefall:

Ein sog. Härtefall liegt vor, wenn der täglich durchzuführende Pflegeaufwand den der Pflegestufe III weit übersteigt: Die Grundpflege muss auch nachts von mehreren Pflegekräften zeitgleich erbracht werden oder die Hilfen für die täglichen Verrichtungen müssen mindestens für sechs Stunden, davon mindestens dreimal in der Nacht, in Anspruch genommen werden.

Leistungen der Pflegekasse (Pflege zu Hause)

Viele ältere Menschen wollen in ihrer eigenen Wohnung bleiben, auch wenn sie pflegebedürftig geworden sind. Entweder erklären sich Angehörige bereit, die Pflege zu übernehmen, oder es besteht die Möglichkeit, einen professionellen Pflegedienst zu beauftragen.

In beiden Fällen zahlt die Pflegekasse je nach Pflegestufe unterschiedliche Leistungen. Dabei gilt: Pflegegeld wird bezahlt, wenn der/die Pflegebedürftige von Angehörigen oder anderen privaten Personen zu Hause gepflegt wird. Sachleistungen werden gezahlt, wenn die Pflege durch professionelle Pflegekräfte zu Hause durchgeführt wird, etwa durch einen Pflegedienst. Wer mehr Pflege benötigt, als von der Pflegekasse übernommen wird, muss die entstehenden Kosten privat tragen.

Bei einem sehr niedrigen Einkommen können die Kosten beim zuständigen Sozialhilfeträger beantragt werden. Pflegegeld und Sachleistungen können kombiniert werden, wenn der/die Pflegebedürftige neben dem Pflegedienst auch von Angehörigen versorgt wird oder die Sachleistungen nicht in voller Höhe ausgeschöpft werden.

	Pflegegeld *ambulant*	Sachleistungen *ambulant*	Sachleistungen *stationär*
Pflegestufe I	235 Euro	450 Euro	1.023 Euro
Pflegestufe II	440 Euro	1.100 Euro	1.279 Euro
Pflegestufe III	700 Euro	1.550 Euro	1.550 Euro
Härtefall		1.918 Euro	1.918 Euro

Was bedeutet ambulante Pflege?

Häufig sind Angehörige der pflegebedürftigen Menschen mit der Pflege überfordert, was gerade in Fällen der Erkrankung an Demenz besonders oft der Fall ist. Dann ist man dankbar für professionelle Hilfe durch einen ambulanten Pflegedienst, da auf diese Weise der Umzug in eine fremde Umgebung verhindert werden kann.

Dazu gehört unter anderem die Grundpflege, wie z. B. Hilfestellung beim Anziehen, Waschen und Frühstückzubereiten. Auch Angebote wie hauswirtschaftliche Unterstützung und Hausnotruf gehören zum Begriff der ambulanten Pflege.

Diese Vielzahl von Aufgaben müssen von den Pflegekräften täglich verrichtet werden, was zu intensiven und langjährigen Bindungen zwischen Pflegepersonal und betreuten Patienten führen kann.

Pflegehilfsmittel

Pflegebedürftige haben Anspruch auf Versorgung mit Pflegehilfsmitteln, die zur Erleichterung der Pflege oder zur Linderung der Beschwerden der/des Pflegebedürftigen beitragen oder ihr/ihm eine selbstständigere Lebensführung ermöglichen, soweit die Hilfsmittel nicht wegen einer Erkrankung oder Behinderung von der Krankenversicherung oder anderen Leistungsträgern übernommen werden müssen. Die Pflegekasse überprüft die Notwendigkeit der Versorgung mit den beantragten Pflegehilfsmitteln unter Beteiligung einer Pflegfachkraft oder des Medizinischen Dienstes.

Die Pflegekassen können finanzielle Zuschüsse bis zu je 2.557,– Euro für Maßnahmen zur Verbesserung des individuellen Wohnumfeldes der/des Pflegebedürftigen gewähren, beispielsweise für den Einsatz technischer Hilfen, den Umbau eines Badezimmers oder das Anbringen von Handläufen, wenn dadurch häusliche Pflege ermöglicht oder eine möglichst selbstständige Lebensführung der/des Pflegebedürftigen wiederhergestellt wird.

»Bücher für eine gerechte Arbeitswelt«
aus dem KellnerVerlag

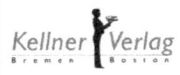
Kellner Verlag
Bremen · Boston

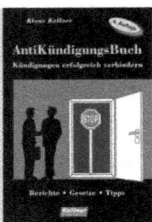

Klaus Kellner:
AntiKündigungsBuch | Berichte • Gesetze • Tipps

Praxiserprobte Tricks. 20 tatsächlich abgewehrte Kündigungsversuche werden erläutert und mit Originaldolkumenten belegt. Das hilft wirklich.

4. Aufl. 2012, 160 S., € 14,90

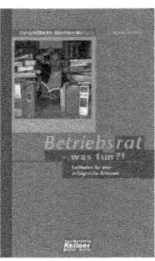

Klaus Kellner:
Betriebsrat – was tun?

Dieser Leitfaden für die Amtszeit erläutert die wichtigsten Gesetzesgrundlagen und Handlungsmöglichkeiten — besonders für Nicht-Juristen geeignet. Mit dem BetrVG-Text.

2. Aufl. 2010, 144 S., 13,5 x 19,5 cm, € 12,90

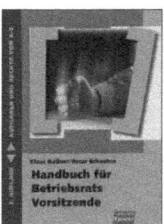

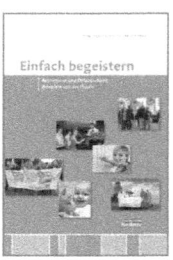

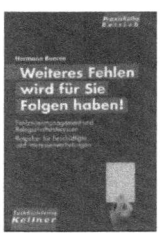

Klaus Kellner:
Handbuch für BR-Vorsitzende
Mit vielen Arbeitshilfen und Checklisten für die tägliche Arbeit und persönliche Rechtsstellung.

4. Aufl. 2011, 464 S., 14 x 20 cm, € 34,90

Rasch (Hrsg.):
Einfach begeistern – BR & Öffentlichkeit

... zeigt beispielhaft anhand von betrieblichen Aktionen, Infos und Betr.-Versammlungen, wie die Belegschaft gut informiert und sinnvoll beteiligt werden kann.

216 S., 17 x 24 cm, € 29,90

Hermann Bueren:
Weiteres Fehlen wird für Sie Folgen haben!
Wie können sich Beschäftigte sowie Interessenvertretungen gegen Krankenmobbing wehren? Hier sind nützliche Antworten.

160 S., 16,5 x 24 cm, € 16,90

Für die Mitarbeitervertretungen bei den Kirchen, Caritas, Diakonie

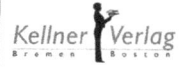

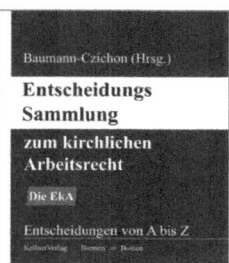

Baumann-Czichon (HRSG.):

EntscheidungsSammlung zum kirchlichen Arbeitsrecht

Wichtiges Nachschlagewerk für Mitarbeitervertretungen und Personalabteilungen der verfassten Kirchen, bei Caritas und Diakonie. Gut lesbare Kurzdarstellung kirchlicher Schlichtungs- und Schiedsstellen, ergänzt durch Arbeitsgerichtsurteile.

CD-ROM, 400 Urteile, 1.900 Seiten, € 89,00

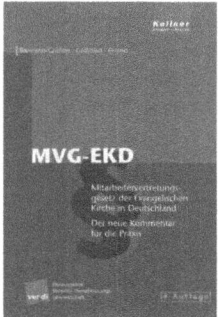

Baumann-Czichon/Gathmann u. a.:

Mitarbeitervertretungsgesetz der Ev. Kirche in Deutschland (MVG-EKD)

Der Kommentar für die Praxis der MAVen und Dienstellenleitungen bei der EKD, deren Einrichtungen und vielen Landeskirchen. Mit Kommentar zur Wahlordnung, den gliedkirchlichen Übernahmegesetzen, VerwGG, DatenschutzG der EKD sowie dem KSchG. Mit Beilage zu den Novellierungen der 11. Synode Nov. 2013.

4. Aufl. 2013, 848 S., € 49,90

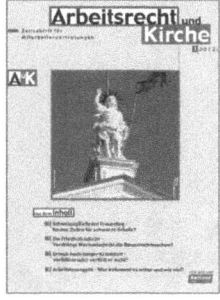

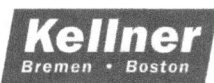

Baumann-Czichon:

Arbeitsrecht und Kirche

... bietet konkrete Informationen zum kirchlichen und weltlichen Arbeitsrecht, kommentiert kritisch die Entwicklung von Rechtsprechung und Gesetzgebung und zeigt Handlungsmöglichkeiten auf.

Jahresabo: 4 Ausgaben frei Haus, 36–40 S., mit mtl. Mail-Newsletter, € 60

Im Buchhandel (auf Bestellung) oder schnell und direkt:

KellnerVerlag
St.-Pauli-Deich 3
28199 Bremen
Fon: 0421-77866
Fax 0421-704058
info@kellnerverlag.de
www.kellnerverlag.de

Lieferung mit Rechnung.

Informative Unterhaltung
aus dem KellnerVerlag

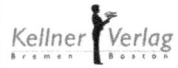

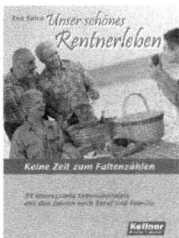

Eva Spiro:

Unser schönes Rentnerleben

Die Zeit nach der Erwerbstätigkeit bietet für viele Frauen und Männer eine Chance für neue oder bisher vernachlässigte Wunschaktivitäten. 33 Rentnerinnen sowie Pensionäre wurden hierzu interviewt.

160 S., 17 x 24 cm, € 9,90

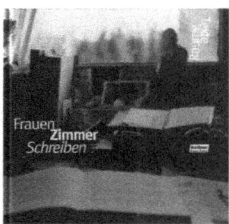

Chr. Palm-Hoffmeister (Hrsg.):

FrauenZimmerSchreiben

Die Herausgeberin wagt neugierige Blicke durch diverse ›Schlüssellöcher‹ auf die Schreibplätze von 21 heutigen Autorinnen. Texte und Fotos liefern eine künstlerische Symbiose vom ›kreativen Chaos‹. Mit 40 Farbfotos.

128 S., 21 x 21 cm, € 14,90

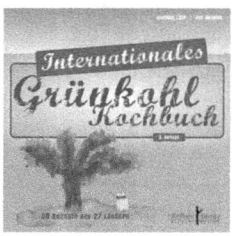

Henning Lühr:

Internationales Grünkohl-Kochbuch

50 Grünkohlgerichte aus 27 Ländern werden auf 132 Seiten vorgestellt. In die jeweilige Sprache des Herkunftslandes übersetzt, trefflich bebildert mit 100 Aquarellen, sind alle Rezepte zum Nachkochen empfohlen.

132 S., 21 x 21 cm, € 16,90

Dirk Böhling:

Die Geschichte von dem kleinen Reiskorn

Es gibt über 500 SOS-Kinderdörfer in 133 Ländern – 16 davon in Deutschland. Jetzt, 50 Jahre später, entstand das Buch, das von Hermann Gmeiner und dem kleinen Reiskorn erzählt.

24 farbige Seiten, 20 x 20 cm, € 8,90

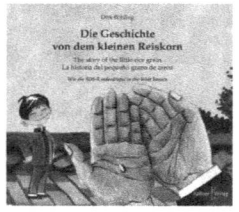

KellnerVerlag: St.-Pauli-Deich 3 • 28199 Bremen • Fon: 0421-77866
Fax 0421-704058 •info@kellnerverlag.de • www.kellnerverlag.de